中华医学会精神医学分会组织编著

中国焦虑障碍防治指南

（第二版）

施慎逊　吴文源　主编

中華醫學電子音像出版社
CHINESE MEDICAL MULTIMEDIA PRESS
北　京

图书在版编目（CIP）数据

中国焦虑障碍防治指南／施慎逊，吴文源主编. —2版. —北京：中华医学电子音像出版社，2023. 8

ISBN 978-7-83005-279-9

Ⅰ. ①中…　Ⅱ. ①施…　②吴…　Ⅲ. ①焦虑-防治-指南　Ⅳ. ①R749. 7-62

中国国家版本馆 CIP 数据核字（2023）第 154488 号

网址：www.cma-cmc.com.cn（出版物查询、网上书店）

中国焦虑障碍防治指南（第二版）
ZHONGGUO JIAOLV ZHANGAI FANGZHI ZHINAN（DI ER BAN）

主　　编：施慎逊　吴文源
策划编辑：张　宇
责任编辑：张　宇
校　　对：张　麓
责任印刷：李振坤
出版发行：中华医学电子音像出版社
通信地址：北京市西城区东河沿街 69 号中华医学会 610 室
邮　　编：100052
E-mail：cma-cmc@cma.org.cn
购书热线：010-51322635
经　　销：新华书店
印　　刷：廊坊市祥丰印刷有限公司
开　　本：850mm×1168mm　1/32
印　　张：13. 5
字　　数：350 千字
版　　次：2023 年 8 月第 2 版　　2024 年 10 月第 5 次印刷
定　　价：78. 00 元

编委会

顾　　问

张明园　上海交通大学医学院附属精神卫生中心
李凌江　中南大学湘雅二医院
赵靖平　中南大学湘雅二医院
孙学礼　四川大学华西医院
刘少文　汕头大学精神卫生中心

主　　编

施慎逊　复旦大学附属华山医院
吴文源　同济大学附属同济医院

副 主 编

张　宁　南京医科大学附属脑科医院
司天梅　北京大学第六医院
陆　峥　同济大学附属同济医院
潘集阳　暨南大学附属第一医院
许秀峰　昆明医科大学第一附属医院

编　　委（按姓氏笔画排序）

王立伟　复旦大学附属华山医院
司天梅　北京大学第六医院
刘铁榜　深圳市康宁医院
许秀峰　昆明医科大学第一附属医院
李清伟　同济大学附属同济医院

李惠春　浙江大学医学院附属第二医院
杨甫德　北京回龙观医院
杨蕴萍　首都医科大学附属北京安定医院
吴文源　同济大学附属同济医院
何燕玲　上海交通大学医学院附属精神卫生中心
沈鑫华　浙江省湖州市第三人民医院
张　宁　南京医科大学附属脑科医院
张　岚　四川大学华西医院
张海音　上海交通大学医学院附属精神卫生中心
陆　峥　同济大学附属同济医院
邵春红　复旦大学附属华山医院
季建林　复旦大学附属中山医院
郑　毅　首都医科大学附属北京安定医院
施慎逊　复旦大学附属华山医院
陶　明　浙江中医药大学附属第二医院
潘集阳　暨南大学附属第一医院
魏　镜　北京协和医院

学术秘书

邵春红　复旦大学附属华山医院
李清伟　同济大学附属同济医院

内容提要

焦虑障碍是一种常见的精神障碍，具有慢性病程、复发率高、患者社会功能受损明显等特点，是一种严重影响患者生活质量、增加社会负担的疾病。本书由中华医学会精神医学分会组织编写，在第一版《中国焦虑障碍防治指南》的基础上进行更新和修订，内容主要包含焦虑障碍总论、惊恐障碍、广泛性焦虑障碍、社交焦虑障碍、分离焦虑障碍、躯体疾病所致焦虑障碍，以及附录等。本书内容学术性及实用性强，可供精神科专业及相关精神卫生工作者使用，包括精神科专科医师、全科医师、综合性医院心理科医师、心理治疗师、临床社会工作者、精神科防治工作者和精神卫生管理工作者等。

前 言

焦虑障碍是最常见的精神障碍，全球焦虑障碍年患病率为7.3%，我国为5.0%。焦虑障碍具有慢性病程、复发率高、患者社会功能受损明显等特点，是一种严重影响患者生活质量、增加社会负担的疾病。患者常以躯体症状为主诉首诊综合性医院，并游走于综合性医院或基层医院各科室，成为医疗资源的高消费者。焦虑障碍是当今一个重要的公共卫生问题。

由中华医学会精神医学分会组织编写的《中国焦虑障碍防治指南》于2010年出版，至今已有13年。13年来，编委会的专家们对焦虑障碍相关知识进行了科普宣传和专业培训，大大提高了广大临床医师对焦虑障碍的识别、诊断和治疗水平，提高了百姓焦虑障碍的专科就诊率。

13年来，国际上有关焦虑障碍的诊断分类和诊治研究取得了许多进展，如2013年发表的美国《精神障碍诊断与统计手册》(第5版)(DSM-5)中，焦虑障碍的亚型有了更新，DSM-Ⅳ中的强迫症和创伤后应激障碍已从焦虑障碍大类中单独列出分类，并排序在焦虑障碍之后。世界卫生组织最新出版的《国际疾病分类》(第11版)(ICD-11)中焦虑障碍的亚型与DSM-5的分类相同。为了更新知识、与时俱进，在中华医学会精神医学分会的领导下，编委会在第一版《中国焦虑障碍防治指南》

17位编写专家的基础上，经调整扩展至22位专家，于2017年启动《中国焦虑障碍防治指南（第二版）》（以下简称“《指南》”）的编写工作。由于新型冠状病毒感染疫情和等待ICD-11正式出版等原因，本《指南》推迟至2023年出版。

《指南》编写的指导思想如下。

编写原则：保持第一版框架，在原有框架基础上结合研究进展进行必要的修订，补充国内外最新成果的内容。

疾病分类：在第一版焦虑障碍3种常见病（惊恐障碍、广泛性焦虑障碍、社交焦虑障碍）的基础上，根据DSM-5和ICD-11分类进展，增加分离焦虑障碍和躯体疾病所致焦虑障碍2个章节。

撰写要求：总论及各论各有侧重，避免重复。体现生物–心理–社会医学模式，治疗措施包括生物、心理和社会干预相结合。重视焦虑障碍是慢性发作性疾病，贯彻全病程治疗和预防的理念。

阅读对象：本《指南》读者对象为精神科专业及相关精神卫生工作者，包括精神科专科医师、全科医师、综合性医院心理科医师、心理治疗师、临床社会工作者、精神科防治工作者和精神卫生管理工作者。

本《指南》的疾病分类和诊断标准以ICD为蓝本，参考DSM内容，并结合我国具体临床实践。本《指南》包括的焦虑障碍亚型为广泛性焦虑障碍、惊恐障碍、社交焦虑障碍、分离焦虑障碍、躯体疾病所致焦虑障碍。

本《指南》分为总论、各论和附录三部分。总论为焦虑障碍的一般概述，补充了我国最新流行病学调查资料和新型冠状病毒感染疫情后焦虑障碍患病率的资料。药物治疗部分，在保持原有药物基础上增加了国外指南推荐的新的抗抑郁、抗焦虑药物；增加了具有中国特色的中药治疗。增加了近年发展较快的物理治疗。在特殊人群部分，增加了孕产妇抗抑郁、抗焦虑药物使用的最新研究资料。各论中增加了全病程治疗和一线、二线药物推荐表。附录中增加了分离焦虑障碍常用评估量表、ICD-11 和 DSM-5 的分类及诊断标准，以及国际焦虑障碍治疗指南一览表等。

本《指南》的参考文献来自第一版的参考文献；最新国际焦虑障碍防治指南［如加拿大情绪和焦虑治疗网络（CANMAT）指南，英国的精神药理协会（BAP）指南、国家卫生与临床优化研究所（NICE）指南等］；最新焦虑障碍研究文献，如荟萃分析、系统综述、前瞻性随机对照研究、疗效对照研究等。

需要特别指出的是，抑郁症是一种具有异质性的疾病，常与焦虑障碍共病。本《指南》中的抑郁症等同于重性抑郁障碍（major depressive disorder，MDD）。

本次修订得到各位顾问和编写专家的大力支持，感谢各位专家的辛苦劳动。《指南》是用来指导实践的，我们竭诚希望全国同道一起使用《指南》。在编写过程中，难免有疏漏之处，望读者不吝赐教，提出宝贵意见，使《指南》日臻完善。

施慎逊　吴文源

2023 年 5 月

出版说明

医疗卫生事业发展是提高人民健康水平的必然要求，医药卫生人才队伍建设是推进医药卫生事业改革发展、维护人民健康的重要保障。继续医学教育作为医学终身教育体系的重要组成部分，是实施人才强卫战略和卫生人力资源开发的主要途径和重要手段。

《国家级继续医学教育项目教材》系列于2006年经全国继续医学教育委员会批准，由中华医学会组织编写，具有以下特点：一是权威性，由全国众多在本学科领域内有较深造诣和较大影响力的专家撰写；二是时效性，反映了经过实践验证的最新学术成果和研究进展；三是实用性、指导性和可操作性，能够直接应用于临床；四是全面性和系统性，以综述为主，代表了相关学科的学术共识。

纵观《国家级继续医学教育项目教材》系列，自2006年出版以来，每一分册都是众多知名专家智慧的结晶，其科学、实用的内容得到了广大医务工作者的欢迎和肯定，被全国继续医学教育委员会和中华医学会共同列为国家继续医学教育推荐教材，同时连续被列入“十一五”“十二五”“十三五”国家重点出版物出版规划。

本套教材的编辑与出版得到了全国继续医学教育委员会、

国家卫生健康委员会科教司、中华医学会及其各专科分会与众多专家的支持和关爱，在此一并表示感谢！

限于编写时间紧迫、经验不足，本套教材会有很多不足之处，真诚希望广大读者谅解并提出宝贵意见，我们将在再版时加以改正。

《国家级继续医学教育项目教材》编委会

目　录

第 1 章 焦虑障碍总论

施慎逊　魏　镜　沈鑫华　何燕玲　季建林
郑　毅　刘铁榜　杨甫德

一、焦虑障碍的概念

焦虑一词在临床使用的含义较广，有时指一种情绪，有时指一种症状、一种状态或是一种精神障碍。具体区别如下。

焦虑（anxiety）是一种处于应激状态时的正常情绪反应，表现为内心紧张不安、预感到要发生某种不利情况，属于人体防御性的心理反应。例如，人们在面临考试或比赛时，会体验到不同程度的紧张、害怕、心率加快、呼吸急促等心理-生理反应，并积极去做一些减轻焦虑的活动，力图控制引起焦虑的不利情况。这是人的一种保护性反应，有助于解决面对的问题，不需要医学处理。

焦虑症状（anxiety symptom）是指一种病理性焦虑情绪，又称“病态焦虑”，是指在无客观刺激的情况下患者出现持续的焦虑情绪，或者焦虑情绪的严重程度和持续时间与客观事件或处境不相称，并引起患者有临床意义的痛苦，或者导致其社交、学业、职业或其他重要功能损害，需要医学处理。临床上把病理性焦虑情绪称为焦虑症状，具体表现为精神性焦虑、躯体性焦虑和运动性焦虑症状。精神性焦虑是指一种提心吊胆、害怕、恐惧和忧虑的内心体验伴有紧张不安；躯体性焦虑是指在精神性焦虑的基础上伴发的一组自主神经系统功能亢进的症状，如心悸、气短、胸闷、口干、出汗、肌紧张性震颤、颤抖或颜面潮红、苍白等；运动性焦虑也是在精神性焦虑的基础上伴发的肢体活动明显增加，如坐立不安、搓手顿足、肢体震颤等。

焦虑状态（anxiety state）是指现实中患者处于一组焦虑症状的综合征，包括精神性焦虑症状、躯体性焦虑症状，以及坐立不安等运动性焦虑症状，患者有与处境不相称的情绪体验，可伴有睡眠障碍等。焦虑状态可引起患者有临床意义的痛苦，或者导致其社交、学业、职业或其他重要功能损害，需要医学处理。

焦虑障碍（anxiety disorder），又称“焦虑症”，是一组以焦虑症状为主要临床相的精神障碍的统称，包括惊恐障碍（panic disorder，PD）、广泛性焦虑障碍（generalized anxiety disorder，GAD）及社交焦虑障碍（social anxiety disorder，SAD）等精神障碍，需要积极的医学处理。焦虑障碍主要表现为过度的担忧、恐惧和焦虑，以及相关的行为异常。担忧和恐惧是对现实或接触到的威胁、凶兆的情绪反应，焦虑是对未来威胁、凶兆的预期或预料的情绪反应，这两种状态可以重叠或分开。担忧和恐惧与自主神经症状、危险感、逃跑行为等症状有关，焦虑与肌肉紧张、对未来威胁的警觉性增加、回避行为等症状有关。

根据担忧、恐惧及回避行为的对象和情景不同，焦虑障碍分为惊恐障碍、广泛性焦虑障碍及社交焦虑障碍等不同的亚型。目前，我国临床上诊断焦虑障碍时主要采用世界卫生组织（World Health Organization，WHO）的《国际疾病分类》（International Classification of Diseases，ICD）系统，做研究时多采用美国的《精神障碍诊断与统计手册》（Diagnostic and Statistical Manual of Mental Disorders，DSM）系统。以前临床诊断使用过我国自编的《中国精神障碍分类与诊断标准》（第3版）

（Chinese Classification of Mental Disorders-Third Edition，CCMD-3）系统，因发展和管理需要，目前已不用此诊断分类系统。

2013 年出版的美国《精神障碍诊断与统计手册》（第 5 版）（DSM-5）中焦虑障碍的分类与 1994 年出版的 DSM-Ⅳ有明显的不同：第一，原来的社交焦虑障碍（社交恐怖症）、广泛性焦虑障碍、惊恐障碍、特定恐怖症被继续保留；第二，广场恐怖症从惊恐障碍中分离出来，单列一个亚类；第三，增加了原来在儿童精神障碍下的两个亚类，即分离焦虑障碍和选择性缄默症；第四，增加了躯体疾病所致焦虑障碍和物质或药物所致焦虑障碍，以及躯体非特异焦虑障碍亚类（每个章节都有这几个亚类）；第五，原来在 DSM-Ⅳ焦虑障碍大类中的强迫症、急性应激障碍、创伤后应激障碍（posttraumatic stress disorder，PTSD），在 DSM-5 中分别列为强迫冲动和相关障碍（obsessive-compulsive and related disorders）及创伤和应激相关障碍（trauma-and stressor-related disorders）两个章节，并紧跟在焦虑障碍后，表明彼此的相关性和异同点。

2022 年最新出版的《国际疾病分类》（第 11 版）（ICD-11）中，将焦虑障碍命名为焦虑和恐惧相关障碍（anxiety and fear-related disorders），与 DSM-5 略有不同。但焦虑障碍大类中包括了广泛性焦虑障碍、惊恐障碍、广场恐怖症（广场恐惧症、场所恐惧症）、特定恐怖症（特殊恐惧症）、社交焦虑障碍、分离焦虑障碍、选择性缄默症、其他特指的焦虑和恐惧相关障碍，以及未特指的焦虑和恐惧相关障碍，亚类名称与 DSM-5 的分类名称基本一致。强迫症和应激相关障碍也同 DSM-5 一致，分别从原来 ICD-10 的焦虑障碍中分离出来，单列一类，排在焦虑障碍之后。

焦虑障碍是最常见的精神障碍，患病率高，疾病负担重。许多焦虑障碍起病于童年，如不治疗可以一直持续下去。焦虑障碍患病率女性高于男性（男、女患病率比约为 2∶1）。焦虑障碍常与其他精神障碍共存，如抑郁障碍、酒精滥用/依赖等；各型焦虑障碍之间也可共存，如社交焦虑障碍和惊恐障碍；许多躯体疾病可以伴发焦虑障碍，如甲状腺功能亢进症、肾上腺肿瘤等；这种共存现象使焦虑障碍的诊断和治疗变得更为复杂，需要临床医师尽早识别和重视。焦虑障碍的诊断只有排除躯体疾病、物质/药物使用、其他精神障碍后才能做出。焦虑障碍的治疗需要心理治疗和药物治疗并进，以及其他相关辅助治疗。

焦虑障碍呈慢性病程，复发率高，焦虑发作时，患者社会功能明显缺损，是一种严重影响患者生活质量的精神障碍。通常情况下，维持治疗至少需要 12～24 个月，对广泛性焦虑障碍患者，为了预防复发则需要长期治疗。焦虑障碍预后与个体素质和临床类型等因素有关。经过规范治疗，多数患者可在半年内好转。病程长短、症状轻重、病前社会适应能力、刺激因素及个性缺陷等均为影响预后的因素。

二、焦虑障碍的流行病学

（一）焦虑障碍的流行病学特点

焦虑障碍是人群中最常见的精神障碍，由于研究采用的诊断标准、样本和方法不同，患病率结果有较大差异。WHO 对包括我国在内的 28 个国家进行了世界精神卫生调查（world mental health survey，WMHS）及跨文化研究，从已完成该研究的美国、新西兰、加拿大、挪威、德国、澳大利亚等国家的 14 项流行病学研究中发现，人群中焦虑障碍终身患病率为 13.6%～28.8%，年患病率为 5.6%～19.3%。其中，美国焦虑障碍终身患病率为 28.7%，年患病率为 19.3%；德国则分别为 14.4%和 9.3%。在焦虑障碍中特殊恐惧障碍是最常见的亚型（年患病率为 7.0%～

9.0%），其次是社交焦虑障碍（年患病率为 2.3%～7.0%）、惊恐障碍（年患病率为 2.0%～3.0%）及广泛性焦虑障碍（年患病率为0.4%～3.6%）。

在 20 世纪 80 年代以前，由于诊断标准不同，我国精神病学界对焦虑障碍的诊断率过低。近年来，随着对抑郁障碍、焦虑障碍研究的深入和重视，报道的焦虑障碍患病率呈上升趋势。在 WHO/WMHS 的北京和上海的样本中，沈渔邨、张明园等对 5201 名年龄在 18～70 周岁的人群进行了调查，结果发现，焦虑障碍的年患病率为 2.7%，其中特殊恐惧障碍的患病率最高（1.9%），其次是广泛性焦虑障碍（0.8%），惊恐障碍（0.2%）、社交焦虑障碍（0.2%）与创伤后应激障碍（0.2%）同列第三位。2019 年黄悦勤等在中国精神卫生调查（china mental health survey，CMHS）中对 18 岁以上人群进行调查，结果显示，焦虑障碍年患病率为 5.0%，终身患病率为 7.6%，其中广泛性焦虑障碍年患病率为 0.2%，终身患病率为 0.3%；惊恐发作年患病率为 0.3%，终身患病率为 0.5%；不伴惊恐障碍的场所恐惧障碍年患病率为 0.2%，终身患病率为 0.4%；特定恐惧障碍年患病率为 2.0%，终身患病率为 2.6%；社交焦虑障碍年患病率为 0.4%，终身患病率为 0.6%。

2019 年末，新型冠状病毒感染疫情在全球暴发蔓延，随着新型冠状病毒感染疫情的持续，焦虑障碍患病率在全球范围内呈现增长趋势。Yang 等 2021 年报道，焦虑障碍患病人数 2019 年比 2010 年增长了 11.2%。新型冠状病毒感染精神障碍合作者 2021 年在《柳叶刀》（*The Lancet*）杂志上发表的关于 2020 年全球 204 个国家和地区因新型冠状病毒感染抑郁和焦虑障碍患病率和负担的文章中，焦虑障碍患病人数增加了 25%。Delpino 等 2022 年发表了超过 200 万人群的荟萃分析，截至 2022 年 1 月全球焦虑障碍总体患病率为 35.1%，中低收入国家和高收入国家的焦虑障碍患病率分别为 34.7%和 35.1%。该研究表明，新型冠状病毒感染疫情期间，全球近 1/3 的人群在日常生活中伴有焦虑症状。我国学者 Huang 等 2021 年在《柳叶刀》杂志上发表的文章研究结果显示，新型冠状病毒感染患者中出院后 6 个月焦虑、抑郁症状发生率可达 23%。而 Deng 等同年发表的荟萃分析报道，我国新型冠状病毒感染患者中焦虑症状患病率可达 47%。Huang 等 2022 年报道，新型冠状病毒感染 2 年后仍有 12%的人伴有焦虑或抑郁症状，与未感染新型冠状病毒的其他疾病存活人群相比，新型冠状病毒感染存活者 2 年后具有更多的焦虑、抑郁症状等精神心理问题。由此可见，新型冠状病毒感染疫情增加了焦虑障碍的防治压力和负担。Yan 等 2022 年在《英国医学杂志》（*The BMJ*）上在线发表了新型冠状病毒感染后患者精神障碍发病率风险的大样本病例对照研究，结果发现，新型冠状病毒感染急性期后升高了精神障碍的发病率，也增加了焦虑障碍的发病风险，风险比率（hazard ratio，*HR*）为 1.35［95%置信区间（95%*CI*）1.30~1.39］，1 年中每 1000 人风险差异（risk difference，*RD*）为 11.06（95% *CI* 9.64~12.53）。

DSM-5 标准实施以来，分离焦虑障碍不再局限于儿童和青少年。WHO 在 18 个国家的调查数据显示，分离焦虑障碍的年患病率为 1.0%，终身患病率为 4.8%。

躯体疾病相关焦虑障碍所报道的流行病学数据有限，多数研究为躯体疾病与焦虑共病的数据或相关性数据。例如，2011 年发表的澳大利亚的研究报道，在慢性躯体疾病的患者中焦虑障碍的检出率：支气管哮喘（简称“哮喘”）19.7%、心脑血管病 17.6%、糖尿病 17.4%、关节炎 25.6%、肿瘤 22.5%、任何一种躯体疾病 18.7%。2009 年发表的在中国 5 个城市（北京、上海、广州、成都和长沙）的 15 家三级甲等综合医院的心血管内科、消化内科、神经内科和妇科门诊的调查显示，焦虑障碍的患病率为 8.6%，其中以广泛性焦虑障碍检出率最高（4.2%）。

（二）焦虑障碍的发病年龄

焦虑障碍发病年龄通常较早，80%~90%在 35 岁以前发病，其发病高峰年龄是 10~25 岁，但不同焦虑障碍亚型的发病年龄有所不同：①特殊恐惧障碍与社交焦虑障碍通常发病于童年期或青春期早期，一般发病年龄不超过 20 岁。②广泛性焦虑障碍、惊恐障碍及场所恐惧障碍多发病于青春期后期和成年早期，发病年龄在 25~30 岁。③分离焦虑障碍多于儿童或青少年期起病，但近年的研究数据显示，约 40%的分离焦虑障碍患者在 18 岁以后发病。美国的年患病率儿童约为 4.0%，青少年约为 1.6%，成人为 0.9%~1.9%。

（三）焦虑障碍的共病现象

有研究发现，焦虑障碍的共病率很高，可以同时共病一种或一种以上的精神障碍。2005 年发表的美国全国共病调查（national comorbidity survey，NCS）表明，3/4 的焦虑障碍患者在一生中至少会共病一种其他精神障碍。表 1-1 为该研究显示的焦虑障碍及其亚型的共病率情况。

表 1-1 焦虑障碍及其亚型共病其他精神障碍的共病率

焦虑障碍类型	共病率/%
任何一种焦虑障碍	74.1
惊恐障碍	92.2
场所恐惧障碍	87.3
社交焦虑障碍	81.0
特殊恐惧障碍	83.4
广泛性焦虑障碍	91.3

焦虑障碍与心境障碍两者往往相互共病，尤其是惊恐障碍、广泛性焦虑障碍与心境障碍有更大的相关性。据美国 NCS 报道，广泛性焦虑障碍患者中伴有抑郁发作者为 43.5%，其中 47.8% 既往曾有抑郁障碍病史。相关性研究显示，心境障碍与一种焦虑障碍共病的比值比（odds ratio，*OR*）平均为 6.6，略高于两种焦虑障碍共病的 *OR* 值（6.2）。临床研究表明，与单纯焦虑障碍或抑郁障碍相比，两者共病具有症状更重、病程慢性化、社会功能损害重、自杀率高和预后差等特征。

焦虑障碍与躯体疾病共病也很常见。2015 年发表的 17 个国家参加的 WMHS 数据显示：焦虑障碍与关节炎（*OR*=1.5）、慢性疼痛（*OR*=1.9）、心脏病（*OR*=1.8）、脑卒中（*OR*=1.6）、高血压（*OR*=1.5）、糖尿病（*OR*=1.3）、哮喘（*OR*=1.5）、慢性肺病（*OR*=1.7）及消化性溃疡（*OR*=1.8）等存在广泛的共病。

（四）文化因素对焦虑障碍发病率的影响

WHO/WMHS 数据显示，东方国家及发展中国家焦虑障碍的总体患病率远低于西方国家。黎巴嫩、墨西哥、乌克兰等国焦虑障碍的患病率与西方国家接近，而中国、日本、尼日利亚等国的数据较低。Devon 等于 2011 年发表的研究结果表明，焦虑障碍各亚型的患病率在跨文化的情况中比较相似：以特殊恐惧障碍和社交焦虑障碍最常见，惊恐障碍与场所恐惧障碍相对少见。但广泛性焦虑障碍的终身患病率在不同国家间有很大差异，例如，在尼日利亚和墨西哥分别为 0.1% 和 0.4%，而在亚洲国家如中国、日本却较高，分别为 0.4%~0.8% 和 1.2%。各国不同文化间患病率的差异可能是由于研究方法、调查反馈率、脱落率、样本数、人口学比例及病耻感等原因所致。

（五）焦虑障碍的防治现状

焦虑障碍可造成功能损害，给患者及其家庭带来沉重的负担。焦虑的程度越高、共病的数目越多，功能损害越显著。焦虑障碍同时影响患者工作效率，造成医疗花费增加、社会经济负担增加，但目前对焦虑障碍的重视程度不如躯体疾病，其就医率、识别率和治疗率均较低。

焦虑障碍患者通常首先到综合性医院就诊，往往以躯体症状为主诉，而躯体症状的多样性与严重程度有时会掩盖焦虑障碍的其他症状，从而导致反复检查和误诊、误治。焦虑障碍存在于各科中，2007 年在我国 5 个城市综合医院的调查中，接诊的非精神科医师对焦虑障碍患者的处理中给予精神科药物占 7.2%，建议精神科就诊占 9.3%，其他处理占 4.8%，总的识别率只有 21.3%，用药或转诊者仅占 16.5%。有 15%~48%的患者病程迁延达 10 年以上，造成患者反复就医及医疗资源的浪费。

焦虑障碍的正确诊断和治疗现状也并不理想。2014 年在我国 4 个省市的 57 家医院中进行了对 1152 名非精神科医师的调查，其中 51.7%的医师参加过《精神医学》的学习，6.9%的医师对焦虑障碍的临床表现非常了解，4.5%的医师对诊断标准非常了解，3.8%的医师对治疗手段非常了解。在精神专科同样存在诊治不规范的现象。在国内单中心精神专科病房出院患者的调查中，惊恐障碍、社交焦虑障碍和广泛性焦虑障碍药物治疗完全符合焦虑障碍防治指南的分别为 62.5%、51.9%和 86.0%。

因新型冠状病毒感染疫情隔离导致个人社交媒体使用频繁，社交媒体中大量不实信息会造成个人的恐惧和焦虑。有研究表明，经济状况不佳、教育水平低和失业人群在病毒流行期间容易出现焦虑、抑郁症状。由于疫情导致的经济困难、生活质量下降和不确定性，可能会增加个体出现不良心理症状的风险。疫情造成的医疗资源挤兑、封锁、隔离等，均给大众造成较大的精神压力。针对上述问题，有学者提出应积极关注高危人群，及时更新防控措施，积极开展线上心理卫生干预。除此之外，适度锻炼、保持健康饮食、分散注意力等均可有效缓解和预防焦虑症状。

三、焦虑障碍的危险因素

焦虑障碍有家族聚集性，即存在某种程度的遗传性。遗传流行病学调查发现，焦虑障碍有中等程度的家族聚集性，遗传度为30%~50%。有研究报道，惊恐障碍遗传度为48%、场所恐惧障碍遗传度为67%、广泛性焦虑障碍遗传度为32%~38%、社交焦虑障碍遗传度为39%~56%、特殊恐惧障碍遗传度为25%~59%、分离焦虑障碍遗传度为43%~73%。遗传学研究发现了一些焦虑障碍的易感基因位点，但可重复性差。神经质是一种焦虑障碍患者很常见的人格特质，有关的全基因组关联分析（genome wide association study，GWAS）荟萃分析显示，*MAGI1*基因单核苷酸多态性与这一特质存在关联。

许多社会人口学因素与焦虑障碍也有关，研究发现与焦虑障碍相关的5个主要危险因素：①焦虑障碍家族史；②儿童期或青春期焦虑障碍病史，包括严重害羞；③应激性生活事件或创伤事件，包括被强暴、被虐待、丧偶、离异、失业等；④女性；⑤共病精神障碍，尤其是抑郁症。

另外，儿童期被虐待、体罚、过度保护或粗暴的养育方式均和焦虑障碍的风险增加有关。有研究认为，品行障碍会增加社交焦虑障碍和特殊恐惧障碍的患病风险；21岁以前的创伤次数与惊恐障碍、创伤后应激障碍、广泛性焦虑障碍的风险成正比。童年行为抑制，如有陌生人出现时就要和亲密的人黏在一起，对社交焦虑障碍有特异性的预测价值（$OR=7.59$，95%CI 3.03~19.00）。

李晓明团队在2022年的动物研究中研究了焦虑行为背后的

不同神经环路和分子机制，认为因杏仁核不同，5-羟色胺（5-hydroxytryptamine，5-HT）通路介导焦虑的不同行为特征，基底杏仁核（basal amydala，BA）中的5-HT 水平在焦虑和社交状态下呈现不同的动态变化。焦虑状态时，BA 的 5-HT 水平下降；在社交活动中 BA 的 5-HT 水平上升。无论焦虑还是社交状态，中缝背核（dorsal raphe）的 5-HT 神经元都被激活。他们发现，中缝背核中至少存在两群电生理和转录组特性不同的 5-HT 神经元，分别投射到 BA 的锥体神经元和小清蛋白阳性中间神经元。

四、焦虑障碍的临床评估和诊断分类

焦虑障碍的疾病管理流程主要有 5 个步骤：①焦虑相关症状的筛查和识别；②根据症状严重程度、损害和共病情况进行鉴别诊断；③确定诊断为哪一种焦虑障碍；④施以心理和/或药物治疗；⑤进行随访。临床评估是整个流程的开始，也是贯穿流程始终的核心要素。

（一）临床评估

焦虑障碍临床评估的主要作用：①确认焦虑症状是否存在，量化评估焦虑症状的特征、内容和严重程度；②掌握发作及波动情况、持续时间、病程特点；③了解对患者社会功能的影响和精神痛苦感；④了解患者的人格特征，探询有无可能的诱发因素及其他可能引起此种情况的危险因素，从而为诊断和制定合适的治疗方案提供依据。

1. 病史采集 鉴于精神疾病的特殊性，病史采集应囊括所有可能的信息来源，包括患者本人和知情者，叙述的和观察的。当采集信息不一致时，需要在检查患者时加以澄清或补充额外信息。对于多数焦虑障碍，病史采集的主要对象是患者本人，焦虑的内容、症状特点和发生背景是病史采集的重点。

（1）发病年龄：焦虑障碍可在儿童到老年的各年龄段发病，多数在青年和中年期发病。其中，社交焦虑障碍发病较早，可以早至学龄前，很少有中年以后发病；广泛性焦虑障碍在中年乃至老年人中的发病亦不少见。通过询问发病年龄可了解患者当时的个人背景和社会心理因素，有助于疾病的诊断和治疗。

（2）相关躯体、心理和社会因素：躯体疾病可以成为焦虑障碍的诱发因素，反之，焦虑障碍也可以表现为躯体不适。两者的鉴别需要相关病史资料的支持。心理和社会因素不仅对焦虑障碍的发生具有重要作用，也直接影响焦虑障碍的诊断和治疗。主要询问患者有无不良生活事件的发生（如工作变动、婚恋变故等），以及这些事件对患者的影响。注意分辨这些心理和社会因素与精神症状出现的时间和因果关系。与焦虑障碍相关的生活事件可能与发病没有直接时间上的关联，即便是早年乃至儿童期的创伤经历，都可能直接导致焦虑障碍的发生。发病后的经历、家庭和社会环境等也会直接影响焦虑症状的表现和疗效。因此，医师要询问患者相关的心理和社会因素。

常见焦虑及相关障碍的危险因素：①焦虑家族史；②既往有焦虑或心境障碍；③儿童期应激性生活事件或创伤史；④应激性生活事件；⑤女性；⑥慢性躯体疾病。

（3）焦虑发作的临床现象学特征：包括发病的急缓、所有精神和行为方面的症状、最早出现的症状、最突出的症状、有无躯体症状（主要是自主神经系统症状和疼痛）、睡眠和饮食变化等。还要注意询问患者有无自杀或消极等抑郁症状，以及症状对患者社会功能和生活的影响。

（4）病程特征：应详细询问疾病呈发作性还是慢性或进行性。若为发作性，应详细追问发作次数、频率及临床特点，每次发作症状和过程是否相似，发作持续时间、过程，是否有明显的间歇期及间歇期的长短，有无残留症状，间歇期社会功能状态是否能恢复到病前水平。若疾病为慢性或进行性，则应了解症状的波动性和持续时间，是否有减轻、什么情况下减轻、什么情况下加重。了解症状的消失与躯体、心理和社会因素之间是否有相关性，是否发生于产后，是否与月经周期有关。建议患者记录心情日记，记录每天的情绪状态，便于医师追踪和发现情绪变化及其规律。

（5）既往病史和共病：了解患者有无甲状腺和垂体疾病、糖尿病、高血压、呼吸系统和消化系统疾病、心脏病和肾脏病等病史，以及相关治疗情况。特别要警惕焦虑症状是由躯体疾病所致或使用某些物质所致的可能性，尤其是初次发病的老年患者。焦虑障碍与抑郁障碍、酒精和其他物质依赖的共病率最高，需重点询问目前及既往有关酒精和药物依赖、进食异常、智力状况、人格障碍和其他精神障碍的患病情况。女性患者应注意询问有无产后精神障碍和经前期紧张综合征病史。

（6）治疗情况：应询问既往治疗情况，包括各种治疗方法及其疗效，对使用过的药物要了解药物的最大剂量、疗程、起效时间及不良反应。获得疗效后有无维持治疗，维持治疗的剂量及疗效。

（7）个人史：需注意询问母亲妊娠期间有无健康问题、出生时有无先天缺陷或损伤、早年心理发育是否受到过分压制、抚养模式、有无家庭暴力和虐待。了解患者的个性特征，了解患者个人生活中的主要事件，如上大学、参加工作、结婚、亲人去世等。

（8）家族史：了解两系三代有无精神障碍和行为异常史，特别是有无抑郁障碍、睡眠障碍家族史，家族成员自杀史，以及酒精或药物依赖史。其他遗传性疾病家族史亦应注意询问，若为阳性，应绘制家系遗传图。

2. 体格检查和实验室检查 焦虑障碍常伴有躯体症状，仔细进行体格检查、实验室检查和特殊检查非常必要。应根据患者的临床症状及需要排除的相关躯体疾病进行相应的检查。注意甲状腺功能、肾上腺功能、心电图和超声心动图、肾上腺 B 超的检查。注意掌握检查的时机，以发作时或发病期为佳。体格检查过程中应特别注意对神经系统的检查。建议的基本检查包括血常规、血糖、血脂、甲状腺功能、肝肾功能、电解质、心电图、超声心动图、肾上腺 B 超，必要时做毒品的尿检。

3. 精神检查 焦虑障碍有多种临床表现形式，该谱系障碍中的疾病各有其临床特征，但又交互存在，难以截然区分。焦虑障碍的临床症状可分为精神性焦虑、躯体性焦虑和运动性焦虑，精神检查要注意围绕这 3 个方面展开，同时关注其他症状，如抑郁症状及共病情况等。

精神检查通过言语交谈了解患者的思维、情感、意志、智力、语言、感知和意识等精神活动；通过观察患者自然状态下的外表、行为、言语等外在表现，来了解其内在的精神活动，两者缺一不可。

焦虑严重时会影响患者的注意力、记忆力、思维和言语表达能力，从而影响精神检查的正常进行。在这种情况下，检查者的观察尤为重要。

（1）一般描述：应注意仪态的整洁程度和合适性；动作的量、幅度和速度；语量、语速和语音量；有无反复求证、反复询问和反复表达；面部表情是否焦虑，是否坐立不安等。

检查中要注意让患者有一定的自主表达时间，避免一个问题接着一个问题询问，否则不易观察其语速、语量等，反而更易使患者焦虑、烦躁。

（2）感知觉：一般无感知觉障碍，严重焦虑者可出现短暂的错觉；个别患者急性发作时会出现非现实感。

（3）情绪：精神性焦虑、紧张、担心、害怕是核心症状。患者通常主动诉说焦虑情绪，可伴有烦躁易怒。检查时应询问焦虑情绪是持续性的还是发作性的；是休息、空闲时明显，还是遇事忙碌时明显；或者整天焦虑，无轻重之分。

此外，必须检查是否同时存在情绪低落、缺乏信心、自责等抑郁的表现。部分患者可表现为激越。

（4）思维：患者的思维特征是对不确定事物的过度担心或夸大可能存在的风险。所担心内容可以是特定场景或事物，如某种社交场合或空旷的地方，或是自己的身体状况；所担心内容也可以是不固定的，这种担心通常是基于以偏概全、合理化或非黑即白的认知模式。

（5）意识和认知：患者的意识是清晰的，大部分患者能正确定向。惊恐障碍患者在急性发作的短时间内可有恍惚感、非现实感、人格解体感，但与意识障碍不同的是患者具有自我保护力，一般不会发生身体伤害。

患者常主诉记忆力和注意力差，客观检查其认知功能损害的程度一般比患者的自我报告轻；记忆力检查结果受注意力集中程度的影响，严重焦虑时患者沉浸于自己的担忧或害怕中，主动注意力减弱。在老年患者中要注意与痴呆相鉴别。检查中应注意患者对记忆障碍的态度，焦虑障碍患者比痴呆患者更关心自己的记忆损害。

（6）意志：由于焦虑情绪的影响，患者常觉得做决定困难，其意志行为常表现为犹豫不决，个别患者有消极观念和行为。

（7）判断和自知力：患者自知力存在，求治欲强。但受焦虑情绪和性格基础的双重影响，患者往往会夸大问题或症状的严重性。患者常过分强调躯体症状（尤其是惊恐障碍患者）而对心理症状轻描淡写，因此，要特别注意询问患者的情绪和精神症状。

（8）自杀和自伤：焦虑障碍患者的自杀问题虽然不如抑郁症患者突出，但也是高风险人群。在人格障碍、物质滥用、抑郁症患者中，自杀风险增高，而焦虑障碍与这些障碍有很高的共病率。

自伤指不以死亡为目的的伤害，如割伤、烧伤，常与焦虑有关。可以看作是患者在试图减轻痛苦情绪（如焦虑或害怕）

的应对措施。

4. 量表评估 除了病史采集、体格检查及精神检查、实验室检查外，量化工具的应用是评估的重要辅助手段。量化工具主要有诊断用和症状评估用两大类。诊断量表用于辅助疾病诊断，条目繁多，耗时较长；症状量表用于测量症状的严重程度，一般条目较少。此外，还有人格测定等心理测评量表，可作为诊断辅助工具。

症状量表可分为自评和他评两类，自评主要反映患者主观感受到的症状严重程度，他评则反映客观评价的症状严重程度。由于焦虑障碍患者一般无自知力障碍，比较适合采用方便省力的自评量表。如果能将自评和他评相结合，则可避免患者的主观加重倾向，并且能较准确地评估症状的严重程度。症状量表可作为疾病的一般资料来评估患者有无靶症状及其严重程度。定期随访测定可作为病情变化的监测指标及反映疗效的指标。

焦虑是存在于各种焦虑谱系障碍的普遍和核心症状，但各种焦虑障碍的焦虑症状又各有特点。有评估普遍焦虑水平的量表，如 Zung 焦虑自评量表、汉密尔顿焦虑量表（hamilton anxiety scale，HAMA）；评估特定焦虑症状的量表，如 Marks Sheehan 恐惧量表（Marks Sheehan phobia scale，MSPS）、Liebowitz 社交焦虑量表（Liebowitz social auxiety scale，LSAS）、惊恐相关症状量表（panic-associated symptom scale，PASS）等，详见表 1-2。

表 1-2 常用焦虑症状评估量表

临床严重度	评 估	英文缩写	评估者
一般	临床疗效总评量表-病情严重程度	CGI-SI	他评
	临床疗效总评量表-疗效总评	CGI-GI	他评
	汉密尔顿焦虑量表	HAMA	他评
	焦虑自评量表	SAS	自评

续表

临床严重度	评　估	英文缩写	评估者
	贝克焦虑量表	BAI	自评
	状态-特质焦虑问卷	STAI	自评
	7 项广泛性焦虑量表	GAD-7	自评
特定	Marks Sheehan 恐惧量表	MSPS	他评
	Liebowitz 社交焦虑量表	LSAS	他评
	社交回避及苦恼量表	SAD	他评
	惧怕否定评价量表	FNE	自评
	恐惧问卷	FQ	自评
	Duke 简明社交恐惧量表	DBSPS	自评
	社交恐惧和焦虑问卷	SPAI	自评
	交流恐惧自陈量表	PRCA-24	自评
	羞怯量表	SS	自评
	交往焦虑量表	IAS	自评
	惊恐相关症状量表	PASS	他评
	惊恐障碍严重度量表	PDSS	他评
	分离焦虑回避量表-儿童版	SAAI-C	自评
	儿童分离焦虑量表	SASC	自评
	Spence 儿童焦虑量表-儿童版	SCAS-C	自评
	Spence 儿童焦虑量表-父母报告版	SCAS-P	他评

（1）焦虑自评量表：焦虑自评量表（self-rating anxiety scale，SAS）是应用最广的焦虑症状自我测评工具之一，其简便易用，常用于焦虑症状的筛选。SAS 有 20 个条目，按出现的频度，即没有或很少时间、小部分时间、相当多时间、绝大部分或全部时间分为 4 级。为防止主观偏向，其中一半条目设置为

反向提法，评 1~4 分；另一半条目为正向提法，评 4~1 分。评定时间范围为过去 1 周。总分的阳性分界值为大于 40 分。

（2）汉密尔顿焦虑量表：是评定焦虑症状最经典的，也是最常用的他评量表，特别适合于焦虑性神经症的严重程度评定，而较少用于精神病性焦虑。HAMA 有 14 个项目，采用 0~4 分的 5 级评分法，无操作用评分标准，但一般可以这样评分：①症状轻微；②有肯定的症状，但不影响生活与活动；③症状重，需加以处理，或已影响生活与活动；④症状极重，严重影响生活。

评定由经过培训的医师进行，做一次评定需 10~15 min。在 HAMA 中，除第 14 项需结合观察外，所有项目都是根据患者的口头叙述进行评分，同时特别强调受检者的主观体验，这也是 HAMA 编制者的医学观点。因为患者仅在有病的主观感觉时才来就诊并接受治疗，故此可作为病情进步与否的标准。

主要结果为总分和躯体性、精神性两大因子分。躯体性焦虑因子由第 7~13 项组成，其余 7 项则组成精神性焦虑因子。按照全国量表协作组提供的资料，总分超过 29 分可能为严重焦虑，超过 21 分肯定有明显焦虑，超过 14 分肯定有焦虑，超过 7 分可能有焦虑，小于等于 7 分没有焦虑。一般以 HAMA 14 项总分 14 分为分界值。

（3）7 项广泛性焦虑量表：广泛性焦虑量表-7（GAD-7）是近年来广泛使用的广泛性焦虑症状自评量表。GAD-7 不仅可用于筛查广泛性焦虑障碍，还可用来筛查惊恐障碍、社交焦虑障碍和创伤后应激障碍。量表有 7 个条目，分别评定紧张焦虑、不能控制的担忧、过度担忧、不能放松、不能静坐、易激惹和不祥预感。以最近 2 周内出现靶症状的天数评估：无症状为 0 分，有过几天为 1 分，半数以上日子出现为 2 分，几乎每天都有为 3 分。总分 5~9 分为轻度，10~14 分为中度，15~21 分为重度。用于广泛性焦虑障碍辅助诊断时，一般以总分≥10 为分界值，总分的变化也可反映焦虑症状的严重程度。当分界值取 10 分时，灵敏度为 89%，特异度为 82%。中文版本也具有良好的信度和效度。灵敏度和特异度均在 85%以上。

（4）医院焦虑抑郁量表：医院焦虑抑郁量表（hospital anxiety and depression scale，HAD）主要应用于综合医院中患者的焦虑和抑郁情绪的筛查。其特点是集抑郁和焦虑症状评估于一表，便于在不需要症状针对性很强的情况下使用。

HAD 共由 14 个条目组成，分为 2 个因子。其中 7 个条目评定抑郁，另 7 个条目评定焦虑。共有 6 条反向提问条目，其中 5 条在抑郁分量表中，1 条在焦虑分量表中。HAD 主要用于焦虑、抑郁症状的筛查。按原作者的标准，焦虑与抑郁两个分量表的分值划分为：0~7 分属无症状，8~10 分属症状可疑，11~21 分属肯定存在症状。叶维菲等翻译的版本在综合医院进行过严格的测试，采用 CCMD-2 诊断，并以抑郁自评量表（self-rating depression scale，SDS）和 SAS 作为参照，发现以 9 分作为焦虑或抑郁的临界值可以获得较好的敏感性与特异性。

（5）抑郁自评量表：SDS 是应用广泛的抑郁症状自我测评工具之一，其使用简便，能有效反映抑郁状态的有关症状及其严重程度的变化。由于焦虑障碍患者常伴有抑郁症状，故简化介绍。

SDS 的结构、使用方法和计分方法与 SAS 相似，评定时间范围也是过去 1 周，总分的阳性分界值为大于 41 分。

（6）汉密尔顿抑郁量表：汉密尔顿抑郁量表（hamilton depression scale，HAMD）是最经典也是目前临床上应用最广泛的抑郁症状他评量表，具有相当好的一致性，可较好地反映临床症状的严重程度，且条目数量适中，有明确的操作用评定标准，简便易行。由于焦虑障碍和抑郁障碍常同时存在，故也常需要评定抑郁症状的严重程度。HAMD 有 17 项、21 项和 24 项 3 种版本，应用较广的是 17 项和 24 项版本。

评定应由经过训练的专业人员进行，由评定员采用交谈与观察相结合的方式，按量表内容对患者进行检查后评分，个别项目尚需从家属或病房工作人员处获取资料。做一次评定需要15~20 min，这主要取决于患者的病情严重程度及其合作情况，如严重阻滞时，所需时间更长。评定的时间范围一般为评定当时或1周内。

评定结果主要看以下几方面。

1）总分：一般的划分线为HAMD 17项版本总分≥24分可能有严重抑郁，≥17分可能是轻或中度抑郁，≤7分没有抑郁症状。

2）7个因子分：①焦虑或躯体化，由第10、11、12、13、15、17项6项组成；②体重，即第16项；③认知障碍，由第2、3、9、19、20、21项6项组成；④日夜变化，即第18项；⑤阻滞，由第1、7、8、14项4项组成；⑥睡眠障碍，由第4、5、6项3项组成；⑦绝望感，由第22、23、24项3项组成。

（二）焦虑障碍的诊断分类

1. 焦虑障碍的分类 焦虑障碍是一组以焦虑症状为主要临床特征的精神障碍。近几十年来，纳入焦虑谱系障碍的诊断类别在不断地演变，不同诊断系统和同一系统的不同时期的版本间的分类多有差异。目前国际通用的诊断分类系统包括ICD和DSM，两者有趋同的趋势，具体编码和分类见表1-3。

表1-3 ICD-11和DSM-5中焦虑障碍的诊断分类和编码

ICD-11编码	ICD-11诊断	DSM-5（ICD-10）编码	DSM-5诊断
L1-6B0	焦虑或恐惧相关性障碍	—	焦虑障碍

续表

ICD-11 编码	ICD-11 诊断	DSM-5（ICD-10）编码	DSM-5 诊断
6B00	广泛性焦虑障碍	300. 02（F41. 1）	广泛性焦虑障碍
6B01	惊恐障碍	300. 01（F41. 0）	惊恐障碍 惊恐发作的标注
6B02	广场恐怖	300. 22（F40. 00）	广场恐怖症
6B03	特定的恐怖	300. 29（_. _） （F40. 218） （F40. 228） （_. _） （F40. 230） （F40. 231） （F40. 232） （F40. 233） （F40. 248） （F40. 298）	特定恐怖症 标注如果是： 动物型 自然环境型 血液-注射-损伤型 害怕血液 害怕注射和输液 害怕其他医疗服务 害怕受伤 情境性 其他
6B04	社交焦虑障碍	300. 23（F40. 10）	社交焦虑障碍（社交恐怖症） 标注如果是：仅仅限于表演状态
6B05	分离性焦虑障碍	309. 21（F93. 0）	分离焦虑障碍
6B06	选择性缄默症	313. 23（F94. 0）	选择性缄默症
6B0Y	其他特指的焦虑或恐惧相关性障碍	300. 09（F41. 8）	其他特定的焦虑障碍
6B0Z	未特指的焦虑或恐惧相关性障碍	300. 00（F41. 9）	未特定的焦虑障碍

续表

ICD-11 编码	ICD-11 诊断	DSM-5（ICD-10）编码	DSM-5 诊断
6C40~49.71 4A~4F.71 6C4G.71	特殊物质所致焦虑障碍 未知或未特指的精神活性物质使用所致焦虑障碍	_._（_._） 参见特定物质编码的记录程序和诊断标准，以及 ICD-9-CM 和 ICD-10-CM 的编码	物质/药物所致的焦虑障碍 参见特定物质编码 标注如果是：于中毒期间发生，于戒断期间发生，于药物使用后发生
6E63	继发性焦虑综合征	293.84（F06.4）	由于其他躯体疾病所致的焦虑障碍

注：ICD-10.《国际疾病分类》（第 10 版）；ICD-11.《国际疾病分类》（第 11 版）；DSM-5. 美国《精神障碍诊断与统计手册》（第 5 版）；ICD-9-CM.《国际疾病分类》（第 9 版）（临床修改版）；ICD-10-CM.《国际疾病分类》（第 10 版）（临床修改版）；_. 无内容。

2. 焦虑障碍的诊断 焦虑障碍是以过度焦虑、恐惧、担心、回避等为主要特征的组合，包括出现有临床意义的、难以解释的躯体症状，达到损害功能或引起患者明显苦恼的程度。下列标准有助于确定诊断。

（1）结合发生时的家庭、社会、文化、行为习惯和期待等各方面背景考虑，其严重程度和/或持续时间超出通常所理解或期待的范围。

（2）导致职业、社会或人际交往功能的损害甚至丧失。

（3）为了减轻焦虑而采取的回避行为影响了日常活动。

（4）超出承受能力而主动求助、求医、求药。

焦虑症状符合焦虑障碍诊断的症状标准后，要根据焦虑症状的临床特征和病程，确定特定焦虑障碍的诊断。各种特定焦虑障碍的具体临床特征和诊断标准将在之后的章节中详细描述，

表 1-4 归纳其主要特征，表 1-5 为问诊提纲。

表 1-4　各种焦虑障碍的主要特征

诊断	病程	主要特征
惊恐障碍	≥3 次/月或首次发作后持续焦虑 1 个月	没有任何明显诱发因素的、无法预料的惊恐发作反复发生 焦虑的躯体症状严重，无法忍受 发作在数分钟内达到高潮，多在几十分钟内缓解 患者可主动回避可能会发生惊恐发作的场景
广泛性焦虑障碍	数月	在多数日子里，几乎每天都对很普通的事情或活动有无法控制的过度担忧。其担忧的特点是无固定内容的日常生活事件，常伴随躯体症状，如头痛、心悸或恶心等
社交焦虑障碍	≥6 个月	过分或不现实地害怕社交或操作场合，无法忍受的尴尬或别人的审视
分离焦虑障碍	数月	害怕与亲近的人分开或者失去亲近的人
躯体疾病所致焦虑障碍	≥1 个月	焦虑症状发生在躯体疾病之后，焦虑和担忧的对象与躯体疾病有一定的关联

注：DSM-5 中广泛性焦虑障碍和分离焦虑障碍的病程均需要 6 个月。

如果患者有如上所述的过度担心或无法控制的焦虑，需要找出可能引发焦虑症状的其他原因，包括躯体疾病、抑郁障碍、物质使用障碍、继发于治疗药物、躯体形式障碍或精神病性障碍。但是，上述情况的存在并不妨碍做出焦虑障碍的诊断，因为焦虑障碍常有共病情况，而且焦虑障碍常见于有某些躯体疾病和精神障碍的患者。

表 1-5 焦虑症状和特定焦虑障碍筛查问诊提纲

问题	回答
第一部分：筛查焦虑	
最近你做事还顺利吧（或情况还好吗）？ 是否有过度紧张、担心或焦虑的问题困扰着你？	（若答是）你能否具体说说？感到特别困难大概是从什么时候开始的？那时你的生活是否有任何改变或压力？
第二部分：若上面的回答肯定，则询问以下问题。可根据患者的回答修改问题	
你是否有时会有突然发作的一阵强烈的不适感和诸如心悸或眩晕的症状？那时你是否有害怕或惊恐不安的感觉？这样的发作是否突如其来、毫无征兆、没有明显的原因？	（若答是）你能否具体说说？（见第 2 章“惊恐障碍”相关内容）
你是否刻意回避某些地方，因为在那里你会有这些症状发作或感觉害怕、焦虑？例如，人多拥挤的地方、封闭的地方、乘车或开车、独自离家或单独在家的时候，或其他场合？	（若答是）你能否具体说说？（见第 2 章“惊恐障碍”相关内容）
下面这些事物是否会让你感到焦虑或害怕：动物（如蜘蛛、蛇、猫、狗、鸟、鼠、昆虫等）、高处、暴风雨或靠近水边、看见血或打针或验血、乘飞机或在封闭的环境中（如电梯、电影院、小房间等）？这种害怕是否影响了你的生活或使你非常苦恼？	（若答是）你能否具体说说？深入询问特定恐惧障碍相关症状
当你在别人面前做事或者与人交往时，总体而言，你是否过度紧张，或担心你自己会很尴尬或丢脸？	（若答是）你能否具体说说？（见第 4 章“社交焦虑障碍”相关内容）
你担心什么样的事情？你是否对天天如此的人或事，如你的家人、你的健康、工作或经济状况也过分担心？你的朋友和家人是否告诉你，你担心得太多了？你是否难以控制你的担心，这让你睡不好或身体不舒服，如头痛、胃部不适和虚弱无力？	（若答是）你能否具体说说？（见第 3 章“广泛性焦虑障碍”相关内容）

续表

问 题	回 答
你是否很担心与某个你所亲近的人分开，或者一直很担心你会失去某个你所亲近的人？例如，失去你的父母或者某些不好的事发生在他们身上？	（若答是）你担心失去或者分开的人是谁？你能否具体说说？（见第 5 章“分离焦虑障碍”相关内容）
第三部分：若上面任一焦虑症状为阳性，则进一步确认症状是否对患者造成了影响，或引起很大烦恼	
（上面患者所描述的症状）是否让你很烦恼？这个问题是否干扰了你的工作、活动或人际关系？	

3. 焦虑障碍的鉴别诊断

（1）焦虑障碍与其他精神障碍的鉴别：不少精神障碍的早期表现都有焦虑症状或与焦虑障碍类似，许多精神障碍与焦虑障碍共病。因此，在诊断焦虑障碍时，必须先考虑其他精神障碍存在的可能性，特别要注意排除物质滥用、抑郁症或早期的精神病性障碍。

1）物质滥用：有研究显示，焦虑障碍患者中有很高的酒精滥用率。如果有下列情况时，应高度怀疑同时存在物质使用障碍的可能：①大量摄入酒精及大麻或其他成瘾物质；②存在用这类物质来缓解焦虑的行为模式；③有苯二氮䓬类药物（benzodiazepines，BDZ）滥用史；④有酒精或药物使用问题的个人史或家族史；⑤对焦虑治疗的依从性不好；⑥焦虑和抑郁的治疗效果不好。

2）抑郁症：焦虑障碍患者常同时患有抑郁症，约 1/3 的患者先有抑郁症状，其他患者多抑郁与焦虑症状同时出现或继发于焦虑障碍。因此，当患者有焦虑症状时，应常规评估是否同时存在抑郁症状，是否足以诊断为抑郁症；同样，在抑郁症的患者中，也应该常规评估是否有焦虑症状。

表 1-6 所列症状都可以发生在焦虑障碍或抑郁症患者中，但有些症状群更常见于焦虑障碍，而有些则更常见于抑郁症。

表 1-6 常见于焦虑障碍或抑郁症中的症状

分类	更常见于焦虑障碍	更常见于抑郁症	焦虑障碍和抑郁症中都常见
躯体症状	• 入睡困难 • 发抖或心悸 • 出汗 • 一阵冷、一阵热 • 虚弱无力、头晕 • 肌肉紧张 • 恶心 • 透不过气	• 早醒或睡眠过多 • 晨重夜轻 • 慢性疼痛或反复诉疼痛 • 激越或动作迟缓 • 性欲缺乏	• 睡眠障碍 • 食欲改变 • 无特定躯体主诉 • 衰弱 • 坐立不安
感受	• 无助感 • 崩溃感、激昂感 • 忧虑	• 悲伤、失望 • 内疚感、无望感 • 缺乏动力 • 缺乏愉快感，无聊 • 对既往常做的事丧失兴趣，冷漠	• 激惹 • 厄运临头的感觉，焦虑 • 依赖 • 失去享受的乐趣 • 哭泣 • 心境快速来回变化 • 非现实的感觉 • 人格解体感（感觉自我分离）
思维	• 总往坏处想 • 思维僵化	• 言语、思维联想和反应迟缓 • 消极自杀观念	• 集中注意困难 • 过分担忧 • 优柔寡断

续表

分类	更常见于焦虑障碍	更常见于抑郁症	焦虑障碍和抑郁症中都常见
行为	• 恐惧性回避所害怕的场景 • 易受惊吓 • 仪式性动作 • 过度换气	• 灵活性下降 • 表情沮丧 • 因缺乏兴趣或没有精力而行为减少 • 社会接触减少	• 日常活动减少 • 对走过的一生不满意

3）精神分裂症：精神分裂症常伴有阶段性焦虑。前驱期，因轻度的亚临床的前驱症状或先兆而产生焦虑；临床期，精神分裂症患者常在幻觉、妄想影响下伴有焦虑，缺乏自知力；缓解期，因自知力恢复而产生社交回避和抑郁也很常见。

4）其他精神障碍：包括神经性厌食和神经性贪食、人格障碍、躯体化障碍、疑病症，也常有焦虑症状或与焦虑障碍共病。①神经性厌食和神经性贪食：患者有害怕在公共场所吃东西、怕别人评价不好的表现，因而需要与社交焦虑障碍鉴别。鉴别点在于神经性厌食和神经性贪食的所有症状都围绕进食，其核心是怕胖，要减轻体重。神经性贪食还有自我催吐、导泻等行为，这些均有助于与焦虑障碍相鉴别。②人格障碍：某些人格障碍的表现酷似焦虑障碍表现，但可以通过以下特点进行鉴别，如强迫型人格障碍表现为追求完美、秩序和控制；回避型人格障碍对评判高度敏感，回避可能会尴尬或遭到排斥的场合；依赖型人格障碍总感觉不合适，需要“被照顾”；分裂型人格障碍因情感平淡而没有兴趣与人交流。③躯体化障碍：患者有多种躯体症状，但没有躯体疾病的基础或不能由躯体疾病完全解释。症状损害患者的社会、职业、学习和其他功能。其鉴别要点在于躯体症状就是最基本和主要的主诉症状。④疑病症、强迫症：强迫症是怕被污染而染病，患者刻意回避可能被污染的环境，害怕被传染上某种疾病；疑病症则相信自己已经患上了某种疾病。

（2）焦虑障碍与躯体疾病的鉴别：焦虑障碍与躯体疾病的鉴别诊断必须考虑以下 4 种情况：①焦虑状态是原发性的焦虑障碍，没有明显的躯体疾病，而所有躯体症状是焦虑躯体化的表现；②焦虑状态是原发性躯体疾病的症状表现，如甲状腺功能亢进症；③焦虑状态因躯体疾病而诱发，焦虑是躯体疾病的心理反应；④焦虑状态是焦虑障碍和躯体疾病同时共病。

五、焦虑障碍的治疗

（一）焦虑障碍的治疗目标

焦虑障碍的治疗目标：①通过积极治疗，使患者的焦虑症状完全消失，达到临床治愈，恢复病前社会功能、提高患者生活质量；②获得临床治愈后应维持治疗至少 12 个月，保持随访，预防复发；③改善预后，减少社会功能缺损。

应对焦虑障碍患者进行疾病和治疗相关知识的教育。告知患者有关药物治疗中常见的不良反应，可能的疗程、疗效及自行停药的不良后果。在心理治疗中引导患者自己选择治疗方案，有助于增加患者的依从性。焦虑障碍患者常合并抑郁症状或躯体疾病，故抑郁症状或躯体疾病的改善也是焦虑障碍改善的重要指标。焦虑障碍的早期识别和及时治疗有利于改善焦虑障碍的预后。焦虑障碍的治疗方法有药物治疗、心理治疗或药物联合心理治疗等方法，医师应根据患者焦虑障碍的不同类型、不同病期的症状来选择相应的治疗。

（二）焦虑障碍的药物治疗

1. 药物治疗的原则

（1）在诊断确切的基础上，根据焦虑障碍的不同亚型和临床特点选择用药。

（2）根据患者合并躯体疾病、药物相互作用、药物耐受性、有无并发症等情况，因人而异地施以个体化的合理用药。

（3）对于妊娠或哺乳期间接受药物治疗，必须权衡胎儿和婴儿暴露于药物的潜在风险与母亲不用药的内在风险。

（4）注意苯二氮䓬类的药物依赖，如反跳性失眠症（rebound insomnia）、记忆受损和停药综合征，尤其老年人服药后由于机体运动功能受损，很容易摔倒。与长半衰期药物比较，短、中半衰期药物更容易导致戒断反应、反跳和依赖。

（5）药物治疗应从小剂量开始，通常是推荐的最低有效治疗剂量的一半，1~2 周逐渐加到推荐的有效治疗剂量。

（6）尽可能单一用药，足剂量、足疗程治疗。如效果不佳，可联用两种作用机制不同的抗焦虑药物。

（7）治疗前向患者及其家属告知药物性质、作用、可能发生的不良反应及对策。

（8）治疗期间观察病情变化、药物不良反应和服药依从性。

（9）非典型抗精神病药物被推荐用于焦虑障碍的二线或三线治疗，最好与一线抗焦虑药物联用，同时权衡代谢综合征、体重增加等不良反应，尤其是氯氮平和奥氮平。

（10）当一种药物效果不佳，换用另一种药物时，根据药物半衰期保持一定的清洗期，避免换药期间出现不良反应，如 5-羟色胺综合征。

2. 抗焦虑药物治疗策略　焦虑障碍是慢性病程，伴有显著的功能缺损和生活质量下降，应告知患者系统的药物治疗非常重要。系统的治疗包括焦虑障碍疾病知识教育及对潜在并发症的检查。无论是药物治疗还是心理治疗，只要有充分的监控和足够的疗程就能改善患者的转归。根据2018年出版的澳大利亚与新西兰的焦虑障碍治疗指南建议，急性期治疗应告知患者坚持每天遵医嘱服药，至少6~12周才能获得药物的部分或全部益处。

临床上仅被诊断为有焦虑症状，且生活功能未受影响的患者，如果药物治疗后焦虑症状消失，则可停药。为预防焦虑障碍复发，对已获临床痊愈的焦虑障碍患者应继续药物治疗12个月。国际上多部焦虑障碍防治指南都主张焦虑障碍患者应维持治疗至少12~24个月。停药应剂量滴定，缓慢逐渐减量，通常需要几周到几个月，尽量减少停药症状。

3. 抗焦虑药物的种类 临床上根据药物受体的不同分为抗焦虑药物和有抗焦虑作用的药物，目前使用最多的抗焦虑药物有苯二氮䓬类、5-HT_{1A}受体部分激动剂及有抗焦虑作用的抗抑郁药物等。由于抗抑郁药物具有抗抑郁和抗焦虑的双重作用，故被广泛用于焦虑谱系障碍的治疗，但每一种焦虑障碍亚型的临床特点各不相同，所以在具体选择用药时的有效性也不尽相同。具有抗焦虑作用的抗抑郁药物包括选择性5-羟色胺再摄取抑制剂（selective serotonin reuptake inhibitors，SSRIs）、5-羟色胺和去甲肾上腺素再摄取抑制剂（serotonin and noradrenergic reuptake inhibitors，SNRIs）、去甲肾上腺素及特异性5-羟色胺能抗抑郁药（noradrenergic and specific serotonergic antidepressants，NaSSAs）、三环类抗抑郁药（tricyclic antidepressants，TCAs）、褪黑素受体激动剂和5-HT_{2c}受体拮抗剂（melatonin receptor agonist and 5-HT_{2c} receptor antagonist）、单胺氧化酶抑制剂（monoamine oxidase inhibitors，MAOIs）和可逆性单胺氧化酶A抑制剂（reversible inhibitors of monoamine oxidase A，RIMAs），在治疗不同类型的焦虑障碍时，它们具有不同程度的疗效。相比于TCAs和MAOIs，临床上常用的SSRIs、SNRIs和NaSSAs药物的安全性和耐受性更好。SSRIs 和 SNRIs 所拥有的循证证据多于 NaSSAs 等。苯二氮䓬类药物可作为较早期的辅助用药，尤其是对于急性焦虑或激惹的患者可用于急性干预。由于依赖性、镇静作用和认知损害，苯二氮䓬类药物通常短期应用，但如果在严密的监控下，其使用是安全、有效的。

理想的抗焦虑药物应符合以下标准：①能消除焦虑，但无过度的镇静作用；②能产生松弛作用，不引起锥体外系症状或共济失调；③不抑制呼吸；④其他包括安全系数好、治疗指数高、无成瘾危险、耐受性好、应用范围广泛、对老年人也适用及使用方便。

（1）苯二氮䓬类药物：因其具有抗焦虑作用强、起效快、疗效好、不良反应小、安全可靠等特点而被临床广泛应用。苯二氮䓬类药物的作用与主要的抑制性神经递质 γ-氨基丁酸（gamma-aminobutyric acid，GABA）密切相关。苯二氮䓬类药物主要是通过增强内源性 GABA 的作用而起效。苯二氮䓬类药物和 GABA 均能增加彼此与受体部位结合的倾向，打开氯离子载体，使氯离子内流，增加氯离子通道开放的频率和数量，从而降低细胞的兴奋性。

此外，苯二氮䓬类药物通过增强小脑 GABA 神经元的作用，使个体表现出共济失调；通过对网状结构神经元的作用，发挥其镇静效应；通过对海马神经元的作用，影响记忆；通过对脊髓内神经元的作用，表现出肌肉松弛的作用。临床上苯二氮䓬类药物可有过度镇静催眠作用，长期使用可能引起记忆力减退。

药物不良反应：这类药物的最大缺点是容易产生耐药性，需要不断增加剂量才能获得相应的药理效应，多种药物之间具有交叉耐受现象。长期连续应用会产生药物依赖，包括精神依赖和躯体依赖。向小军等 2017 年报道，估计连续用药半年以上者药物依赖发生率为 5%～50%。半衰期短的药物容易发生，因此不宜长期单药使用。但在下述情况下可以短期内优先使用：①短期应激所致广泛性焦虑障碍样反应；②伴有严重的焦虑（惊恐）发作；③存在躯体疾病时，需要尽快控制焦虑症状。

常见的不良反应是中枢性不良反应，如镇静、白天困倦。药物过量时出现共济失调或言语不清，尤其对老年人具有重要意义，因为随着患者年龄的增长，药物的代谢率降低，所以更容易出现用药过量的危险。操作重型机械的年轻人慎用本药。长期治疗可能会影响患者对新事物的注意力和记忆力。罕见大小便失禁和性功能障碍。

30%～90%的患者会出现戒断症状，多数症状为轻到中度。但突然停用较大剂量的苯二氮䓬类药物时，可引起癫痫发作，应缓慢减量。患者停用苯二氮䓬类药物时，可能发生以下几种类型的症状：①患者原来的症状可能复发。②患者可能出现戒断症状，常发生在停药后数天内，但是一般在2～3周症状减轻或消失。常见苯二氮䓬类药物戒断症状包括焦虑、易激惹、失眠、疲倦、头痛、肌肉抽搐或疼痛、震颤、摇摆、出汗、头晕、注意力集中困难、恶心、食欲减退、明显抑郁、人格解体、现实解体、感知觉（嗅觉、视觉、味觉、触觉）增强、异常知觉或运动觉等。治疗过程中应给予患者及家属支持性教育，引导其进行正确的停药过程。集体认知行为治疗有助于患者终止长期的苯二氮䓬类药物治疗。

药物相互作用：当苯二氮䓬类药物联用其他中枢神经系统抑制剂时，如酒精、巴比妥类药物、阿片类物质和抗组胺药物，可能会增强药物的中枢抑制作用。某些抑酸剂可能会影响药物的吸收。氟伏沙明和其他细胞色素P450酶CYP3A4抑制剂也可抑制苯二氮䓬类药物的代谢，从而明显增强其疗效。地高辛的半衰期可被苯二氮䓬类药物延长，但机制未明。几种常用药物的使用剂量及药代动力学特点见表1-7。

表 1-7 几种苯二氮䓬类药物的使用剂量及药代动力学特点

药名	常用剂量/（$mg \cdot d^{-1}$）	最高剂量/（$mg \cdot d^{-1}$）	口服达峰时间/h	半衰期/h	分布容积/（$L \cdot kg^{-1}$）
阿普唑仑	0.4~2.0	4	1~2	12~18	1.10
劳拉西泮	1~4	6	2	10~20	1.30
艾司唑仑	1~2	6	2	18	—
地西泮	5~20	30	0.5~2.0	20~50	1.10
氯硝西泮	2~6	6	1~2	20~38	0.70
奥沙西泮	15~30	30	2~4	5~15	0.54

注：—. 无内容。

（2）$5\text{-}HT_{1A}$受体部分激动剂：目前临床常用的药物有丁螺环酮（buspirone）和坦度螺酮（tandospirone），按化学结构均属阿扎哌隆类。因这类药物无耐受性和依赖性，停药后无戒断反应，与其他苯二氮䓬类药物无交叉耐受现象而受到关注。这类药物抗焦虑的主要作用机制：由于其与 $5\text{-}HT_{1A}$具有较强的亲和力，能够激活突触前 $5\text{-}HT_{1A}$受体，抑制神经元放电，减少 5-HT 的合成与释放，同时对突触后 $5\text{-}HT_{1A}$受体具有部分激动作用。其使用剂量及药代动力学特点见表 1-8。

表 1-8 阿扎哌隆类抗焦虑药物的使用剂量及药代动力学特点

药名	常用剂量/mg	最高剂量/mg	口服达峰时间/h	半衰期/h	分布容积/（$L \cdot kg^{-1}$）
丁螺环酮	15~60	60	1.0~2.0	2.5	5.0
坦度螺酮	20~60	60	0.8~1.4	1.2~1.4	—

注：—. 无内容。

这类抗焦虑药物的优点是镇静作用轻，不易引起运动障碍，无呼吸抑制作用，对认知功能影响小，但起效相对较慢，需要2~4周，个别需要 6~7 周方能起效，持续治疗可增加疗效。常见的不良反应有头晕、头痛、恶心、不安等，孕妇及哺乳期妇女不宜使用，心、肝、肾功能不全者慎用，禁止与 MAOIs 联用。

（3）SSRIs：SSRIs 的药理作用机制是能够抑制突触前 5-HT 能神经末梢对 5-HT 的再摄取，这类药物主要包括帕罗西汀、西酞普兰、艾司西酞普兰、舍曲林、氟西汀、氟伏沙明。根据体外研究结果，SSRIs 抑制 5-HT、去甲肾上腺素（norepinephrine，NE）和多巴胺（dopamine，DA）再摄取的效价见表 1-9。每种 SSRIs 都有其独特的结构，在药物相互作用和药代动力学方面也存在显著差异，详见表 1-10。

表 1-9　体外研究显示的 SSRIs 对 5-HT、NE 和 DA 再摄取抑制的相对选择性

药物	抑制常数/纳摩尔			
	5-HT	NE	5-HT：NE *	DA
帕罗西汀	1.0	350	350	2000
西酞普兰	1.3	4000	3078	28 000
艾司西酞普兰	2.5	6514	2606	>10 000
舍曲林	7.0	1400	200	230
氟西汀	6.0	1100	183	>10 000
氟伏沙明	25.0	500	20	4200

注：SSRIs. 选择性 5-羟色胺再摄取抑制剂；5-HT. 5-羟色胺；NE. 去甲肾上腺素；DA. 多巴胺。

* 5-HT 与 NE 的比值。

表 1-10　6 种 SSRIs 的药代动力学参数

参数	帕罗西汀	西酞普兰	艾司西酞普兰	舍曲林	氟西汀	氟伏沙明
达峰时间/h	2.0~8.0	1.0~6.0	4.0	4.0~7.0	6.0~8.0	1.5~8.0
血浆蛋白结合率/%	95	80	80	98	95	80
生物利用度/%	50	50	80	50	50	50
母体药 $t_{1/2}$/h	20	35	30	25	24~72	15
主要代谢物及其 $t_{1/2}$/h	无活性代谢产物（24）	无活性代谢产物（36）	去甲基化或去二甲基化（30）	N-去甲舍曲林（22~36）	去甲氟西汀（48~72）	无活性代谢产物（15~22）
清洗期/d	14	14	30	14	35	14
稳态时间/d	5~10	5~7	5~7	4~7	28~35	5~7
活性代谢物	无	无	有	有	有	无
分布容积/（$L \cdot kg^{-1}$）	17	12~16	12~26	20	20~45	25
血药浓度/（$ng \cdot ml^{-1}$）	30~100	60	25~125	25~50	100~300	250
肾病患者清除率减少	+	+	+	+	±	+
老人 $t_{1/2}$ 改变	延长	延长	略延长	同年轻人	延长	同年轻人
肝药酶抑制（细胞色素 P450 酶）						
CYP2D6	强	无或甚弱	弱	无或甚弱	强	无或甚弱
CYP1A2	无	无或甚弱	无或甚弱	无	无	强
CYP3A4	无或甚弱	无或甚弱	弱	无或甚弱	弱	中
CYP2C19	无或甚弱	无或甚弱	弱	无或甚弱	中	强

注：SSRIs. 选择性 5-羟色胺再摄取抑制剂；$t_{1/2}$. 半衰期。

SSRIs 的禁忌证：①对 SSRIs 过敏者；②严重心、肝、肾病患者慎用；③禁止与 MAOIs、色氨酸联用。

SSRIs 镇静作用较轻，可白天服药，如出现困倦、乏力可改在晚上服药，为减轻对胃肠道的刺激，通常在早餐后服药。年老体弱者宜从半量或 1/4 量开始，酌情缓慢加量。

SSRIs 的药物不良反应：抗胆碱能不良反应和心血管不良反应比 TCAs 轻。①神经系统：头痛、头晕、焦虑、紧张、失眠、乏力、困倦、口干、多汗、震颤、痉挛发作、兴奋，转为躁狂发作。少见的严重神经系统不良反应为中枢 5-羟色胺综合征，这是一种 5-HT 受体活动过度的状态，主要发生在 SSRIs 与 MAOIs 联用时，表现为腹痛、腹泻、出汗、发热、心动过速、血压升高、意识改变（谵妄）、肌阵挛、动作增多、激惹、敌对和情绪改变，严重者可导致高热、休克，甚至死亡。因此，SSRIs 禁止与 MAOIs 类药物及其他 5-HT 激动剂联用。②胃肠道：较常见恶心、呕吐、食欲缺乏、腹泻、便秘。③过敏反应：如皮疹。④性功能障碍：阳痿、射精延迟、性感缺失。⑤其他：罕见的有低钠血症和白细胞减少。在青少年使用 SSRIs 类药物时应注意易激惹或自杀念头。但英国的研究显示，在 SSRIs 等抗抑郁药物处方量增长的同时自杀事件却有所下降。抗抑郁药物给抑郁症患者带来的益处远超过不治疗的风险。一旦抗抑郁药物早期有易激惹、焦虑现象，可短期适量使用苯二氮䓬类药物，有利于情绪稳定。

现有的临床前和临床证据都没有显示 SSRIs 类药物可以导致药物依赖，长期使用 SSRIs 类药物治疗后突然停药，可使某些患者出现停药症状，因此，建议逐渐减药，减药时间可持续几周。

药物相互作用：①置换作用。SSRIs 血浆蛋白结合率高，如与其他血浆蛋白结合率高的药物联用，可能出现置换作用，使血浆中游离型药物浓度升高，药物作用增强，特别是治疗指数低的药物，如华法林、洋地黄毒苷等，应特别注意。②诱导或抑制 CYP450 酶。CYP450 酶诱导剂如苯妥英钠，将增加 SSRIs 类药物的清除率，降低 SSRIs 类药物的血药浓度，从而影响其疗效；而 CYP450 抑制剂会降低 SSRIs 类药物的清除率，使 SSRIs 类药物的血药浓度升高，导致不良反应。

1）帕罗西汀

药代动力学：帕罗西汀口服后吸收良好，食物不影响药物的吸收。服药后约 5. 2 h（2~8 h）达到峰值血药浓度。其生物利用度为 50%，与血浆蛋白结合率高（95%），主要经肝脏 CYP450 酶代谢，主要代谢途径是氧化和甲基化，未发现活性代谢产物。帕罗西汀使 CYP450 系统的 CYP2D6 同工酶达到饱和，呈非线性药代动力学。帕罗西汀主要经肾脏排泄，少数从粪便排出。大多数人在用药 5~10 天达到稳态血药浓度。帕罗西汀的半衰期约为 20 h（单次或多次用药），在连续使用帕罗西汀治疗 3 个月以上的患者中，一旦达到稳态血药浓度，就不再继续发生药物蓄积。

药效动力学及临床研究：在 SSRIs 中帕罗西汀对去甲肾上腺素的抑制作用最强。长期使用帕罗西汀后，神经末梢的 5-HT 自身受体下调。帕罗西汀对α_1、α_2、β、D_2、H_1、5-HT_1和 5-HT_2受体的亲和力均很小。对脑内去甲肾上腺素受体没有作用，提示该药的镇静作用很小，对认知过程或精神运动功能的损害也很小。在现有的 SSRIs 中，帕罗西汀对毒蕈碱样胆碱能受体的亲和力最强，在少数患者中可发生口干、便秘、视物模糊或排尿困难等不良反应。但即使如此，其比 TCAs 对毒蕈碱受体的亲和力低得多，如比阿米替林低 15 倍。帕罗西汀对心脏快速钠通道没有作用，因此不影响心脏传导。帕罗西汀也不抑制单胺氧化酶的活性。帕罗西汀是临床上治疗焦虑障碍应用最广泛的一种药物，美国食品药品监督管理局（Food and Drug Administration，FDA）已批准其 5 个焦虑障碍（广泛性焦虑障碍、惊恐障碍、强迫障碍、社交焦虑障碍和创伤后应激障碍）的适应证。

禁忌证：已知对帕罗西汀过敏者。严重心、肝、肾病患者慎用。禁止与 MAOIs、氯米帕明、色氨酸联用。

药物不良反应：帕罗西汀比较安全，不良反应少而轻微，对各脏器的影响较小。帕罗西汀常见的不良反应包括胃肠道不良反应和中枢神经系统不良反应。胃肠道不良反应包括恶心、口干和便秘。恶心可能与剂量相关，缓慢增加剂量或者药物与食物同服可降低其发生率，目前有帕罗西汀肠溶缓释片，可减少此不良反应。常见的中枢神经系统不良反应包括镇静、失眠、头晕和震颤。与其他 SSRIs 一样，少数用帕罗西汀治疗的患者可能会出现性功能障碍，包括男性射精延迟、女性性高潮延迟或缺乏，以及偶尔出现的性欲减退。帕罗西汀的撤药反应与突然停药有关，建议接受大剂量帕罗西汀治疗的患者采取逐渐减量的停药措施。此外，目前尚未发现帕罗西汀对常用实验室检查有任何影响，帕罗西汀对心率或血压没有明显影响。

药物相互作用：与帕罗西汀发生的药物相互作用包括蛋白结合性相互作用和经 CYP450 同工酶系统介导的酶抑制作用。帕罗西汀有较高的血浆蛋白结合率，因此，帕罗西汀与其他高血浆蛋白结合率的药物如华法林之间有可能发生药代动力学相互作用，虽然凝血酶原时间没有改变，但是可以延长出血时间。帕罗西汀是一种比较强的 CYP2D6 抑制剂，但是对 CYP1A2、CYP2C19 和 CYP3A4 缺乏具有临床意义的影响。帕罗西汀在与经 CYP2D6 代谢的底物药物联用时应慎重，因为联用可能会升高后者的血药浓度。帕罗西汀禁止在停用 MAOIs 后立即使用，必须经过 14 天后才能开始帕罗西汀治疗。

2）西酞普兰和艾司西酞普兰：艾司西酞普兰是西酞普兰的 S-消旋异构体。市场上的西酞普兰由 R-西酞普兰和 S-西酞普兰以 1 : 1 的比例组合而成。动物研究显示，R-西酞普兰对 5-HT 转运体（serotonio transporter，SERT）的抑制活性较弱，而 S-西酞普兰对 5-HT SERT 的抑制作用较强且呈剂量依赖性。在动物模型中，S-西酞普兰显示出抗焦虑和抗抑郁的效果。

药代动力学：艾司西酞普兰口服吸收良好，不受进食影响。口服给药后约 4 h 达到血浆峰浓度（C_{max}），分布容积为 12~26 L/kg。西酞普兰的血浆清除率约为 330 ml/h，其中 20%为原形药。血浆中主要以母体药物为主。母体药物抑制 5-HT 再摄取的强度约在其代谢产物的 8 倍以上。消除半衰期接近 30 h，药代动力学呈线性，在常规剂量范围 10~20 mg/d 之内，与剂量成正比。达稳态时，受试者服用艾司西酞普兰 20 mg/d 和 60 mg/d 时，艾司西酞普兰的平均血药浓度分别为 120 nmol/L 和 367 nmol/L。

药效动力学和临床研究：艾司西酞普兰的主要作用是在突触前 5-HT 能神经末梢特异性地抑制 5-HT 的再摄取。用脑神经元细胞膜和血小板膜进行的体外结合动力学研究结果显示，在 5-HT SERT 上有两个结合位点，一个是高亲和力结合位点，大部分抗抑郁药物与该位点结合，抑制 5-HT 的再摄取；此外，还存在一个低亲和力的变构调节结合位点，该位点调节着配体与 5-HT 转运体基本结合位点的结合与解离，大多数抗抑郁药物对该位点的亲和力极低，而艾司西酞普兰能同时与 5-HT SERT 高亲和力位点及变构位点结合，增强了对 5-HT 的再摄取抑制，是选择性最强的 SSRIs，对 5-HT 再摄取的抑制作用比对去甲肾上腺素再摄取的抑制作用强 3000 多倍。体外试验发现，艾司西酞普兰对 5-HT、去甲肾上腺素和多巴胺的 Ki 值分别为 2.5 nmol/L、6514.0 nmol/L和 2606.0 nmol/L。艾司西酞普兰对毒蕈碱样胆碱能受体，H_1受体，α_1、α_2和β肾上腺素受体，多巴胺 D_1或 D_2受体，5-HT_{1A}或 5-HT_{2A}受体，GABA 和苯二氮䓬类受体的亲和力很低。

禁忌证：对艾司西酞普兰草酸盐或任一辅料过敏者禁用。禁止与非选择性、不可逆性 MAOIs 联用。

药物不良反应：总体上讲艾司西酞普兰的耐受性较好，最常见的不良反应包括恶心、口干、嗜睡、出汗、震颤、腹泻和射精异常。研究报道，艾司西酞普兰治疗者鼻炎和鼻窦炎的发生率分别为5%和3%（安慰剂为4%和2%），艾司西酞普兰对心率或血压、血液系统几乎没有影响。不良反应多发生在开始治疗的第1~2周，持续治疗后不良反应的严重程度和发生率都会降低。艾司西酞普兰的停药症状表现为头晕、头痛和恶心，大部分症状轻微，而且呈自限性，为了避免出现停药症状，推荐用1~2周或以上的时间逐渐停药。

药物相互作用：包括药代动力学上的或药物代谢方面的相互作用。由于对细胞色素P450同工酶系统的作用比较温和，在SSRIs中西酞普兰和艾司西酞普兰引起不良药物相互作用的危险性最小。西酞普兰的血浆蛋白结合率为80%，低于其他SSRIs。但已经有西酞普兰与西咪替丁和美托洛尔发生药物相互作用的个案报道，西咪替丁可以增加西酞普兰的曲线下面积（area under the curve，AUC）和最大血药浓度。西酞普兰40 mg/d治疗22天，可使美托洛尔的血药浓度增加大约1倍。美托洛尔是一种β肾上腺素受体阻断剂，由CYP2D6同工酶代谢。药物相互作用的另外一种途径可能是干扰肾脏排泄。例如，地高辛通过肾脏清除而无明显的生物转换，尤其易受药物相互作用的影响。因为地高辛治疗范围很窄，对其清除的干扰会导致严重的不良反应。合并使用地高辛和西酞普兰或艾司西酞普兰在健康志愿者中没有产生明显的药物相互作用。

禁止西酞普兰与MAOIs联用，因为可能会产生5-羟色胺综合征。西酞普兰或艾司西酞普兰与MAOIs之间互相转换用药时，需有14天的清洗期。

3）舍曲林：舍曲林是强效的SSRIs，口服易吸收，服药4~7天达稳态血药浓度，血浆蛋白结合率为98%，主要从尿排泄，分布容积约为20 L/kg，血浆清除率为96 L/h，半衰期为25 h。舍曲林可进入乳汁，产妇乳汁中舍曲林的浓度在服药后4~7 h最高，但是其在乳汁和婴儿血清中的浓度较低，婴儿在断奶后无任何不良反应。舍曲林对胎儿的影响被美国 FDA 定为 B 类药物。舍曲林在肝脏中主要经去甲基作用代谢为 N-去甲舍曲林。健康志愿者试验显示，在 50～200 mg/d 剂量范围内其呈线性药代动力学。肝脏疾病会损害舍曲林的代谢。因此，对于有肝脏疾病的患者需要减少剂量。老年人舍曲林的清除率降低。

禁忌证：对舍曲林及其代谢产物或任一辅料过敏者禁忌使用。禁止与非选择性、不可逆性 MAOIs 联用。

药物不良反应：舍曲林有良好的耐受性，不少国内外文献报道舍曲林能安全有效地治疗焦虑障碍共病冠心病者。有报道使用舍曲林的患者出现异常出血或瘀斑，但是相对罕见。有使用舍曲林后发生低钠血症的报道，停用舍曲林后可逆转，可能是继发于抗利尿激素分泌异常综合征，危险人群包括老年、合并利尿剂治疗和血容量衰竭的患者。胃肠道症状主要表现为恶心、呕吐、便秘和腹泻等，症状轻微短暂，通常随着治疗时间的延长而耐受，与食物同服可以减轻症状，但是与食物同服可能会升高舍曲林的 C_{max}。少数特异体质的患者可能出现皮疹。中枢神经系统不良反应主要表现为头痛、失眠、嗜睡、激越、紧张、焦虑、打哈欠、注意力受损、头晕、震颤、抽搐、感觉减退和肌张力增高等，这些不良反应相对较轻微，有些持续时间短暂。舍曲林治疗者报道的性功能障碍发生率为男性 15.5%、女性 1.7%，包括性高潮延迟、性高潮缺乏及性欲减退，与其他 SSRIs 发生性功能障碍的危险性近似。

药物相互作用：舍曲林与血浆蛋白紧密结合，与其他血浆蛋白结合率高的药物合并使用时应注意药物间的相互作用，如华法林和地高辛。舍曲林对细胞色素 P450 酶 CYP2D6 有轻度抑制作用，对 CYP1A2 和 CYP3A4 没有抑制作用。停用 MAOIs 治疗至少 14 天后才能使用舍曲林，反之亦然。

4）氟西汀：氟西汀是第一个上市的 SSRIs 类抗抑郁药。氟西汀口服后吸收良好，不受进食影响。生物利用度高，口服40 mg后，在6~8 h内达到C_{max}。血浆蛋白（白蛋白和α_1-酸性糖蛋白）结合率约为95%。氟西汀及其生物活性代谢产物去甲氟西汀的分布容积为20~45 L/kg，血浆清除率分别为20 L/h和9 L/h。氟西汀在体内分布广泛，可以在乳汁中分泌。氟西汀在肝脏中进行去甲基化，形成唯一具有生物活性的去甲氟西汀和许多其他尚未确定的少量代谢产物。短期用药后，氟西汀的消除半衰期为1~3天；长期用药后，消除半衰期为4~6天。去甲氟西汀的消除半衰期为7~15天，与用药时间长短无关。氟西汀和去甲氟西汀的半衰期长，因此，在停止该药治疗以后，仍有可能在一段时间内出现药代动力学性药物相互作用。

禁忌证：对氟西汀及其代谢产物或任一辅料过敏者禁忌使用。禁止与非选择性、不可逆性 MAOIs 联用。

药物不良反应：使用氟西汀治疗后，偶有过敏反应的报道。少数人使用氟西汀偶尔会发生出血和瘀斑，SSRIs 能够抑制血小板聚集，因此，可能会引起这种不良反应。最常出现的不良反应为胃肠道不良反应，常见的包括恶心、腹泻、口干、食欲缺乏和消化不良；大多数患者出现这种反应通常与剂量有关，且随着治疗时间的延长而减轻；开始治疗时将氟西汀与食物同服，或者在敏感患者中使用较低的起始剂量，常可降低其发生率。使用氟西汀治疗出现腹泻和食欲缺乏的比例也高于安慰剂治疗。使用氟西汀时偶尔会出现体重减轻，少数患者会出现体重增加。在上市前试验的5600多例受试者中，约4%出现皮疹，这些人中约1/3因此中断治疗。氟西汀治疗中还可出现多汗现象，其发生率约为安慰剂的2倍。氟西汀主要的中枢神经系统不良反应包括紧张、失眠、困倦、焦虑、震颤、头晕和疲倦，偶尔出现静坐不能。在上市前试验中，癫痫发作的发生率为0.2%，与其他抗抑郁药物类似。服用氟西汀的患者偶尔会出现异常的或比较生动的梦境。少数患者发生性功能障碍，包括男性射精延迟或阳痿、女性性高潮延迟或性高潮缺乏，以及男女均有的性欲降低。有一项安慰剂、活性药物对照研究，比较了服用氟西汀、三环类抗抑郁药或安慰剂患者出现的自杀观念，结果提示，氟西汀治疗者出现紧急的自杀观念少于三环类抗抑郁药，而两个抗抑郁药物组出现的紧急的自杀观念均少于安慰剂组。

药物相互作用：氟西汀与 MAOIs 联用时，发生 5-羟色胺综合征的危险性较高，在使用 MAOIs 后如需换用氟西汀，清洗期至少需要 2 周。由于去甲氟西汀的半衰期较长，在停用氟西汀治疗，开始 MAOIs 治疗之前，建议最少间隔 5 周。L-色氨酸与 SSRIs 联用也可以引起 5-羟色胺综合征。氟西汀血浆蛋白结合率高，可以置换其他与血浆蛋白结合紧密的药物，如华法林或地高辛。氟西汀是相当强的 CYP2C19 和 CYP2D6 同工酶抑制剂，对 CYP3A4 系统没有明显作用。氟西汀与经 CYP2C19 和 CYP2D6 同工酶代谢的药物联用时，应仔细监测这些底物药物的血药浓度。由于多数抗精神病药物都是经 CYP2C19 和 CYP2D6 代谢，尤其是与抗精神病药物联用时，应注意监测血浆药物浓度水平。在使用胰岛素或口服降糖药治疗的糖尿病患者中，氟西汀可以导致低血糖，可能需要减少降糖药或胰岛素的剂量。

5）氟伏沙明：氟伏沙明是一种结构独特的 SSRIs，在美国被批准用于治疗强迫症，在其他国家用于治疗抑郁障碍，它也是 SSRIs 中最早用于治疗焦虑障碍的药物。其有效率和对患者社会心理方面损害的恢复明显高于安慰剂组。我国批准的氟伏沙明适应证是抑郁症和强迫症。氟伏沙明马来酸盐的生物利用度为 53%，口服后吸收明显不受食物影响。给药后 1.5～8.0 h 达到 C_{max}。体外研究显示，氟伏沙明血药浓度为 20～2000 ng/ml 时，其血清蛋白结合率约为 80%，主要是白蛋白。氟伏沙明的分布容积大约为25 L/kg。氟伏沙明主要在肝脏内经氧化性去甲基作用和脱氨基作用代谢。根据放射示踪研究测定，其在人体内的主要代谢产物是氟伏沙明酸，且氟伏沙明在体内的代谢不是线性药代动力学过程。年轻的健康志愿者服用氟伏沙明 100 mg/d 和 50 mg/d 达稳态后的平均血浆半衰期分别为 15.6 h 和 13.6 h。多次给药后，半衰期可延长至 17~22 h，一般约需要 7 天达到稳态水平，老年患者服用氟伏沙明时半衰期延长。

禁忌证：对氟伏沙明及其代谢产物或任一辅料过敏者禁忌使用。禁止与非选择性、不可逆性 MAOIs 联用。

药物不良反应：氟伏沙明常见的不良反应为恶心、嗜睡、头痛、失眠、口干、无力、紧张、头晕和便秘，与其他 SSRIs 相同。

药物相互作用：在 CYP450 酶系统中，氟伏沙明是 CYP1A2、CYP2C9 和 CYP3A4 同工酶的抑制剂，合并使用氟伏沙明和经 CYP1A2、CYP2C9 和 CYP3A4 同工酶代谢的药物，会使这些药物浓度升高。建议不要将氟伏沙明与特非那定、阿司咪唑或西沙必利联用，这 3 种药物在口服时均为无活性的前体药物，需要经过 CYP3A4 的作用产生活性代谢产物。代谢抑制可导致前体药物蓄积，可能会引起心脏传导延迟，甚至发生致命的尖端扭转型心律失常。国内 5 项研究观察了氟伏沙明与其他药物之间的相互作用，联用氟伏沙明和奥氮平后，氟伏沙明能明显抑制奥氮平在体内的代谢。另一项研究观察了氟伏沙明对健康志愿者体内氯米帕明去甲代谢的影响，结果显示，氟伏沙明使口服单剂量氯米帕明的体内消除过程发生显著改变，明显抑制氯米帕明的去甲基代谢，服用氟伏沙明导致氯米帕明 C_{max} 和 AUC 增加约 1 倍，半衰期显著延长；同时，氯米帕明的主要代谢产物去甲氯米帕明的生成减少，表现为 C_{max} 和 AUC 均明显减少。停用 MAOIs14 天内，禁止使用氟伏沙明；停用氟伏沙明治疗 2 周后再开始用 MAOIs 进行治疗。与其他 SSRIs 一样，氟伏沙明与舒马曲坦或 L-色氨酸等 5-HT 能药物联用时，应该谨慎。

（4）SNRIs：代表药物主要有文拉法辛（venlafaxine）、度洛西汀（duloxetine）和米那普仑（milnacipram）。

1）文拉法辛：文拉法辛为二环结构，具有 5-HT 和去甲肾上腺素双重摄取抑制作用，对 M_1、H_1、α_1 受体作用轻微，不良反应较少，起效相对较快，对焦虑障碍伴有明显抑郁和躯体症状的患者有较好的治疗作用。

药代动力学：文拉法辛口服易吸收，主要代谢物为去甲基文拉法辛，血浆蛋白结合率仅为 27%，因此极少引起与高蛋白结合率药物之间的置换作用。普通型制剂半衰期短，为 4~5 h，故每天应分次给药；缓释剂可每天 1 次给药。主要代谢产物经肾从尿排出。对肝药酶 CYP2D6 抑制作用小，提示药物相互作用可能性较小。

禁忌证：无特殊禁忌证，严重肝、肾疾病，高血压，癫痫患者应慎用。禁止与 MAOIs 和其他 5-HT 激活药联用，以避免出现中枢 5-羟色胺综合征。

药物不良反应：文拉法辛安全性好，不良反应少，常见不良反应有恶心、口干、出汗、乏力、焦虑、震颤、阳痿和射精障碍。不良反应的发生与剂量有关，大剂量时血压可能轻度升高。

药物相互作用：现有资料表明，文拉法辛与锂盐、地西泮或酒精之间没有相互作用。但是，西咪替丁能增加文拉法辛及其代谢产物的药理学活性。因此，患有高血压的患者、老年患者及有肝脏或肾脏功能异常的患者联用文拉法辛和西咪替丁时应慎重。与西咪替丁一样，用红霉素及其衍生物（如克拉霉素）进行治疗的患者也应慎用文拉法辛。

文拉法辛是一个相对较弱的 CYP2D6 抑制剂，但是文拉法辛与抑制 CYP2D6 代谢的药物之间可能会发生相互作用。在将氟西汀替换为文拉法辛时，通常建议从常规剂量的 1/4~1/2 开始，然后随着去甲氟西汀水平的降低，根据患者耐受情况在数周内逐渐增加文拉法辛的剂量。因为氟西汀可同时抑制 CYP2D6

和 CYP3A3/CYP3A4，而文拉法辛及其代谢产物 O-去甲文拉法辛由这些酶在肝脏内代谢，可能导致文拉法辛的血药浓度升高。

O-去甲文拉法辛由 CYP3A3/CYP3A4 代谢，若联用抑制该酶的药物（酮康唑及其相关的抗真菌药、氟西汀、氟伏沙明、奈法唑酮），可降低其肝脏清除率；若联用诱导该酶的药物（如卡马西平等抗惊厥药），则升高其肝脏清除率。因此，当文拉法辛与这些药物联用时，要调整文拉法辛的剂量；由于氟西汀的半衰期较长，当停用氟西汀一段时间后，要调整文拉法辛的剂量。老年患者和肝功能受损的患者必须减少药物剂量。

2）度洛西汀：度洛西汀是继文拉法辛后上市的一种 SNRIs 类药物，具有较好的抗抑郁和抗焦虑作用。口服后吸收完全，口服 6 h 后达到最大血药浓度。进食不影响血药浓度，但将延迟达峰时间 6~10 h，略微降低吸收程度约 10%。夜间一次服药与晨起一次服药相比，度洛西汀的吸收滞后 3 h，表观清除率增加 1/3。度洛西汀的消除半衰期大约为 12 h（变化范围为8~17 h），在治疗范围内其药代动力学参数与剂量成正比。一般于服药 3 天后达到稳态血药浓度。度洛西汀的消除主要经肝脏代谢，涉及两种 CYP450 酶，分别为 CYP2D6 和 CYP1A2。

禁忌证：已知对度洛西汀或产品中任何非活性成分过敏的患者禁用。禁止与 MAOIs 和其他 5-HT 激活药联用。未经治疗的闭角型青光眼患者应避免使用度洛西汀。

药物不良反应：在上市前治疗抑郁症的临床研究中观察到度洛西汀的主要不良反应是胃肠道和中枢神经系统不良反应。胃肠道不良反应表现为恶心、口干、便秘、腹泻、呕吐和食欲减退，并可观察到体重下降和疲乏。神经系统不良反应表现为眩晕、嗜睡、震颤、出汗增多、潮红、视物模糊和失眠等。少数患者报道了性功能方面的不良反应。

药物相互作用：度洛西汀是一种 CYP2D6 中度抑制剂，能够增加经 CYP2D6 代谢药物的 AUC 和 C_{max}。度洛西汀对 CYP1A2、

CYP2C9、CYP3A、CYP2C19 同工酶活性无诱导作用。度洛西汀不会增加酒精引起的精神和运动功能的损害。考虑到度洛西汀主要作用于中枢神经系统，因此，联用或换用其他作用于中枢神经系统的药物包括作用机制相似的药物时应慎重。

3）米那普仑：米那普仑也是 SNRIs 类药物，具有抗抑郁和抗焦虑作用。该药对去甲肾上腺素（NE）和 5-HT 转运体抑制作用的 Ki 常数：NE = 200，5-HT = 123，NE/5-HT = 1.6，是作用最均衡的 SNRIs。米那普仑吸收迅速，口服给药后 0.5~4.0 h 内达到 C_{max}，每天 2 次给药，2~3 天达到稳态血药浓度。当一次性给药剂量在 25~200 mg 时，血药浓度与给药剂量呈线性关系。血浆蛋白结合率较低，为 13%。经葡萄糖醛酸共价结合而失活，没有活性代谢产物。半衰期为 8~10 h，大部分以原形或共价结合型经肾脏排泄。

2013 年美国 FDA 批准上市了左米那普仑缓释胶囊（levomilnacipran）用于抑郁症的治疗。该药是米那普仑的活性异构体，也属于 SNRIs 类抗抑郁药物。与 SNRIs 类其他药物相比，左米那普仑抑制去甲肾上腺素转运体的能力更强。

禁忌证：中度肾功能损害者慎用，严重肾功能损害者减量 50 mg/d。不建议用于慢性肝病患者。

药物不良反应：该药不良反应少，常见不良反应有恶心、头痛、口干等。可接受性较好。

药物相互作用：米那普仑与不饱和血浆蛋白结合率低，不通过任何一种肝脏的细胞色素 P450 酶代谢，因此药物相互作用的风险极小。该药与锂盐、苯二氮䓬类及卡马西平等合用时药物相互作用较少。

（5）TCAs 和杂环类抗抑郁药物：TCAs 为典型的抗抑郁药物，包括丙米嗪（imipramine）（米帕明）、阿米替林（amitriptyline）、氯米帕明（clomipramine）和多塞平（doxepin），四环类抗抑郁药包括马普替林（maprotiline）。该类药物口服吸收快，18% ~

90%与血浆蛋白结合，血药浓度达峰时间为2~8 h，大部分经尿排出，半衰期为32~48 h，达到稳态血药浓度的时间为5~14天。主要药理作用机制为抑制突触前神经元对去甲肾上腺素和5-HT的摄取，增加这两种神经递质在突触间隙的浓度。但这类药物有抗胆碱能、抗α_1肾上腺素能和抗组胺作用，故有镇静、口干、便秘等不良反应。

禁忌证：严重心、肝、肾病患者，癫痫患者，急性闭角型青光眼患者禁用。12岁以下儿童、孕妇和前列腺肥大者慎用。对TCAs过敏者禁用。禁止与MAOIs联用。

药物不良反应：中枢神经系统不良反应包括过度镇静、记忆力减退、转为躁狂发作。心血管不良反应包括直立性低血压、心动过速、传导阻滞。抗胆碱能不良反应包括口干、视物模糊、便秘、排尿困难。

推荐剂量：TCAs治疗指数低，剂量受镇静、抗胆碱能和心血管不良反应的限制，一般使用剂量为50~250 mg/d，剂量应缓慢递增，分次服用。减药宜慢，突然停药可能出现胆碱能活动过度，从而引起失眠、焦虑、易激惹、胃肠道症状和抽搐等。

药物相互作用：药物相互作用主要有两种类型。①药效动力学相互作用：由于TCAs对单胺的摄取有急性效应，与MAOIs联用时有潜在的危险。给已用MAOIs治疗的患者服用大剂量TCAs将导致儿茶酚胺浓度突然增加，发生5-羟色胺综合征，或可能出现致死性高血压反应。②药代动力学相互作用：药代动力学相互作用中的一种类型是酶抑制作用，许多药物可阻断TCAs的代谢途径，导致药物浓度升高或可能导致患者中毒。如去甲米帕明，经肝脏CYP2D6同工酶代谢，抑制CYP2D6可造成去甲米帕明血浆浓度升高。许多药物都可抑制CYP2D6，如奎尼丁、氟西汀和帕罗西汀。在常规治疗剂量时，氟西汀平均使快代谢者的去甲米帕明浓度升高3~4倍；在慢代谢者中，由于患者已经缺少该酶，所以酶抑制剂的影响较小。另一种类型的药代动力学药物相互作用是酶诱导作用，酶诱导涉及新酶的合成，酶诱导剂可能需要2~3周才能发挥全部作用；若停用酶诱导剂，也需要2~3周消除其全部作用。巴比妥类药物和卡马西平是两种最常见的酶诱导剂。CYP3A4等酶可被诱导，从而加速TCAs的代谢。尽管苯巴比妥不诱导CYP2D6，但仍可使去甲米帕明浓度降低40%。对地昔帕明和其他TCAs来说，CYP3A4酶是重要的代谢途径，因此影响更大。苯妥英钠也是一种酶诱导剂，但是它对TCAs的影响似乎不大。尼古丁诱导CYP1A2，对叔胺族TCAs可能有影响；去甲米帕明等仲胺族TCAs受尼古丁的影响则较小。

酒精和TCAs间的相互作用比较复杂，推测饮酒与TCAs过量之间的相关性是造成TCAs过量后浓度升高的一个重要因素。此外，长期饮酒可诱导肝脏同工酶，降低TCAs的血浆水平。

（6）其他具有抗焦虑作用的药物：其他用于治疗焦虑障碍或焦虑症状的药物有NaSSAs、SARIs、噻奈普汀和伏硫西汀等。

1）NaSSAs：代表药物为米氮平（mirtazapine），其主要作用机制为通过增强去甲肾上腺素、5-HT能的传递及特异性阻滞$5\text{-}HT_2$、$5\text{-}HT_3$受体，拮抗中枢去甲肾上腺素能神经元突触α_2自身受体及异质受体，此外，对H_1受体也有一定的亲和力；同时，NaSSAs对外周去甲肾上腺素能神经元突触前受体的中等程度的拮抗作用与引起直立性低血压有关。NaSSAs具有明显镇静作用，但抗胆碱能作用较小。

药代动力学：口服吸收快，不受食物影响，达峰时间为2 h，半衰期为20~40 h，血浆蛋白结合率为85%，主要经尿排出。

禁忌证：严重心、肝、肾脏疾病，白细胞计数偏低的患者慎用。不宜与酒精、地西泮和其他抗抑郁药物联用。禁止与MAOIs和其他5-HT激活药联用，以避免出现中枢性5-羟色胺综合征。

药物不良反应：本药耐受性好，不良反应较少，无明显抗胆碱能作用和胃肠道症状，对性功能几乎没有影响。常见不良反应为镇静、嗜睡、头晕、疲乏、食欲和体重增加。

药物相互作用：米氮平不抑制肝脏的CYP450酶系统，治疗剂量的米氮平对代谢也没有诱导作用。由于米氮平有多条代谢途径，CYP2D6强抑制剂不会影响米氮平主要对映体的代谢，但是它对次要对映体的作用目前尚无法预测。米氮平的血浆蛋白结合率相对较低，为85%，一般不会由于竞争结合导致药物相互作用。米氮平与酒精或地西泮联用时，不影响酒精的吸收率，地西泮的药代动力学过程也没有变化，但可能会损害精神运动性行为。米氮平与其他中枢神经系统抑制剂联用时应慎重，而且应警告患者禁止与酒同服。

目前还没有米氮平和MAOIs之间存在相互作用的报道，但是不建议米氮平与MAOIs同时服用，也不宜在开始或停用MAOIs治疗2周内使用米氮平。目前还没有资料显示米氮平对尿液分析、光谱检查或其他实验室检查有影响。

2）SARIs：药理作用复杂，对5-HT系统既有激动作用又有拮抗作用。治疗作用主要可能是由于$5\text{-}HT_2$受体拮抗，从而兴奋其他受体，特别是$5\text{-}HT_{1A}$受体对5-HT的反应。

曲唑酮（trazodone）为四环结构的三唑吡啶衍生物，有相对强的H_1、α_1受体拮抗作用，故有较强的镇静作用，α_2受体拮抗可能与阴茎异常勃起有关，α_1受体拮抗则可引起直立性低血压。

药代动力学：口服吸收好，约1 h达C_{max}；血浆蛋白结合率为89%~95%；半衰期为5.0~9.0 h，老年人为11.6 h；4天内达稳态血药浓度，主要经尿排泄。

禁忌证：低血压、室性心律失常。

药物不良反应：常见不良反应为头痛、镇静、直立性低血压、口干、恶心、呕吐、无力，少数可能引起阴茎异常勃起。

药物相互作用：可加强中枢抑制剂，包括酒精的抑制作用。

不宜和降压药联用，和其他5-HT能药联用时可能引起5-羟色胺综合征，禁止与MAOIs联用。

3）噻奈普汀（tianeptine）：药理作用独特，可增加突触前5-HT的再摄取，增加囊泡中5-HT的贮存，且改变其活性，使突触间隙5-HT浓度降低，对5-HT的合成及突触前膜的释放无影响。在大脑皮质水平，增加海马锥体细胞的自发性活动，并加速其功能抑制后的恢复；增加皮质及海马神经元对5-HT的再摄取。对皮质下的5-HT神经元（如网状系统）无影响。具有良好的抗焦虑兼抗抑郁作用，长期服用可减少焦虑和抑郁障碍的复发，对老年患者具有较好的疗效。肝脏首过效应低，生物利用度高。半衰期较短，为2.5 h。不良反应明显比传统的TCAs轻，如镇静、抗胆碱能及心血管系统的不良反应较少，较常见的不良反应有口干、便秘、失眠、多梦、头晕、恶心、易激惹或紧张等。

4）伏硫西汀（vortioxetine）：是新一代、多模式抗抑郁药，2017年11月中国国家药品监督管理局（National Medical Products Administration，NMPA）批准该药上市。该药的药理作用机制是抑制5-HT转运体，同时是$5\text{-}HT_{1A}$激动剂、$5\text{-}HT_{1B}$部分激动剂，以及$5\text{-}HT_{1D}$、$5\text{-}HT_7$和$5\text{-}HT_3$受体拮抗剂。药代动力学呈线性，AUC和C_{max}与给药剂量成正比。口服吸收缓慢，通常在7~11 h内达到峰值，食物对药代动力学没有影响，生物利用度为75%，血浆蛋白结合率为98%~99%，半衰期为66 h，主要经尿（59%）和便（26%）排泄。

禁忌证：伏硫西汀与5-HT类药物、口服抗凝剂或抗血小板药联用存在药效学相互作用，可能导致出血风险增高，因此联用时应谨慎。不建议伏硫西汀用于严重肝损伤的患者。对于CYP2D6慢代谢者本药的最大剂量为10 mg/d。

药物不良反应：常见的不良反应为恶心、呕吐、头痛、口干，多发生在用药最开始的2周。短期和长期治疗对体重、睡眠、性功能的影响与安慰剂相当。可直接停药，没有显著撤药反应。

药物相互作用：伏硫西汀对 CYP450 酶无明显抑制或诱导作用，药物相互作用小。在肝脏通过氧化和葡糖化途径分解，代谢产物无活性。根据患者的个体反应，如果在治疗中加用强效 CYP2D6 抑制剂（如安非他酮、奎尼丁、氟西汀、帕罗西汀等），或者加用细胞色素 P450 广谱诱导剂（如利福平、卡马西平、苯妥英钠等），可考虑降低伏硫西汀的剂量。

5）其他药物

①氟哌噻吨/美利曲辛（黛力新，deanxit）：每片含相当于 0.5 mg 氟哌噻吨（flupentixol）的二盐酸氟哌噻吨，以及 10 mg 四甲蒽丙胺。氟哌噻吨是一种抗精神病药，是突触后 D_1、D_2受体的抑制剂，通过 D_2受体发挥其抗精神病的作用。美利曲辛是一种抗抑郁药，属于 TCAs 类药物。

氟哌噻吨口服吸收 4 h 血药浓度达到高峰，生物利用度为 40%~50%，药物效应广泛，主要在肝脏代谢，没有活性产物，本药可以通过胎盘屏障，也可通过乳汁排泄。美利曲辛吸收 3.5 h血药浓度达高峰，半衰期为 19 h，血浆蛋白结合率为 89%，可经乳汁排泄，以尿排泄为主。

本药具有抗焦虑、抗抑郁和兴奋的特性。适用于轻中度的焦虑及伴发抑郁的患者，尤其是心因性焦虑、躯体疾病伴发焦虑、更年期焦虑、酒精及药物依赖伴发的焦虑和抑郁障碍。长期使用时应警惕发生锥体外系反应，尤其在老年人中应用时更应密切观察。

②β 受体阻断剂：以普萘洛尔为代表的 β 受体阻断剂常被用于治疗伴有自主神经功能紊乱的焦虑障碍患者，能有效减轻躯体性焦虑症状，但单独用于治疗广泛性焦虑障碍的作用有限。禁用于心脏传导阻滞、心动过缓、心功能不全、支气管痉挛、代谢性酸中毒及禁食的患者。

③抗精神病药物：已有研究显示，经典和非经典抗精神病药物用于焦虑障碍治疗时，最好和一线抗抑郁药物合并使用。如氯丙嗪有较强的镇静作用，对于兴奋、激越、焦虑症状有良好的疗效，可以小剂量（25～50 mg/d）开始，酌情适量增加剂量。另外，如非经典的抗精神病药奥氮平和利培酮（维思通），小规模安慰剂对照试验提示，这两种药物可增加 SSRIs 类药物氟西汀的反应或对抗焦虑反应。但此类药物常导致体重增加、糖尿病或其他代谢反应，如糖、脂代谢紊乱，其中氯氮平和奥氮平更为显著；亦有报道其可使催乳素水平升高，常见于利培酮。此类药物仅作为二线或三线药物使用。

（7）中成药：中成药治疗焦虑症状和焦虑障碍的探索一直在进行中。目前临床应用的中成药有九味镇心颗粒、乌灵胶囊、舒肝解郁胶囊等。有的临床研究循证证据比较充分，有的还需要不断补充。

1）九味镇心颗粒：由人参、酸枣仁、茯苓、五味子、延胡索、远志、地黄、天冬和肉桂九味中药组成。袁付丽等 2020 年的研究表明，该药存在大量人参皂苷、生物碱类成分，是发挥抗焦虑、抗抑郁、镇静安神的药效物质基础。

况伟宏等在 2004 年和王永军等在 2013 年相继发表了多中心九味镇心颗粒治疗广泛性焦虑障碍 4 周随机、双盲、双模拟临床对照研究。根据 HAMA 量表评估，九味镇心颗粒组有效率为 62.30%～87.72%，与丁螺环酮组（66.70%～87.61%）疗效相近。九味镇心颗粒组不良反应发生率为 16.67%～23.80%，主要为口干、头晕、恶心、呕吐、便秘等。2022 年王雪等和赵茜等又相继发表了多中心随机对照九味镇心颗粒单独和联合治疗广泛性焦虑障碍 4 周的疗效与安全性研究，结果显示，九味镇心颗粒安全有效。

范晓东等在 2017 年通过 12 篇随机对照试验（randomized controlled trial，RCT）论文对 1407 例患者的荟萃分析得出结论，与传统西药相比，九味镇心颗粒治疗广泛性焦虑障碍疗效上并无显著差异，不良反应也未增加。以上循证证据显示，九味镇心颗粒是治疗广泛性焦虑障碍的首选中成药。

2）乌灵胶囊：文献检索显示，多为乌灵胶囊治疗焦虑症状的研究报道，且多为联合抗抑郁药物或抗焦虑药物治疗。只有几篇乌灵胶囊治疗广泛性焦虑障碍的小样本开放性研究，需要大样本、多中心、双盲对照研究进一步验证。

3）圣约翰草：它是从草药（贯叶连翘）中提取的一种天然药物。其主要药理成分为贯叶金丝桃素，其药理作用机制复杂，对5-HT、去甲肾上腺素、多巴胺再摄取均有明显的抑制作用，与阿米替林具有相当的疗效，而耐受性优于阿米替林。适用于各种焦虑障碍患者及伴轻中度抑郁者，同时能改善失眠症状。由于圣约翰草为天然药物，故在欧洲及美国均被作为非处方药物。有严重肝肾功能不全者慎用或减量，出现过敏反应者禁用。不良反应有胃肠道反应、头晕、疲劳和镇静，相对严重的是皮肤的光过敏反应。

4）舒肝解郁胶囊：舒肝解郁胶囊的用法为早晚各2粒，疗程6周。目前有多篇舒肝解郁胶囊治疗广泛性焦虑障碍有效的开放性病例对照研究报道。吴文源等2000年的研究显示，早晚各4粒的加倍剂量，可增加其疗效，而没有增加不良反应。药物使用方法，有舒肝解郁胶囊单药治疗，也有同其他抗焦虑药物或抗抑郁药物联合治疗。只有一篇舒肝解郁胶囊治疗社交焦虑障碍的小样本病例对照研究，需要大样本、双盲对照研究进一步验证。

5）巴戟天寡糖胶囊：目前只有该药治疗抑郁症伴焦虑症状有效的文献报道。单独治疗焦虑障碍的疗效需要进一步研究补充。

（8）近年来，国外指南推荐用于治疗焦虑障碍的药物：随着抗抑郁药物阿戈美拉汀和抗癫痫药物普瑞巴林、加巴喷丁治疗焦虑障碍的研究证据增多，这 3 种药物已在加拿大和世界生物精神病联合学会的焦虑障碍治疗指南中得到推荐。

1）阿戈美拉汀（agomelatine）：这是第一个作用于褪黑素（melatonin，MT）受体的抗抑郁药物，阿戈美拉汀的药理作用机制是激活 MT_1 和 MT_2 受体，拮抗 5-HT_{2c} 受体。阿戈美拉汀通过激活 MT 受体而达到调节生物节律同步化；通过拮抗 5-HT_{2c} 受体，阻断了 5-HT_{2c} 受体对神经元去甲肾上腺素和多巴胺释放的抑制效应，增加了去甲肾上腺素和多巴胺的释放，从而发挥抗抑郁作用。阿戈美拉汀对 α、β 肾上腺素受体、组胺受体、胆碱能受体、多巴胺受体和苯二氮䓬类受体没有明显亲和力。

药代动力学：阿戈美拉汀口服吸收良好（≥80%），进食不影响药物吸收率。血浆蛋白结合率为 95%。肝功能损害者游离药物浓度可升高 1 倍。阿戈美拉汀对 CYP450 同工酶没有诱导和抑制作用。阿戈美拉汀主要经肝脏 CYP1A2 代谢，主要代谢产物是羟化阿戈美拉汀和去甲阿戈美拉汀，两种代谢产物均没有活性。阿戈美拉汀消除速率快，半衰期为 1～2 h，药物主要以代谢产物形式经尿排出体外。

阿戈美拉汀 25～50 mg/d 具有抗抑郁和抗焦虑、改善非快速眼动期睡眠和调节生物节律作用，通常 1 周起效。抗抑郁作用与文拉法辛相当，抗焦虑作用与帕罗西汀相当。

阿戈美拉汀禁止与 CYP1A2 强效抑制剂联合使用，以免增加阿戈美拉汀的药物浓度，造成严重不良反应。氟伏沙明是强效 CYP1A2 抑制剂，联合使用会明显抑制阿戈美拉汀的代谢，增加药物浓度。

因阿戈美拉汀可使转氨酶升高，发生率高于安慰剂，故使用本药前应常规检查肝功能，治疗后应定期随访肝功能。轻中度肝损害者服用阿戈美拉汀后转氨酶升高可达 70 倍以上，因此，肝功能损害者、乙肝病毒和丙肝病毒携带者/患者禁用阿戈美拉汀。

药物不良反应：常见恶心、头晕、头痛、困倦、腹泻、便秘、出汗、疲劳、失眠、焦虑等，多为轻度，呈一过性。少见不良反应有感觉异常、视物模糊等。对性功能、血压和体重影响小。没有明显的停药反应。

2）普瑞巴林（pregabalin）：普瑞巴林是 GABA 受体阻断剂，由美国 Pfizer 公司研发，主要用于成人外周神经痛的治疗，包括糖尿病性外周神经痛及带状疱疹后神经痛的治疗，以及成年患者部分性癫痫发作的辅助治疗。美国 FDA 批准普瑞巴林为治疗纤维肌痛综合征的药物，生物精神病学世界联盟指南（the guidelines of the World Federation of Societies of Biological Psychiatry，WFSBP）中将普瑞巴林与 SSRIs 和 SNRIs 一起作为治疗广泛性焦虑障碍的一线药物。在加拿大焦虑障碍治疗指南中可用于社交焦虑障碍和广泛性焦虑障碍的治疗，在欧洲也用于焦虑障碍的治疗。该药在我国适应证主要用于神经病理性疼痛和癫痫的治疗。

普瑞巴林的结构与 GABA 相似，但并不直接通过 GABA 机制发挥作用，它既不能代谢转化为 GABA 或 GABA 激动药，也不能抑制 GABA 的摄取与降解。普瑞巴林与谷氨酸、GABA、腺嘌呤核苷、乙酰胆碱和阿片受体均无亲和力，推测可能通过抑制中枢神经系统电压依赖性钙通道的一种亚基 $\alpha_2\delta$ 蛋白，减少钙离子内流，从而减少谷氨酸盐、去甲肾上腺素和 P 物质等兴奋性神经递质的释放，治疗神经损伤后的自发性疼痛。普瑞巴林为外消旋化合物，具有良好的脂溶性，能通过血脑屏障。在与作用位点结合方面，其 R-异构体的活性只有 S-异构体的 1/10。

药代动力学：普瑞巴林口服吸收迅速，1.3 h 达 C_{max}，半衰期为 4.6~6.8 h，且与剂量不相关。餐后服药可推后药物吸收，但不影响半衰期。口服后 24~48 h 达稳态，在体内分布广泛。体内几乎没有活性代谢产物，循环中不与血浆蛋白结合，98.8%

原药从尿中排泄，无蓄积现象。没有 CYP450 酶的相互作用。其肾脏清除率占总清除率的 88%，且不受剂量和重复给药的影响。肾功能不全患者，全身及肾脏对普瑞巴林的清除率分别是 56% 和 58%，与肌酐清除率成比例变化，其 AUC 增加，半衰期延长，当肌酐清除率小于 60 ml/min 时，肾功能损伤的患者需要进行剂量调整。

用量：普瑞巴林治疗焦虑障碍的常用剂量为 150~600 mg/d。

药物不良反应：常见头晕、嗜睡等。少见不良反应有头痛、体重增加、恶心、口干及视物模糊等，且呈剂量相关性。有报道普瑞巴林可诱发性功能障碍，包括勃起功能障碍、性快感缺失和性欲缺乏。由于普瑞巴林是 GABA 的类似物，使用时注意有无肾功能损害，尤其是老年患者、合用抗生素或抗高血压药物；有无物质滥用史，瑞典的调查研究发现，普瑞巴林可能与潜在的药物滥用有关。

3）加巴喷丁（gabapentin，GBP）：加巴喷丁是人工合成氨基酸，结构与 GABA 相似。由美国 Warner-Lanbert 公司研发，1993 年首次在英国上市，用于抗癫痫治疗。在欧洲，加巴喷丁是治疗神经病理性疼痛的抗惊厥药物，可作为治疗难治性癫痫发作、广泛性焦虑障碍、术前焦虑、乳腺癌焦虑、社交焦虑障碍、轻中度的急性酒精戒断综合征的增效药物。

我国在 2003 年成功研发了该药，用于癫痫发作、慢性疼痛（尤其是多种神经病理性疼痛）的治疗。2005 年有介绍该药治疗广泛性焦虑障碍的综述，2021 年有该药联合文拉法辛治疗慢性偏头痛伴广泛性焦虑障碍的临床研究报道。

药代动力学：口服加巴喷丁在肠道经载体易化转运吸收，具有饱和性，生物利用度随剂量增加而降低，剂量<600 mg 时血药浓度与剂量呈线性相关，大于该剂量线性关系消失，生物利用度下降。单次 300 mg 口服 2.0~3.5 h 后达到 C_{max}，为 2~7 μg/ml，分布容积为 0.6~0.8 L/kg，食物对加巴喷丁的吸收速

度和程度只有轻微的影响（AUC 和 C_{max} 有 14%的升高）。口服后血药浓度随年龄的增长而升高，随 Na^{+} 通道经过血脑屏障，结合于大脑皮质、海马和小脑。脑脊液及脑组织浓度分别为稳态血浆浓度的 20%~80%，可广泛分布于全身，以胰腺、肝脏分布尤多。半衰期为 4.8~8.7 h，且不随剂量或多次给药而改变，对肝微粒体酶无影响，血浆蛋白结合率低于 3%，与其他药物无相互作用，以原型经尿排泄。肾功能减退时半衰期延长，最长可达 43 h，在老年患者和肾功能损伤的患者中，加巴喷丁血浆清除率下降。可通过血液透析从血浆中清除。西咪替丁可降低其清除率，抗酸药可降低其生物利用度；加巴喷丁可升高苯妥英钠的血药浓度。

药理作用：目前较为公认的加巴喷丁发挥抑制性作用的机制有以下几点。①加巴喷丁能增强谷氨酸脱羧酶（glutamate decarboxylase，GAD）的活性，使 GABA 生成增多，对神经元兴奋性产生抑制效应。②加巴喷丁能影响 N-甲基-D-天冬氨酸（N-methyl-Dadpartate，NMDA）受体，浓度依赖性抑制 NMDA 受体的活性，从而减少高钙电导诱发的神经元异常放电及其所导致的癫痫发作和神经疼痛，但尚未发现 NMDA 受体上有加巴喷丁直接结合位点。③动物实验表明，加巴喷丁达到一定浓度时可阻断神经超敏化进程。另外，加巴喷丁还可减少兴奋性氨基酸谷氨酸和去甲肾上腺素的释放，阻滞信息传递。加巴喷丁在结构上与神经递质 GABA 相关，但不与 GABA 受体产生相互作用，它既不能代谢转化为 GABA 或 GABA 激动剂，也不是 GABA 摄取或降解的抑制剂。

用法用量：口服给药。成人使用推荐第 1 天睡前 300 mg；第 2 天每次300 mg，每天 2 次；第 3 天每次 300 mg，每天 3 次。可逐渐加量至每天 1200~3600 mg，分 3 次服用。因加巴喷丁原型从肾脏经尿排出体外，建议根据患者的肾脏清除率调整剂量。

药物不良反应：常见嗜睡、头晕、疲劳、头痛、口干、恶心、肠胃胀气、性欲下降等。突然停用加巴喷丁会出现撤药症状，因此，服用高剂量药物患者应逐渐减量，告诫患者不能突然停药。

综上所述，抗抑郁药物治疗焦虑障碍具有不同的疗效，《柳叶刀》杂志 2019 年发表了药物治疗广泛性焦虑障碍的系统综述和荟萃分析研究结果，该研究时间范围为 1994—2017 年，包括 89 个研究，涉及 25 441 例患者、22 个活性药物与安慰剂，结果显示，度洛西汀、普瑞巴林、文拉法辛和艾司西酞普兰在可接受性上比安慰剂更有效；米氮平、舍曲林、氟西汀、丁螺环酮和阿戈美拉汀也具有有效和耐受性好的特点，但这些药物的研究样本偏小；与安慰剂比较，喹硫平对汉密尔顿焦虑量表（HAMA）改善效果最好，但耐受性差；帕罗西汀和苯二氮䓬类药物也有效，但耐受性不好。

2019 年 He 等发表了广泛性焦虑障碍一线药物急性期治疗的有效性和可接受性的网络荟萃分析研究，他们收集了 1980 年至 2019 年 1 月的 41 项 RCT 研究资料，涉及 11 种药物、15 739 个病例。结果在有效性方面，除了氟西汀和伏硫西汀外，另外 9 种药物的治疗效果均优于安慰剂；在可接受性方面，除了 Vilazodone 比安慰剂差外，其他药物没有显著差异。作者认为，度洛西汀和艾司西酞普兰有效性较好，伏硫西汀可接受性较好。

2020 年 Kong 等发表了药物治疗广泛性焦虑障碍临床痊愈（remission）的系统文献综述和网络荟萃分析研究，该研究检索到 2020 年 3 月发表的 32 个双盲 RCT 研究，涉及 13 338 例符合 DSM-Ⅳ诊断标准的广泛性焦虑障碍患者。结果显示，阿戈美拉汀（$OR=2.70$）、文拉法辛（$OR=2.28$）、艾司西酞普兰（$OR=2.03$）、度洛西汀（$OR=1.88$）、喹硫平（$OR=1.88$）和帕罗西汀（$OR=1.74$）临床治愈率优于安慰剂；在耐受性方面，舍曲林、阿戈美拉汀、伏硫西汀和普瑞巴林优于安慰剂；头对头比较，阿戈美拉汀、度洛西汀、艾司西酞普兰、喹硫平、文拉法辛疗效更佳；劳拉西泮和喹硫平的耐受性比其他药物逊色。

4. 药物治疗中需要考虑的问题

（1）抗抑郁药物在儿童青少年中的使用：2004 年美国 FDA 签署了一项警告，告知“抗抑郁药物在短期治疗儿童青少年抑郁症和其他精神障碍研究中增加了自杀观念和行为的风险”，目前尚不确定抗抑郁药物在儿童青少年中长期使用是否会增加他们自杀的风险。美国 FDA 的警告主要依据是对 24 项安慰剂对照的 9 种抗抑郁药物治疗儿科患者的临床研究进行汇总分析的结果，这些分析提示，接受抗抑郁药物治疗的患者在治疗的最初几个月出现自杀观念和行为的风险是安慰剂对照组患者的 2 倍（活性药物组为 4%，而安慰剂组为 2%），在所有的临床研究中，均未发现有自杀成功的病例。

这类药物在儿童青少年中的使用，应在严格评价疗效和风险后决定，并且应在治疗期间进行仔细监测。

（2）药物治疗中的停药反应：停药反应常发生于长期治疗基础上突然停药，甚至药物减量后 1~2 周，症状持续时间较短，可能在 1 天或 3 周内消失，常会引起患者的担心，因此需要处理。停药反应需要与疾病潜在的症状鉴别。如果确定是停药反应，应尽快恢复原来的治疗，并建议减慢减药速度或逐渐停药，通常需要 2~3 个月的停药过程。

（3）苯二氮䓬类药物的依赖风险：长期使用苯二氮䓬类药物存在依赖的风险，包括精神依赖和躯体依赖，这是医师和患者共同担心的问题。可能存在两种依赖问题：①物质依赖，是一种表现为需要不断增加治疗剂量才能取得当初治疗效果的情况；快速减量或骤停苯二氮䓬类药物可出现反跳性症状和撤药症状（又称“戒断症状”），对药物有使用的需求和愿望，对服药无法控制的情况较少见。②另一类相对常见，没有出现需要不断增加剂量的情况，也没有特别的对服药的渴求，但是一旦想停药或减药，就会出现焦虑症状的反跳，甚至出现惊恐障碍或惊恐发作。戒断症状可能会发生于所有的苯二氮䓬类药物，但是作用时间短的药物更容易发生这种反应，根据赵敏等 2017 年的综述，短效苯二氮䓬类药物（如咪达唑仑、三唑仑等）的戒断症状于停药后 12~24 h 出现，停药后 24~72 h 达到高峰。长效苯二氮䓬类药物（如地西泮等）的戒断症状在停药后 24~72 h 出现，停药后 5~8 天达到高峰。因此，应合理使用苯二氮䓬类药物。

（三）焦虑障碍的心理治疗

所谓心理治疗是指临床医师通过言语或非言语交谈建立起与患者的良好医患关系，应用有关心理学和医学的知识指导和帮助患者克服和纠正不良的生活方式、行为习惯、情绪障碍、认知偏见，以及适应问题。心理治疗与心理咨询（counseling）在专业领域及工作范围上有一定的联系和区别，即心理咨询指在良好的咨询关系基础上，由经过专业训练的心理治疗师运用咨询心理学的有关理论和技术，对有一般心理问题的求助者进行帮助的过程，以消除或缓解求助者的心理问题，促进其个体的良好适应和协调发展，心理治疗师工作对象更多是正常人群。

虽然焦虑障碍的治疗方法选择目前日趋多样化，但心理治疗在焦虑障碍中的应用仍起着举足轻重的作用，许多国家的防治指南仍将药物与心理治疗合用作为一线推荐治疗方法，部分焦虑障碍患者的一线推荐治疗为认知行为治疗（cognitive-behavioral therapy，CBT）。

尽管心理治疗的流派和种类各有不同，但具有治疗作用的核心成分具有共同之处：①目标为减轻焦虑、紧张和害怕等核心症状；②每种心理治疗都有各自特殊的设置；③心理治疗聚焦于患者当前的问题；④心理治疗师和患者都要求保持积极主动，后者通常有家庭作业；⑤强调“基于评估的治疗”，即定期对相关症状（包括情绪、行为和认知等）的评估，一般为量表或问卷的测评；⑥一般都有心理健康教育的环节；⑦治疗是有时间限制的，可以合并药物治疗。现在，很多个体心理治疗的手段经过改良之后进行团体治疗，并加入了一些新的技术，但治疗的关键环节仍被保留。

需要注意的是，心理治疗师的资质、技能与受训经历等，以及患者的病情严重程度、病程、对心理治疗的态度和观念、早年生活经历（如创伤）等这些因素往往会对疗效和预后产生较大影响，尤其是患者与心理治疗师之间达成的治疗联盟和治疗关系，被认为是影响治疗效果的重要因素。因此，在实施心理治疗、评价心理治疗效果的过程中，必须兼顾对这些因素的考量。

心理活动是大脑生理活动的客观表现，随着技术的发展，探索心理治疗不同焦虑障碍后大脑神经元功能变化的研究越来越受到重视。CBT 是最常用的心理治疗方法之一，也是脑影像学研究最多的心理治疗。神经影像学研究显示，大脑对情绪面孔反应的变化可预测 CBT 的治疗结果。Heide 等 2022 年报道，治疗前参与愤怒面孔的枕上回和枕上回-中央后回连接降低，可能是 CBT 获益的一个表型。

国内学者 Zhao 等 2019 年进行了基于正念的认知疗法（mindfulness-based cognitive therapy，MBCT）治疗广泛性焦虑障碍 8 周的脑静息态磁共振成像（magnetic resonance imaging，MRI）研究，结果发现，患者边缘系统的广大区域同质性（regional homogeneity，ReHo）降低，同时前扣带回和双侧岛叶、默认网络（default mode network，DMN）的功能连接增加。前-后扣带回功能连接和后扣带回-岛叶功能连接增加与焦虑改善有关。而 Philippe 等 2021 年对未治疗的社交焦虑障碍患者进行了 12 周的 CBT 或正念治疗，以及脑影像学功能磁共振成像

（functional magnetic resonance imaging，fMRI）变化的研究，结果发现，在认知和注意调节区域血氧水平依赖（blood oxygenation level dependent，BOLD）百分比信号变化显著增加，但 CBT 和正念治疗两组之间没有显著差异。2020 年 Christina 等报道了 CBT 或接纳与保证治疗（acceptance and commitment therapy，ACT）治疗社交焦虑障碍的研究，发现杏仁核与背内侧前额叶皮质（dorsomedial prefrontal cortex，dmPFC）和背侧前扣带回皮质（dorsal anterior cingulate cortex，dACC）连接的负性变化表明症状减轻更大。而杏仁核与小脑、梭状回、前-后中央回连接的阳性变化预示症状减轻更小。

研究显示，心理治疗相关的变化在大脑处理情绪过程的前扣带回、岛叶和其他前额叶区域。Susanne 等在 2019 年报道了 6 周 CBT 治疗惊恐障碍与觉醒网络活动的关系的研究，结果发现，随着额中回和顶上小叶连接的增加，CBT 导致额中叶和顶叶激活增加。而 Bomyea 等在 2020 年的 CBT 治疗惊恐障碍前后 fMRI 情绪调节任务的研究发现，治疗前后的旁海马回激活降低，旁海马激活与治疗过程中症状变化和治疗后应答者状态有关。

Stefanie 等 2021 年在《美国精神病学杂志》（American Journal of Psychiatry，*AJP*）上发表《神经奖赏环路功能与心理治疗反应的关联》研究文章，报道治疗有反应者中，前扣带回皮质和伏隔核亚属有更大的治疗前神经激活。作者认为，奖赏回路的功能可能是指导青少年焦虑障碍治疗的发展方向。

目前，针对 CBT 治疗的脑影像学研究多样本数量较少，缺少大样本、多中心合作研究。Schrammen 等 2022 年在综述了 18 项研究包含 419 例焦虑障碍病例的 fMRI 资料后，发现心理治疗后右侧岛叶、前扣带回皮质和背外侧前额叶皮质的激活降低。进一步分析 CBT，发现辅助运动区也激活降低。另一篇 Picó-Pérez 等 2022 年的荟萃分析收集了 17 项研究，442 例不同焦虑障碍患者 CBT 治疗结果和基于任务态 fMRI 全脑预测值研究，发现脑反应的网络区域涉及突显网络和感觉间加工（salience and interoception processing），包括额叶－岛叶和额叶－边缘皮质与CBT结果阳性显著相关。

1. 焦虑障碍的现象学分类及其心理治疗原则 心理治疗之所以不同于一般谈话或谈心，重要的一点是根据对问题或障碍的假设来进行有的放矢的治疗措施，帮助患者解决心理痛苦。首先，必须了解各焦虑障碍亚型之间的内在关系，明确其核心症状与附加症状的联系；然后，再针对不同问题或靶症状采用各自相应的有效心理治疗技术治疗患者。这样就可以起到事半功倍的效果。

根据焦虑障碍的临床现象学，心理学假设可简单地归纳为：①紧张不安和担心是所有焦虑障碍亚型的核心症状，在此基础上如果出现对特定场合或境遇的回避行为以应对消除紧张不安，则为恐惧或恐惧症（包括场所恐惧、社交恐惧和特定恐惧等）；②如果是急性焦虑发作，并伴明显的呼吸和心血管系统等症状，则为惊恐障碍；③如果是持续存在的紧张不安和提心吊胆，并无明显的急性发作特点等，则为广泛性焦虑障碍；④至于为何产生焦虑，则可能与个体的遗传基因、童年期的创伤经历、家庭成长环境、人格特征、既往和目前的生活事件或环境，以及不恰当的认知模式，如“一朝被蛇咬，十年怕井绳”等有关。

基于上述的现象学及其心理学假设，在心理治疗的过程中就可对应处理，以打断其内在的循环。基本的治疗原则：①对于紧张、焦虑等症状，予以放松、生物反馈等治疗；②对于恐惧和害怕，予以放松+暴露或脱敏（克服回避行为）治疗；③对于不恰当的焦虑、害怕等负性认知，予以转变认知，帮助患者认识到焦虑如同爬山，山再高也有顶，只要坚持就会翻过山，即焦虑是自限的，不会持续永久和大难临头；④对于存在创伤经历或潜在内心冲突的，需要心理治疗师学会耐心、小心和细心地“透过症状表象来了解患者的真实内心体验或冲突”，揭示出“外在”的焦虑、恐惧与其既往经历或内心潜在的“冲突”之间的联系，让其“知其所以然”和“释然”。

2. 常用的心理治疗方法

（1）支持性心理治疗：支持性治疗是所有临床处理的基础，即建立起患者与心理治疗师之间的治疗性关系。如果关系建立良好，他可以在很大程度上支持患者面对困难，但如果关系过于紧张，患者可能会过分依赖和失去自信。治疗师可采取倾听、解释和指导、减轻痛苦或逆遇、提高自信心、鼓励自我帮助等支持性技术。其中自助的目的是帮助患者在配合常规临床治疗需要和继续保持原有功能之间建立一个恰当的平衡，这是支持性心理治疗的一个最重要目的。

疗效评价：支持性治疗的技术已作为常规临床处理的一部分，因此，很难单列作为一种方法来评价，国外虽然有极少数的对照研究，但更多的研究是以等待组作为对照组与其他心理治疗组比较。不过，临床经验和实践表明，无论是急性期治疗还是后续的长期治疗，支持性心理治疗对焦虑障碍患者是肯定有效的。

（2）行为治疗：基于行为学习理论，恐惧和害怕是“习得”的行为，通过“再学习”（暴露或脱敏）可以克服它们。在行为治疗中患者需学会矫正自己的行为，治疗师的工作是帮助患者确定哪些需要做、哪些自助技术需要学习，以便在每次治疗会谈间歇期布置一些家庭作业，让患者坚持每天练习以巩固新习得的行为。另外，患者需要有较强的求治动机和能够认识到接受这种方法是对治疗他的疾病有效的。行为治疗的方法有许多，包括放松训练、系统脱敏、逐级暴露和满灌、自控、自信心与社交技巧训练、反应预防等。需要注意的是，焦虑障碍的行为治疗首先是做好“靶”行为分析，明确前因后果，然后循序渐进式一步一步解决问题，并重视实践或练习，通过暴露等实践证明焦虑是可以克服的。

疗效评价：早期的资料证明，放松训练等对于焦虑症状的减轻是有效的，系统脱敏等对恐惧症有效。但后期更多的研究提示，行为治疗是各种焦虑障碍的基本有效治疗方法之一，近期的多项系统文献分析也显示其对惊恐障碍、广泛性焦虑障碍和社交焦虑障碍等有较高的症状缓解率和有效率，与抗抑郁药物之间无显著统计学差异。

（3）认知疗法与认知行为治疗：CBT 学派认为行为或症状的产生是因为不恰当的思维方式导致的，因此，识别并转变这种认知错误，并结合行为作业可有效治疗焦虑障碍。近 30 多年来，国内外更多地将此统称为认知行为治疗，因为治疗过程中也要用到多种行为治疗技术，而非仅仅是认知转变技术。基本过程：第一步，通过与患者交谈后让其每天记录下症状出现前和发生时的想法来确定其不恰当的思维方式；第二步，通过提问使患者检查其不恰当思维的逻辑基础，例如，当患者讲在焦虑发作时他担心即将有心脏病发作，可以问他为什么既往的焦虑发作没有一次导致心脏病发作；第三步，让患者考虑换一种思考问题的方式，如新的解释是，因为担心心脏病发作从而使焦虑加重，心悸是高度焦虑的后果，并不是心脏病的体征；第四步，鼓励患者真实性检验，验证这些替代的新解释结果如何，他会发现当他不再想到心脏病时心悸症状反而变得轻多了。另外，近年来常用的一种方法是焦虑处置（anxiety management），它综合了暴露、放松和认知疗法等有关技术。

疗效评价：CBT 是国内外焦虑障碍治疗指南所推荐的急性期和维持期首选的有效治疗方法，是心理治疗研究报道最多、结果最为趋于一致的方法。许多系统文献综述已证明 CBT 肯定有效，尤其是在减轻或缓解焦虑、恐惧和害怕等症状方面，并且长期疗效肯定，有一定的预防作用。在惊恐发作、广泛性焦虑障碍和社交焦虑障碍的治疗中也有很多研究证据显示，其急性期治疗的疗效与抗抑郁药物无显著统计学差异。

（4）正念与接纳的治疗：其中包括了一系列的治疗方法，如正念治疗、基于正念的认知疗法（MBCT）、接纳与保证治疗（acceptance and commitment therapy）、慈悲心训练（compassionate mind training）、扩展行为激活（extended behavioral activation）、元认知疗法（meta-cognitive therapy）、图式治疗（schema therapy），所有上述这些均来自 CBT 的方法，但更强调患者思考的“形式”而非“内容”，即侧重认知的功能，帮助患者建立起对境遇更适应的情绪反应，国外亦有学者称这类方法为“第三次浪潮”的心理治疗。基本的治疗方案为每周 1 次，每次 2 h 左右，8 周为 1 个疗程；核心内容为使患者聚焦于当下的体验，帮助其形成自由灵活的思维模式，正念冥想技术包括全身扫描、静坐冥想、行走冥想和 3 min 呼吸空间等步骤。

疗效评价：正念与接纳治疗焦虑障碍旨在帮助患者学会观察症状的过程，忽略去识别或反映这些症状，即避免会引发进一步痛苦的过程。近年来，已有数篇系统综述比较了这类治疗方法对焦虑障碍的疗效，显示有一定的效果。

（5）精神动力学心理治疗：精神动力学心理治疗（psychodynamic psychotherapy，PPT）基于潜意识的内心冲突与重复出现的内在心理反应和行为模式与患者当下的焦虑症状形成有关的精神分析理论。治疗中注重从患者既往成长经历，特别是早年精神创伤中寻找患者罹患焦虑障碍的原因。治疗技术中强调秉持精神动力学的治疗态度（如共情、倾听、中立等）和治疗设置，关注患者与心理治疗师的互动方式，通过以下两个过程带来患者的改变：一是理解源自儿童期的认知和情感模式（心理防御机制）与其所遭受困扰的焦虑症状的关联；二是理解在心理治疗关系中，被患者重新体验到的、在其儿童期与养育者的冲突关系（精神动力学理论认为这源自患者的投射，称为移情）。治疗的焦点是通过运用面质、澄清、解释、修通等技术，促进患者的自我觉察能力，进而提升其对非适应性的情绪和行为反应模式的识别及调节能力，进而减轻或消除症状带来的心理痛苦。

提供精神动力学治疗的心理治疗师需要经过系统的专业训练，一般在初始访谈阶段要完成动力学的评估，并依据个体化的治疗原则与患者达成一致的治疗目标。如果患者求助的目标主要在于减轻和消除症状，便可选择短程动力学治疗（brief psychodynamic psychotherapy，BPP）；如果患者除了要减轻和消除症状之外，还明确期待在人格层面进行更多的探索和修通，或者心理治疗师经过访谈评估后，发现患者焦虑症状的背后存在着较为严重的心理创伤，以及所致的心理发展水平缺陷，则可考虑长程动力学治疗，而后者的治疗则需要更为现代的精神动力学的治疗技术。

疗效评价：精神动力学治疗因缺乏充分的循证研究使其疗效一直存在争议，但近年来有研究证实，短程动力学治疗对于焦虑障碍是有效的，至少优于放松训练，但逊色于 CBT，更详细的内容可参见各焦虑障碍亚型的心理治疗部分。

（6）自助与基于网络的心理治疗：近 10 余年来，自助手册指导或网络咨询等因为方便、易得和可操作性等越来越普及，对于许多轻度或早期的焦虑障碍患者而言是实用有效的。主要内容包括心理健康教育、生活方式指导、注意力分散、放松，以及自控等技术的指导；另外，国外也有一些自助团体的活动和训练，以及网站提供这些方面的指导。

疗效评价：由于缺乏严格的对照研究，疗效评价一直存在争议。近年来有相关网络资料的汇总分析，提示对于轻度或轻中度的焦虑症状患者的疗效可以与面对面的门诊咨询疗效相仿。有研究显示，应用指导手册和计算机程序模拟练习治疗患广场恐怖症的患者，其治疗效果令人满意，与心理治疗师指导的结果无显著差异。当然，如果症状改善不明显者，仍应及时就诊，明确诊断和接受规范治疗。

3. 心理治疗与药物治疗的合用 有关精神科药物和 CBT 两者对焦虑障碍的相互作用关系如何仍有争论，但绝大多数的临床医师同意这样一种观点，即抗抑郁药物和抗焦虑药物能有效地阻断惊恐发作和过度焦虑，使得患者能够参与 CBT，进入实景暴露中的害怕场合。同时，大多数临床医师认为，为避免复发，在结束整个疗程前，最好在实景暴露期间停用精神科药物。多项系统文献综述显示，抗抑郁药物与 CBT 合用治疗惊恐发作和广泛性焦虑障碍等较单纯药物或心理治疗的疗效更好，因此，国内外治疗均将其作为急性期治疗后的首选。

（四）焦虑障碍的物理治疗

精神科的物理治疗包括生物反馈治疗（biofeedback therapy）、电休克治疗（electroconvulsive therapy，ECT）、改良电休克治疗（modified electroconvulsive therapy，MECT）、经颅磁刺激（transcranial magnetic stimulation，TMS）、经颅直流电刺激（transcranial direct current stimulation，tDCS）、深部脑刺激（deep brain stimulation，DBS）和人工智能（artificial intelligence，AI）技术等。总体上讲，对焦虑障碍的物理治疗研究不多，临床应用少，值得探索研究。

1. 生物反馈治疗 生物反馈治疗是焦虑障碍的重要治疗方法，已有 50 余年历史。该治疗作为一种非侵入式的心理行为疗法，是利用生物反馈仪将人体生理信号通过物理仪器记录并呈现给患者，帮助患者有意识地自我觉察和训练个人的生理功能，进而达到调节患者自己的身体与大脑、改善或治疗疾病的目的。生物反馈治疗中通常检测的生理信号包括肌电、皮温、脑电、心率、心率变异性及呼吸信号等。近年来，血氧水平依赖信号也受到越来越多的关注。McGinnis 等 2021 年报道，智能手机对生物反馈生理信号（心率）的采集和反馈也提示对惊恐障碍治疗有疗效。Hou 等 2021 年报道，采用顶叶 α 波幅度作为反馈信号，发现女性广泛性焦虑障碍患者左右侧顶叶的生物反馈疗效相似，在第 5 周焦虑症状有减轻。Rance 等 2018 年通过荟萃分析认为疗效评估应该在治疗 3～5 个月之后。2022 年 Kothgassner 等和 Lüddecke 等分别发表论文，指出虚拟现实技术也逐步用于焦虑障碍的生物反馈治疗中，所用的反馈信号一般是心率或者心率变异性，但 Kothgassner 等 2022 年的荟萃分析未发现 2D 或 3D 虚拟现实场景之间在焦虑障碍治疗中的疗效差异。2021 年 Alneyadi 等和 Blasé 等两篇荟萃分析提示，生物反馈治疗对原发性焦虑障碍或者继发于躯体疾病的焦虑障碍均有效，但不同指标的生物反馈治疗的疗效无显著统计学差异。

2. 电休克治疗 ECT 是精神科经典的物理治疗，现有的文献报道中，有关 ECT 治疗焦虑障碍的研究文献寥寥无几。20 世纪 90 年代 Figiel 有过一篇 ECT 治疗 8 例符合 DSM-Ⅲ-R 抑郁症和惊恐障碍诊断的住院患者的报道，治疗第 4 次后直到出院，患者没有再发生惊恐发作。

3. 经颅磁刺激 目前物理治疗焦虑障碍最多的文献是 TMS。Cox 等 2022 年发表了题为《重复经颅磁刺激（rTMS）治疗广泛性焦虑障碍和惊恐障碍：系统综述和荟萃分析》，13 项研究、677 例参加者（404 例使用 rTMS 治疗，273 例非 rTMS 治疗）。结果显示，广泛性焦虑障碍伴或不伴共病患者，rTMS 治疗后焦虑和抑郁分数明显改善［标准化均数差（standardized mean difference，*SMD*）= 1.45，$P < 0.001$］和（*SMD* = 1.65，$P < 0.001$）。惊恐障碍患者 rTMS 治疗后，整体焦虑和惊恐严重分数没有显著改变（*SMD* = 0.24，$P = 0.48$）和（*SMD* = 1.19，$P = 0.054$）。结论：rTMS 仅在广泛性焦虑障碍患者中治疗是安全有效的。

4. 经颅直流电刺激 tDCS 的前瞻性双盲研究较少。国内专家共识指出，有关 tDCS 治疗焦虑障碍，目前没有可信的系统评价或荟萃分析。但 Stain 等 2020 年发表了《跨颅直流电刺激治疗焦虑障碍：当前的观点》的综述，复习 2019 年以前发表的 tDCS 治疗焦虑障碍的研究文献，用“anxiety，tDCS，anxious behavior”关键词，通过 PubMed，Web，Scielo，PsycInfo 资料库检索。结果显示，tDCS 与药物和 CBT 联合治疗更有效，进一步需要大样本临床研究来更好地证明这种治疗方法单用和联合使用的效果。

5. 人工智能技术 随着 AI 技术的发展，AI/虚拟现实技术（virtual reality，VR）也在精神障碍的治疗中被探索。目前 AI 治疗在焦虑障碍，尤其是特殊恐惧障碍治疗中有所进展。Mehta 等 2021 年发表了一篇题为《人工智能治疗的可接受性和有效性》文章，检测广泛使用的、商业化的可获得的移动 App，AI Youper 治疗焦虑和抑郁障碍的有效性和可接受性。通过调查 4517 个付费 Youper 使用者的资料显示，使用者在 App 中的评估率很高（平均 4.36 星，$SD = 0.84$），到第 4 周时达 42.66%（1927/4517）的使用者保留了 App。使用者最初 2 周症状改善，后 2 周继续维持焦虑症状的改善。结论：Youper 是一个代价低、完全自我指导的治疗，对使用者是可接受的，支持进一步 Youper 的随机临床研究。

有关 VR 技术治疗焦虑障碍的应用，Donnelly 等 2021 年一篇《VR 治疗焦虑障碍：范围性综述》，通过搜索 2000—2020 年发表的文献，共发现 28 个研究中治疗创伤后应激障碍的有 3 项，治疗特殊恐惧障碍的有 19 项，治疗社交焦虑障碍的有 6 项。在研究方法中随机对照研究有 11 项，非随机对照研究有 6 项，病例或队列对照研究有 11 项。结论是 VR 头盔（virtual reality in head-mounted，HMD-VR）可能是职业治疗的宝贵工具，用来刺激焦虑障碍患者参与的环境。通过多感官特征和身体表征激发在场感可以提高效果。本篇范围性综述提示，职业治疗从业者可使用 VR 头盔刺激生态价值环境，评估患者对恐惧刺激的反应，当自然环境中的参与不可行时通过沉浸在虚拟任务中来缓解焦虑。生态价值环境存在对焦虑障碍患者尤其重要，因为当他们在日常生活环境中面对激发事件时需要支持来应对焦虑。

随着科学技术的不断发展，物理治疗焦虑障碍的方法也会越来越多，包括其他非药物治疗，如音乐治疗、体育锻炼等，这些治疗方法将给患者带来获益。

六、特殊人群的焦虑障碍

（一）儿童青少年焦虑障碍

儿童青少年焦虑障碍是指起病于儿童和青少年时期，与发育、性格和境遇有一定关系，以紧张、焦虑、恐惧、羞怯为主要表现的情绪异常。既往归属于儿童和青少年时期的情绪障碍中，主要包括儿童分离焦虑障碍、儿童恐惧症、儿童社交焦虑障碍。2013 年颁布的美国 DSM-5 将特发于儿童和青少年时期的情绪障碍统一划归到焦虑障碍中，取消了年龄界限。强调了疾病的整体观和全生命周期的健康理念，ICD-11 也采用这一分类原则。

1. 流行病学 儿童青少年精神障碍流行病学研究中，“任何一种焦虑障碍”的终身患病率为 15%～20%。Beesdo 等 2009 年报道，最常见的是分离焦虑障碍，患病率男性为 2.8%，女性为 8%；社交焦虑障碍患病率男性为 10%，女性为 7%；场所恐惧症和惊恐障碍在儿童期较少见，患病率为 1%或更低；但是到青春期发病率升高，惊恐障碍的发病率为 2%～3%，场所恐惧障碍为 3%～4%。Copeland 等 2014 年和 Costello 等 2003 年的研究发现，随着儿童进入青春期，焦虑障碍的患病率出现明显差异，分离焦虑障碍的患病率下降，而社交焦虑障碍、广泛性焦虑障碍、惊恐障碍及场所恐惧障碍的患病率逐渐升高。Zheng 等所做的 2021 年中国 6～16 岁学校人群精神障碍流行病学调查显示，焦虑障碍的患病率为 4.7%，8~11 岁之间患病率最高，男性高于女性。

儿童青少年焦虑障碍常导致学校、家庭和社会功能损害，并与负性生活事件关联，如不进行及时有效的治疗，常会持续到成年期。Kaller 等 2002 年报道儿童焦虑障碍常呈慢性病程，自然缓解率低，病期为 4~8 年。Hale 等 2009 年研究 5 种焦虑障碍亚型，显示不同的焦虑障碍亚型呈现不同的发展轨迹，分离焦虑障碍发病率在青春期后有明显下降趋势；社交焦虑障碍发病率在青春期后有明显升高的趋势，男性尤其明显，18 岁后开始下降；特定恐惧障碍发病率青春期后开始下降，但女性下降后又开始升高；广泛性焦虑障碍发病率 15 岁以后有明显升高趋势，男性尤为明显；惊恐障碍发病率在青春期后缓慢下降，但是到 17 岁后又开始升高。

2. 临床特点　儿童和青少年时期最常见的焦虑障碍是分离焦虑障碍、特定恐惧障碍、社交焦虑障碍、选择性缄默症和广泛性焦虑障碍。

（1）分离焦虑障碍的核心症状是儿童与其依恋对象分离时产生的与其发育水平不相适宜的过度的焦虑情绪。

（2）特定恐惧障碍的核心症状是对日常生活中一般的客观事物或处境产生过分的恐惧，并出现回避、退缩行为。恐惧的对象包括恐惧身体损伤（如怕出血等）和恐惧自然对象或事件（如怕黑暗、怕动物等）两大类。与成人不同，儿童特定恐惧障碍并不要求患儿一定认识到恐惧和担心是不合理的和无必要的。

（3）社交焦虑障碍的核心症状是患者对新环境或陌生人产生持久或反复的恐惧，并出现焦虑情绪和回避行为。患者与家人或熟悉的人在一起时表现社交关系良好。

（4）选择性缄默症的核心症状是在特定的场合（如教室）不能说出话。

（5）广泛性焦虑障碍的核心症状是过分地、广泛地担心自己的社交和学业，需要家人一再地安慰和保证。儿童期常合并分离焦虑障碍，青少年期常合并抑郁障碍。与成人不同，儿童的自主神经症状不明显，在症状学标准中，成人要求的6项症状中儿童只要满足1项即可诊断（详见本章“诊断标准”）。

儿童青少年焦虑障碍各型之间及与其他精神疾病共病的现象很普遍。以共病注意缺陷多动障碍、对立违抗障碍、品行障碍及抑郁障碍较为常见。

3. 评估与诊断

（1）详细了解病史：通常从了解孩子的情绪和行为问题，或者身体不适入手，如头痛、心悸、颤抖、注意力不集中等。还要对心理压力和发育过程进行全面的了解。应询问药物和特殊饮料的使用情况，如能量饮料、咖啡因、甲基苯丙胺、减肥药等，以及既往创伤情况、精神疾病家族史。青少年患者可采用“自我报告”方式补充病史内容。

（2）医疗评估：针对病史中的主要问题进行详细的精神状况评估、体格检查和相应的实验室检查，如脑电图和心电图等。

（3）诊断原则：儿童焦虑症状多以情绪和行为异常为突出表现。幼儿的评估通常需要从儿童以外的多个来源获取信息（如家长和老师的报告），从而有效地区分正常的焦虑、病理性焦虑和焦虑障碍。对年龄较大的儿童和青少年，诊断可依靠患者直接提供的信息。对儿童和青少年采用结构化和标准化的访谈，可提高儿童青少年焦虑障碍诊断的可靠性和有效性。

4. 治疗与预防 提倡采用多模式综合治疗。心理治疗是主要的治疗手段，包括改善亲子关系、支持性心理治疗、CBT、家庭治疗（干预父母的焦虑、减少家庭冲突）、集体心理治疗等。在心理治疗方面，CBT和辩证行为治疗（dialectical behavior therapy，DBT）已经在个体、群体和家庭中表现出有效性。国际儿童和青少年精神病学会建议对患者和家属使用心理教育，当患者的功能障碍较轻时，优先选用CBT或DBT进行干预。具有中度至重度焦虑症状的青少年需要加强治疗，推荐联合使用药物治疗和 CBT 或 DBT。

越来越多的证据表明药物治疗是有效的。药物干预可与心理治疗同时开始，以减轻症状和提高治疗合作性。药物也可以作为心理治疗不能缓解症状时的增效手段。SSRIs 是循证依据最多的治疗儿童青少年焦虑障碍的药物，其次是 SNRIs。多项随机对照研究的证据一致显示 SSRIs 与心理治疗相结合，对儿童青少年焦虑障碍有明显的疗效。许多患者共病躯体疾病和其他精神障碍。苯二氮䓬类药物对焦虑症状有快速缓解作用。也有使用 NaSSAs、丁螺环酮、坦度螺酮等药物的报道。药物治疗必须注意个体的剂量差异与年龄、体重、病情等相关，从小剂量开始，逐步调节到疗效最好、不良反应最少的剂量。

在儿童青少年焦虑障碍的治疗中，还要关注相关的社会心理因素的影响。父母、师长等过高的期望，学习负担过重，同学和师生关系相处不好，朦胧的早恋倾向，父母离异或家庭关系不和谐，生活贫穷，突发的天灾人祸等均可对儿童造成精神创伤，导致不同程度的焦虑障碍。

鉴于儿童青少年焦虑障碍对其危害大、预后差，早期干预危险因素、发展保护因素是预防儿童青少年焦虑障碍的关键。

（二）老年焦虑障碍

1. 流行病学　过去认为老年焦虑障碍较年轻人群少见，但目前许多研究表明，两者患病率相似。流行病学资料显示，在老年人群中广泛性焦虑障碍的患病率为 0.7%~7.3%，大部分病例在 65 岁以前发病；恐惧障碍的患病率为 10%，其中以场所（广场）恐惧最常见，其次为单纯恐惧和社交恐惧；惊恐障碍的患病率为 0.1%~1.0%。国外有资料显示，65 岁以上人群中焦虑障碍的总患病率约为 10.2%，老年期焦虑和抑郁共病的患病率为 14%~17%。

2. 临床特点 老年人躯体状况的改变和心理压力常是焦虑障碍发生和发展的危险因素，内科躯体疾病（如脑卒中、心肌梗死等）后会加重患者的焦虑；退休后生活状态的改变、亲友生病或去世，都会增加失落和无助感，产生焦虑等负性情绪。有资料显示，患有焦虑障碍的老年人在 7 年内死亡风险升高 87%，其原因可能是焦虑症状和社会心理因素导致自主神经敏感性增加，如应激相关的心血管功能障碍或自杀。

老年广泛性焦虑障碍，包括两种情况，一种是青少年时期患有的广泛性焦虑障碍延续至老年，具有一般性广泛性焦虑障碍的特点；另一种是老年期初发的广泛性焦虑障碍，除了具有一般广泛性焦虑障碍的特点之外，疾病的发生、发展、转归与患者的躯体情况、家庭经济状况、人际关系及性格特点有关。老年广泛性焦虑障碍多数起病缓慢，病程可迁延数年，有 1/3 的患者病程在半年至 2 年，2/3 的患者病程在 2 年以上，41%～59%的患者痊愈或好转，少数患者预后欠佳；女性、病程短而病前性格良好者预后较好，伴躯体疾病、社会关系不良、经济拮据者则预后不良，须注意老年广泛性焦虑障碍患者的自杀行为。

惊恐发作症状在老年期并不常见，但部分老年患者对躯体的症状或疾病有过分关注和疑病的倾向，因此，惊恐发作时躯体不适的主诉较多，并可能对症状做出合理性解释。随着首发年龄的递增，惊恐发作的次数和严重程度会有下降趋势，但发作间期的预期性焦虑、恐惧性回避及继发抑郁症状则较多见，严重的患者可能有自杀倾向。

和其他年龄一样，老年人中焦虑和抑郁症状的共病很常见。有研究显示，在老年广泛性焦虑障碍患者中，约 60%的患者伴有抑郁症状；在恐惧症患者中，约 40%伴有抑郁症状。同样，在绝大多数的抑郁症患者中存在恐惧和焦虑症状。社区研究中发现，38%的老年期抑郁症患者符合焦虑障碍的诊断。另外，不同焦虑障碍之间的共病也很常见，Kampman 等发现，老年广泛性焦虑障碍患者中约 10%分别共病惊恐障碍与恐惧症。老年广泛性焦虑障碍与酒精依赖的共病率约为 6%。另外，在痴呆患者中焦虑症状也很常见。

老年焦虑障碍患者与躯体疾病共病率明显较年轻人群高。国外社区调查发现，焦虑障碍和慢性躯体疾病之间有一定的独立相关性，并且老年人群中抑郁症、广泛性焦虑障碍和慢性躯体疾病之间有显著的统计学相关性，这些广泛性焦虑障碍患者中 90%有不同程度的抑郁症状。在医疗机构就诊的广泛性焦虑障碍患者中，12 个月内发生脑卒中的风险在 3%～30%。大约 5%的帕金森病患者共病广泛性焦虑障碍。冠心病患者中，惊恐障碍的共病发病率为 6.5%～53.0%；在住院冠心病、急性心肌梗死患者中，69%的患者合并各种焦虑症状；在冠心病和高血压人群中，焦虑障碍发病率分别为 45.8%和 47.2%。

3. 治疗与预防　健康教育、支持性心理治疗、CBT 等可以帮助老年焦虑障碍患者减轻精神负担、提高治疗的信心和增强对治疗的依从性。不过，需要注意的是，CBT 对年轻人疗效肯定，但对于老年人则效果不明显。应积极寻求适合老年人的 CBT 方法，其中行为治疗的放松训练和生物反馈可以让患者学习调节身体肌肉紧张状态及自主神经功能，对伴有诸多躯体症状的老年患者较为适用。

药物治疗对老年焦虑障碍患者是有效的，也是必需的，但老年人具有特定的药代动力学特点，体现在药物的吸收、分布、代谢速率、清除排泄等多个环节，同时随着年龄的增长，以及外周和中枢神经生物学的改变等，可能会影响常规剂量药物的疗效和增加不良反应。因此，老年焦虑障碍的药物治疗，应根据药理特性和代谢特点合理选药，以小剂量起始并缓慢加量，重视不良反应，把握治疗时限。常用药物包括 SSRIs、SNRIs、NaSSAs、β 受体阻断剂，以及丁螺环酮、坦度螺酮等。不过，需要注意：①苯二氮䓬类药物具有肌肉松弛、过度镇静、呼吸抑制、认知功能损害及成瘾性；②慎用三环类及四环类抗抑郁药物；③使用 SSRIs、SNRIs 等抗抑郁药物需从小剂量开始，即常用量的 1/3～1/2，结合疗效和耐受性情况缓慢加量；④除药物本身的不良反应，如抗胆碱能作用及心血管不良反应需要注意外，还须注意与治疗老年人躯体疾病药物合并用药时药物之间的相互作用。

（三）围产期和哺乳期妇女的焦虑障碍

1. 流行病学 尽管焦虑障碍在妇女中常见，患病率约为男性的 2 倍，但关于围产期和哺乳期焦虑障碍的患病率和病程却罕有报道。英国的一项前瞻性研究表明，在 8323 例孕妇中，21.9%的孕妇有明显的临床焦虑症状；在妊娠期有焦虑症状的这些妇女中，约有 64%的患者在产后也有显著焦虑症状；而且产前的焦虑症状可以预测产后 8 周和 8 个月内有抑郁障碍的发生。另有文献报道，5%～13%的孕妇有焦虑症状，在分娩前达高峰，其中 20.9%达到焦虑障碍的诊断标准。

国内 2007 年对上海 600 例孕妇在孕 24 周、38 周，产后 7 天、42 天和 3 个月 5 个时点进行评估，焦虑症状检出率分别为 5.0%、6.6%、4.4%、4.1%和 2.2%，其中 0.9%～3.8%的孕妇存在抑郁和焦虑症状的共病，35 岁以上高龄产妇妊娠期和产后 7 天焦虑症状的比例都明显高于 35 岁以下的孕产妇；大约1 /3 妊娠期有焦虑和抑郁症状的孕妇发生产后抑郁，说明妊娠期焦虑和抑郁症状对产后抑郁有明显的影响作用，是产后抑郁的主要危险因素之一。妊娠期与焦虑/抑郁症状相关的主要危险因素为担忧产后婴儿健康、婆媳关系和夫妻关系等。

越来越多的证据表明，母亲存在妊娠期和产后焦虑对孩子出生后的健康有潜在威胁。有研究发现，母亲妊娠期的焦虑与 4～6 岁儿童的行为问题相关；8～9 岁儿童中，母亲有产前焦虑

（妊娠 12~22 周）的儿童更易患注意力缺陷/多动障碍，更多自我报告有焦虑症状，更多出现冲动行为。1 项近期的研究显示，母亲妊娠期的抑郁和焦虑症状可以预测孩子将来的行为障碍。

2. 临床特点 研究发现，妊娠期焦虑障碍患者的担忧主要是围绕胎儿的健康，伴随一系列的生理性或躯体性焦虑症状、睡眠障碍、肌肉紧张、坐立不安、担忧和恐惧等，与成人焦虑的临床表现并无特征性的差异。

3. 治疗 对围产期和哺乳期妇女焦虑障碍的治疗应该首选对胎儿、婴儿没有损害的心理治疗，常用 CBT。CBT 可采用多种形式，对孕产妇进行个别心理治疗、集体心理治疗和自我指导心理治疗，通过网络或电话咨询提供治疗。集体治疗对孕产妇尤为适用，可以整合到产前检查和产前教育中，普及正常妊娠、分娩的知识，对焦虑障碍进行疾病教育，提供应对焦虑的方法，并且可以使患者之间进行充分交流和学习，获得一定程度的社会心理支持。

（1）孕产期用药问题：Chisolm 等 2015 年的研究显示，约 15%的孕妇在妊娠期出现精神疾病，10%~13%的孕妇至少使用一种精神类药物，而且在过去的 10 多年里，妊娠期使用抗抑郁药物者较以往增加约 40%；尤其是既往有情感或焦虑障碍病史者因妊娠停药的复发风险高达 68%。Sun 等 2019 年报道了丹麦 1997—2016 年的1 232 233 名孕妇抗抑郁药物使用情况，结果发现，该国自 2011 年后妊娠期抗抑郁药物处方量明显下降。Lebin 2022 年报道，国外孕妇使用抗抑郁药物率为 3%~6%。

如果患者的焦虑症状严重，急需处理，或者心理治疗没有达到理想效果，应该权衡药物对患者症状控制的利弊，以及评估妊娠期停药所致疾病复发风险和用药对胎儿致畸风险，需要与孕妇及其家属沟通，告知药物治疗的获益和风险，做好知情同意。而不是进行“用药不怀孕，怀孕不用药”的简单处置。

值得庆幸的是，近期越来越多的研究证据显示，绝大多数的新型抗抑郁药物（如 SSRIs 和 SNRIs 等）在孕产期使用并不会增加孕妇发生严重妊娠并发症的风险，也不会增加胎儿发生不可逆生长发育障碍及出生后儿童成长阶段发生神经认知发育障碍的风险，使得孕妇使用精神药物的比例有了升高，不仅避免了因停药导致病情复发的风险，同时也将药物对胎儿影响的风险降至可控范围。

综合近年来的研究和国内外相关指南与专家共识，孕产期女性精神药物使用建议应遵循以下原则：①尽可能在妊娠前减少精神药物使用的种类和数量，尤其是停用心境稳定剂；②尽可能在准备妊娠的前 3 个月定期到精神科门诊就诊，在心境稳定状态下备孕；③使用已知的药物中近年来几乎无妊娠期不良反应报道的药物；④将精神药物的使用种类和数量减到最少，尽量不要在妊娠期换药；⑤多学科协作治疗（multi-disciplinary treatment，MDT），包括妇产科、儿科医师等参与治疗小组，以及让患者家庭成员也参与其中，评估和治疗孕产妇；⑥即使患者本人不配合，精神科医师仍需要给予支持帮助。

表 1-11 简列了美国 FDA 对妊娠期用药风险的分级，其中妊娠期分级为 A、B、C、D、X 级。A：安全；B：动物实验安全，人群使用证据不多；C：动物实验不安全，人群研究尚未有不良反应报道；D：动物实验不安全，人群研究有不良反应报道；X：不安全，有明确的致畸风险。简单来说，妊娠期不使用 D 级和 X 级的药物。当然，近年来，有学者提出，该分级未遵从循证证据来推荐，与临床实践有脱节。2008 年美国妇产科学会建议，在实际应用过程中需结合循证证据等级来综合考虑，即 A 级推荐：基于好的和一致的科学研究证据；B 级推荐：基于有限的和不一致的科学研究证据；C 级推荐：主要基于共识和专家的观点。

Lebin 等 2022 年指出，关于孕产妇药物治疗的获益的研究很少，许多研究报道药物治疗的害处，但研究质量都不高，不能除外孕妇躯体疾病、精神障碍、环境等混杂因素。有害报道的内容涉及产妇和孩子两个方面，产妇方面有产后出血、先兆子痫、先兆流产、妊娠高血压、妊娠糖尿病等；孩子方面有先天畸形、低 Apgar 评分、持续性肺动脉高压、早产、出生低体重、孤独症等。表 1-12、表 1-13 呈现了妊娠期使用抗抑郁药物母亲和孩子风险的最新研究结果。目前有限的依据一致显示妊娠期使用抗抑郁药物有获益，但也有风险。药物治疗与不同风险的因果关系还不清楚，需要药物治疗时，应知情同意，提供相关药物最新信息，医患合作，由患者做出治疗选择。

表 1-11　妊娠期精神药物使用风险分级

药物	妊娠期分级	推荐证据
SSRIs		
氟西汀	C	A
帕罗西汀	D	C
舍曲林	C	A
氟伏沙明	C	A
西酞普兰	C	A
艾司西酞普兰	C	A
SNRIs		
文拉法辛	C	A
去甲文拉法辛	C	A
度洛西汀	C	A
TCAs		
阿米替林	C	A
氯米帕明	C	A
丙米嗪	无资料	B
去甲替林	无资料	B

续表

药物	妊娠期分级	推荐证据
多塞平	无资料	B
其他抗抑郁药		
米氮平	C	A
安非他酮	C	A
曲唑酮	C	A
阿戈美拉汀	无资料	无资料
伏硫西汀	无资料	无资料
心境稳定剂		
拉莫三嗪	C	A
丙戊酸盐	D	C
卡马西平	D	C
碳酸锂	D	C
抗焦虑药		
地西泮	D	C
阿普唑仑	D	C
氯硝西泮	D	C
劳拉西泮	D	C
奥沙西泮	D	C
加巴喷丁	C	A
普瑞巴林	C	A
丁螺环酮	B	B
安眠药		
唑吡坦	C	A
右佐匹克隆	C	A
第二代抗精神病药		

续表

药物	妊娠期分级	推荐证据
奥氮平	B	B
鲁拉西酮	B	B
阿立哌唑	C	A
利培酮	C	A
喹硫平	C	A
齐拉西酮	C	A
帕立哌酮	C	A
阿塞拉平	C	A

注：SSRIs. 选择性 5-羟色胺再摄取抑制剂；SNRIs. 5-羟色胺和去甲肾上腺素再摄取抑制剂；TCAs. 三环类抗抑郁药。

表 1-12 妊娠早期使用抗抑郁药物对母亲的影响

内容	药物	影响	依据
妊娠糖尿病	SSRIs	没有风险	Lebin 等在 2022 年的研究（见参考文献 182）
	低 H_1 受体亲和力的 SSRIs 和 SNRIs	不构成重大风险	Lupattelli 等在 2022 年的研究（见参考文献 201）
	文拉法辛和阿米替林	风险增加	Dandjinou 等在 2019 年的研究（见参考文献 88）
妊娠高血压	高剂量 SNRIs	风险增加	Galbally 等在 2022 年的研究（见参考文献 120）
	SSRIs	没有风险	
	抗抑郁药物	没有关联	Yang 等在 2021 年的研究（见参考文献 341）
	更高的日限定剂量	有关联	
产后出血	SSRIs	风险小	Lebin 等在 2022 年的研究（见参考文献 182）
	度洛西汀	可能有关	Huybrechts 等在 2020 年的研究（见参考文献 151）

续表

内容	药物	影响	依据
先兆子痫	SSRIs	风险小	Lebin 等在 2022 年的研究（见参考文献 182）
	TCAs	风险增加	Tran 等在 2022 年的研究（见参考文献 314）
	孕 16 周前抗抑郁药物和抗焦虑药物使用	风险增加 3 倍	Bernard 等在 2019 年的研究（见参考文献 47）

注：SSRIs. 选择性 5-羟色胺再摄取抑制剂；SNRIs. 5-羟色胺和去甲肾上腺素再摄取抑制剂；TCAs. 三环类抗抑郁药。

表 1-13　妊娠早期使用抗抑郁药物对孩子的影响

内容	药物	影响	依据
早产	SSRIs	风险小	Lebin 等在 2022 年的研究（见参考文献 182）
	SSRIs	可能有关	Vlenterie 等在 2021 年的研究（见参考文献 323）
	中-高剂量维持使用	风险增加	Bandoli 等在 2020 年的研究（见参考文献 33）
先天性畸形	SSRIs	没有风险	Lebin 等在 2022 年的研究（见参考文献 182）
	SSRIs	风险很小	Gao 等在 2018 年的研究（见参考文献 122）
	西酞普兰在胚胎发生过程中使用	风险增加	Bérard 等在 2017 年的研究（见参考文献 45）
	氟西汀	肺静脉回流异常	Anderson 等在 2020 年的研究（见参考文献 9）
	西酞普兰	膈疝	
	文拉法辛	与缺陷数量高有关，如无脑畸形和颅脊柱裂	

续表

内容	药物	影响	依据
心脏畸形	文拉法辛	与风险增加有关	Kolding 等在 2021 年的研究（见参考文献 173）
	帕罗西汀在胚胎发育期使用	风险增加	Bérard 等在 2017 年的研究（见参考文献 45）
	帕罗西汀	有关联	Uguz 在 2020 年的研究（见参考文献 319）
	氟西汀、舍曲林	结果不一致	
	艾司西酞普兰、氟伏沙明	需要观察	
持续性肺动脉高压	SSRIs	风险小	Lebin 等在 2022 年的研究（见参考文献 182）
	抗抑郁药物	没有关联	Rommel 等在 2022 年的研究（见参考文献 262）
	SSRIs 和 SNRIs	与风险增加有关，舍曲林风险低	Masarwa 等在 2019 年的研究（见参考文献 210）
低体重（<2500 g）	抗抑郁药物	有关联	Rommel 等在 2022 年的研究（见参考文献 262）
	抗抑郁药物持续使用	可能有关	Wartko 等在 2021 年的研究（见参考文献 327）
	SSRI	可能独立相关	Vlenterie 等在 2021 年的研究（见参考文献 323）
低 Apgar 评分	SSRIs	可能独立相关	Vlenterie 等在 2021 年的研究（见参考文献 323）
新生儿抽搐/癫痫	SSRIs、SNRIs	没有关联	Wiggs 等在 2022 年的研究（见参考文献 331）
神经发育障碍	SSRIs	没有风险	Lebin 等在 2022 年的研究（见参考文献 182）

续表

内容	药物	影响	依据
注意缺陷多动障碍	SSRIs、SNRIs、TCAs	没有明确证据	Uguz 在 2018 年的研究（见参考文献 318）
新生儿低血糖	抗抑郁药物	没有关联	Shah 等在 2020 年的研究（见参考文献 286）
	SSRIs、SNRIs、TCAs	可能增加风险	Uguz 在 2021 年的研究（见参考文献 320）
孤独症谱系障碍	抗抑郁药物	排除高相关性	Mathew 等在 2022 年的研究（见参考文献 214）

注：SSRIs. 选择性 5-羟色胺再摄取抑制剂；SNRIs. 5-羟色胺和去甲肾上腺素再摄取抑制剂；TCAs. 三环类抗抑郁药。

妊娠期和哺乳期一般不推荐苯二氮䓬类药物作为单一或辅助治疗。妊娠初 3 个月使用苯二氮䓬类药物会增加胎儿唇裂和腭裂的风险，妊娠末 3 个月可引起婴儿松弛综合征或新生儿戒断症状。若必须使用苯二氮䓬类药物，原则是在最短时间内使用最小有效剂量，氯硝西泮和劳拉西泮为较佳选择。

（2）哺乳期用药问题：母乳是母亲给婴儿的最有益的营养，哺乳促进了母婴的交流和婴儿的发育。哺乳期使用药物治疗一直是风险-获益两难的问题，受到临床医师和患者的重视。Jordan 等 2022 年发表论文指出，当今人们的关注点从先天畸形，发展到不太明显的但同样重要的各种结果，包括认知（cognition）、神经发育障碍（neurodevelopmental disorder）、教育绩效（educational performance）和童年健康（childhood ill-health）。幸运的是，多数药物转运到乳汁中的剂量是很小的，不会对婴儿造成临床意义的影响。关键是药物在母乳中的浓度，挪威学者 Berle 和 Spigset2011 年发表了哺乳期抗抑郁药物使用的综述文章，指出新一代抗抑郁药物在母乳喂养的新生儿血浆中浓度非常低，或者测不出。作者们认为抗抑郁药物治疗是合适的，不同抗抑郁药物在母乳中的浓度见表 1-14，帕罗西汀和舍曲林的浓度最低，是一线选择。

抗抑郁药物在哺乳期使用时需要评估风险-获益。Uguz 2021 年在《美国治疗学杂志》（*American Journal Of Therapeutics*，*AM J THER*）上发表文章，根据 6 项安全维度（包括报告的总样本、报告的婴儿最大相对剂量、报告的婴儿相对剂量的样本量、婴儿血浆药物浓度、任何不良反应的发生率及报告的严重不良反应，总分范围为 0~10 分，分数越高越安全）。结果显示，舍曲林、帕罗西汀得分最高，属于非常安全的；西酞普兰、奥氮平也是安全的；三氟拉嗪、阿立哌唑、阿米舒必利、氯氮平、多塞平、扎来普隆和唑吡坦不推荐，因为这些药物的安全分数≤3 分。2019 年《药物安全专家观点》杂志发文，在妊娠期和哺乳期当需要药物治疗时，SSRIs 仍是被考虑的合适药物，因为大量的资料支持其相对安全。Bjøendal 等 2022 年的研究认为，过去和当前精神障碍中接受抗抑郁药物对儿童神经发育的影响低于母亲精神障碍对其的影响。Datta 等 2019 年对哺乳期妇女服药提出几点策略：①服药后 4~6 h 避免哺乳，避开药物的峰浓度；②对于药物的风险或剂量特别高的患者，可将配方奶粉和母乳联合使用；③治疗期间泵出和丢弃母乳，停药后恢复母乳喂养；④或者换用比较安全的替代药物。

表 1-14 母乳分泌后新一代抗抑郁药物的新生儿血药浓度和剂量表

药物	绝对婴儿剂量/($m \cdot d^{-1}$)	相对婴儿剂量/%	绝对婴儿血药浓度/($ng \cdot ml^{-1}$)	相对婴儿血药浓度/%
西酞普兰	0.14	3.0~10.0	2.0~5.0	10
艾司西酞普兰	0.04	3.0~6.0	<5.0	<4
氟西汀	0.14	<12.0	100.0	80

续表

药物	绝对婴儿剂量/($m\cdot d^{-1}$)	相对婴儿剂量/%	绝对婴儿血药浓度/($ng\cdot ml^{-1}$)	相对婴儿血药浓度/%
氟伏沙明	0.12	<2.0	未检测到	—
帕罗西汀	0.03	0.5~3.0	未检测到	—
舍曲林	0.04	0.5~3.0	未检测到	—
文拉法辛	0.50	6.0~9.0	40.0	30
度洛西汀	<0.03	<1.0	未检测到	—
安非他酮	0.20	2.0	未检测到	<2
米氮平	0.04	0.5~3.0	0.2	<1

注：—. 无内容；相对婴儿剂量<10%通常考虑忽略不计。绝对婴儿血药浓度低到2~5 ng/ml，个别案例有可疑的不良反应时，发现绝对婴儿血药浓度达15 ng/ml。一些患者有可疑的不良反应时，相对婴儿血药浓度达到治疗浓度范围的50%。

引自：BERLE J，SPIGSET O. Antidepressant use during breastfeeding [J]. Current Womens Health Reviews，2011，7（1）：28-34.

4. 预防 女性围产期和哺乳期焦虑不仅危害孕产妇本人及胎/婴儿健康，而且对社会、家庭均会造成不利影响。因此，在妊娠期广泛开展心理卫生健康教育工作显得非常重要。目前，许多医院均建立了孕产期门诊，但多限于对孕妇身体状况和胎儿生长发育情况的检查，缺少对孕妇心理卫生知识的指导。因此，在产前保健中，应对所有孕妇，尤其是初孕及初产妇女及其家属进行心理卫生知识宣教，做好妊娠期心理咨询工作，以提高妇女的心身健康水平。

（四）焦虑障碍与其他精神障碍共病

焦虑障碍与其他精神障碍之间的共病非常多见，特别是与抑郁障碍、双相障碍、精神活性物质使用障碍、人格障碍等，以及不同焦虑障碍亚型之间的共病。焦虑障碍与躯体疾病共病非常常见，认识共病问题有助于临床的鉴别诊断、治疗方案的制定，以及提高临床治愈率等。

1. 与抑郁障碍共病　焦虑与抑郁均属于情绪或情感心理活动，虽然理论上这两者是截然不同的，但在具体案例中有时很难区分这两者的表现，因此，焦虑与抑郁的共病是最常见的。欧洲和北美的大样本流行病学研究显示，不同焦虑障碍与抑郁症及恶劣心境的共病 *OR* 值相当高，可达 6. 20～33. 7；即使校正了年龄、性别、种族等因素，其 *OR* 值仍有 2. 29～12. 29。也就是说，不同焦虑障碍亚型共病抑郁障碍的比例均在 1/3 以上，而惊恐障碍与广泛性焦虑障碍共病抑郁障碍的比例更高。

共病抑郁障碍的焦虑障碍患者原则上需使用抗抑郁药物，有研究发现，SSRIs 和 SNRIs 可有效治疗广泛性焦虑障碍共病抑郁障碍，详见“广泛性焦虑障碍”章节。

2. 与双相障碍共病　有资料显示，约 74. 9%的双相障碍患者在其一生中至少共病过一种焦虑障碍，其中 31. 8%～37. 0%的双相障碍患者共病 2 种焦虑障碍亚型，而且自杀风险更多地与共病社交焦虑障碍和广泛性焦虑障碍相关。美国共病研究资料显示，不同焦虑障碍亚型共病双相障碍的 *OR* 值在 4. 93～9. 78。近期的 1 项系统文献综述（$n=14\ 914$）显示，双相障碍患者与焦虑障碍的终身共病率为 45%（95%*CI* 40～51），即比对照组（无双相障碍）患者患焦虑障碍的风险率（risk ratio，*RR*）高，*RR* 值为 3. 22（95%*CI* 2. 41～4. 29）；不同焦虑障碍亚型的共病风险为 1. 76～6. 72，以惊恐障碍和广泛性焦虑障碍多见；双相障碍Ⅰ型与Ⅱ型之间共病焦虑障碍风险无显著差异。

共病双相障碍的焦虑障碍患者治疗首先需考虑使用足量的心境稳定剂，否则心境障碍会加重焦虑症状。目前尚无双相障碍共病任何一种焦虑障碍的随机对照研究，在心境稳定剂中，有研究发现，治疗惊恐障碍用丙戊酸盐的疗效优于安慰剂；利培酮还可以作为 SSRIs 治疗广泛性焦虑障碍的增效剂。多数抗抑郁药物对于多种焦虑障碍有治疗作用，但为减少转躁的危险最好合并使用心境稳定剂。有学者建议，为避免抗抑郁药物治疗焦虑障碍中转为轻躁狂或躁狂，可使用心境稳定剂和非典型的抗精神病药物。对于广泛性焦虑障碍共病双相障碍，推荐使用苯二氮䓬类药物，因为这类药物疗效好、相对安全并且耐受性好；但长期使用苯二氮䓬类药物需注意药物的耐受、依赖和撤药反应等问题。

3. 与精神活性物质使用障碍共病 焦虑障碍患者早期往往会通过使用精神活性物质，尤其是饮酒来减轻其焦虑紧张，因此，与精神活性物质使用障碍的共病并不少见。近期的研究显示，不同焦虑障碍亚型与酒精依赖共病的 *OR* 为 2.96~5.68，与其他物质依赖共病的 *OR* 为 3.12~9.51，尤其在惊恐障碍和社交焦虑障碍患者中的比例更高。

对于共病酒精滥用或其他精神活性物质滥用的焦虑障碍患者，治疗应该首先戒除患者的物质滥用或依赖，并维持至少 1 周（这是治疗戒酒后持续存在抑郁和焦虑去除药物和安慰剂差异的最短时间，如短于 1 周症状可能是物质的残留作用），保证以后不再使用这些物质。如症状在完全戒酒 1 周内消失并且在滥用/依赖前或酒醒期间没有相关病史，则在开始药物治疗前至少再等 1 周。如无法戒除，则考虑使用抗抑郁药物，如 SSRIs 类药物。一旦患者的症状有所改善，戒除所滥用的物质可能更容易。当然，患者不一定能够实现其保证，故应时刻关注患者是否遵守自己的承诺。总的原则是尽可能地使用保守和简单的方法，国外已有文献综述提示，抗抑郁药物可以治疗焦虑障碍共病物质滥用。例如，帕罗西汀治疗社交焦虑障碍共病酒精滥用有效；丁螺环酮治疗广泛性焦虑障碍共病酒精依赖可能有效；苯二氮䓬类药物只建议在戒断时使用。

4. 与其他精神障碍共病 焦虑障碍除了共病上述常见的精神障碍外，还会共病睡眠障碍、注意缺陷多动障碍（attention deticit and hyperactive disorder，ADHD）、人格障碍、心理-生理障碍等，以及焦虑障碍亚型之间的共病。例如，社交焦虑障碍共病广泛性焦虑障碍的比例为30.6%，共病惊恐障碍的比例为27.8%，共病人格障碍的比例为59.0%~67.8%，其中与回避型人格障碍的共病率为47.0%~60.0%；广泛性焦虑障碍共病人格障碍的比例为31%~46%，以回避性人格障碍最常见，发生率为19.5%~29.0%。一般而言，其治疗原则除抗焦虑治疗（包括心理和药物治疗）外，需兼顾共病疾病的特点，对症或对因治疗。例如，共病睡眠障碍，需予以睡眠卫生教育和根据不同睡眠障碍选择有效治疗措施（如呼吸睡眠暂停综合征者需考虑呼吸机辅助等）；共病人格障碍，则需考虑针对人格问题的改变等。

七、焦虑障碍的防治现状及人群防治

（一）焦虑障碍的防治现状

近年来，针对焦虑障碍的治疗，以医院为中心扩大院外防治工作，同时，综合医院的精神科发展迅猛使焦虑障碍的早发现、早治疗取得了一些进展。但目前焦虑障碍人群的防治能力仍不能满足需求，具体表现如下。

1. 焦虑障碍识别率低 焦虑障碍是一种常见病和多发病，但人们对焦虑障碍的防治知识了解较少，甚至把焦虑症状当成思想问题，焦虑障碍的就诊率低。例如，许多患者的家人和朋友认为社交焦虑障碍只是害羞或性格问题，没有及时到精神科就诊，导致患者得不到正确及时的诊断和治疗。

焦虑障碍是综合医院和社区卫生医疗机构就诊患者中最常见的精神障碍，焦虑可以通过躯体化不适为临床表现，多见于以躯体症状为主诉就诊。但非精神科临床医师对焦虑障碍识别率低和诊治能力不足，许多焦虑障碍患者反复辗转于神经内科、心血管内科、消化内科等，数年后才到精神科就诊，过多和不恰当的医学检查可能会增加患者的焦虑，同时增加患者的疾病负担，部分患者因漏诊和误诊不仅被耽误了治疗，也造成了医疗资源的极大浪费。

2. 基层精神卫生资源匮乏 我国目前虽然有4万名精神科医师，但远远满足不了日益增长的精神卫生服务需要，而且分布不均衡，机构和人员相对集中于大城市，乡镇和基层精神卫生资源匮乏成为近年来一个突出的问题，导致基层焦虑障碍患者得不到早期诊断和及时治疗。蓝景曦等在2013年对湖北省综合医院提供精神卫生服务的调查结果显示，仅有64.7%左右的二级、三级综合医院提供精神卫生服务。

目前部分综合医院和基层医院因缺乏心理治疗专业背景的医师，主要采用的是药物治疗，而另一些医院仅提供单纯心理治疗，主要原因是其医院缺乏相应资质或拥有处方权的精神科医师，此为焦虑障碍的治愈率低且复发率高的重要原因之一。例如，大部分恐惧症患者可以通过CBT而治愈，但在我国，由于心理治疗师的匮乏，对焦虑障碍患者的心理治疗远远不能满足需求。

（二）焦虑障碍的人群防治

焦虑障碍患病率及复发率高，易形成慢性病程，严重损害患者的社会功能，给家庭和社会带来负担。如何控制焦虑障碍的发病率及致残率是全社会面临的紧急问题，经验表明，焦虑障碍人群防治的最有效措施是三级预防。

1. 一级预防 一级预防是病因预防，是在发病前采取预防措施，消除或减少病因或致病因素，以防止或减少精神障碍的发生。焦虑障碍具有较明显的家族聚集性，神经系统警觉水平高。应加强分子遗传学和生理学、生物化学等基础理论研究工作，在病因逐步阐明的基础上从根本上预防焦虑障碍的发生。

病前的个性特征决定了焦虑障碍发病的易感性。个性中过分在乎别人的感受和评价、过分追求完美和确定性、自我要求过高、道德感过强、胆小羞怯的个体易发生焦虑障碍。提倡积极开展各年龄阶段的心理卫生咨询及行为指导工作，重视童年期父母良好的教养方式，培养健全的人格和良好的适应能力。

2. 二级预防　二级预防是指发病前驱期或发病初期，通过早期发现和早期诊断、早期治疗以控制疾病的发展。

（1）一般性预防干预：焦虑障碍防治知识的宣传对象包括所有社会人群，通过知识讲座、宣传册、网络媒体等广泛宣传，向大众普及焦虑障碍及其防治知识，内容强调如何早期发现和早期治疗，提高全社会对焦虑障碍的知晓率和识别率。

（2）选择性预防干预：服务对象是具有易患焦虑障碍危险因素的亚人群。对具有焦虑个性和暴露于应激事件（包括失恋、离异、居丧、失业、退休、移民、人际关系紧张等）的高危人群及高发家系进行医学监视和随访，尽早发现焦虑障碍患者，最大限度减少识别的延误。同时减少灾难性事件的发生或减少暴露于灾难性事件中的时间。

（3）指征性预防干预：服务对象是具有焦虑障碍的早期表现或素质因素，但尚不符合诊断标准的个体。做好各级医院医务人员的培训工作，普及焦虑障碍基本知识，提高综合性医院、基层医疗卫生服务机构对焦虑障碍的识别率和诊疗水平，对疑难病症及多次诊治无效的患者，尽早会诊和转诊，避免出现误诊的情况，做到早发现、早治疗，使分散在各科就诊的焦虑障碍患者得到早期诊断及正确处理。

3. 三级预防　三级预防指疾病已处于充分发展期，临床症状进展明显，应给予有效的积极治疗，预防病情进一步恶化，最大限度地促进患者社会功能的恢复。

（1）政策和各部门的支持：对焦虑障碍的人群进行防治及相关的研究和服务，需要得到包括卫生部门在内的各级地方行政部门的协调支持和领导，成立包括卫生、残联、民政等多部门焦虑障碍防治康复工作体系，明确各部门的职责和分工。加大社会投入，发展社区服务体系，完善医疗社会福利保障体系，保障焦虑障碍患者的基本医疗覆盖率，从而提高焦虑障碍的治疗率。

（2）个体化全病程防治：急性治疗期应力争达到病情完全缓解，恢复正常的社交和工作能力。焦虑障碍患者常为慢性、迁延性病程，为了获得更大程度的症状缓解和预防复发，需持续治疗 12~24 个月或以上，而长程的治疗及后续的多次随访，必然要求社区全科医师的全程参与。

八、《焦虑障碍防治指南》的推广和实施

精神卫生是影响社会经济发展的重大公共卫生问题，是重要的民生问题，现阶段还是较为严重的社会问题，与人民群众的健康福祉息息相关，与社会经济发展紧密相连。当前，我国正处于经济社会快速转型期，人们的生活节奏明显加快，竞争压力不断加剧，个体心理行为问题及其引发的社会问题日益凸显。《健康中国行动（2019—2030 年）》指出，我国焦虑障碍患病率达 4.98%。2022 年 4 月国务院办公厅印发的《“十四五”国民健康规划》中多处提到精神健康，精神健康是健康的重要组成部分，没有精神健康就没有健康。为推进健康中国建设，满足公众整体健康需求，精神心理卫生服务的任务仍然十分艰巨，需全社会共同努力。

世界卫生组织《全球精神卫生行动计划（2013—2020 年）》提出，心理行为问题在世界范围内还将持续增长，应当引起各国政府的高度重视。党和国家历来高度重视人民健康，就精神卫生、心理健康发布了一系列文件。2016 年全国卫生与健康大会明确提出“要加大心理健康问题基础性研究，做好心

理健康知识和心理疾病科普工作，规范发展心理治疗、心理咨询等心理健康服务”。在党中央、国务院的重视与支持下，“政府领导、部门合作、社会参与”的工作机制逐步完善，省、市级精神卫生专业机构服务能力得到较大提升，精神障碍患者就医条件大为改善，精神卫生工作取得显著成效。但是，精神卫生工作仍存在很多亟待解决的问题。目前，公众对焦虑障碍、抑郁障碍等常见精神障碍和心理行为问题的认知率低，社会偏见和歧视广泛存在，讳疾忌医多，科学就诊少。现有精神卫生服务能力远远不能满足人民群众的健康需求，与国家经济建设和社会管理的需要有较大差距。2019 年健康中国行动推进委员会办公室系列行动发布会指出：目前，公众对常见精神障碍和心理行为问题的认知率仍比较低，缺乏对心理健康服务专业性、有效性的认识，更缺乏防治知识和主动就医意识，部分患者及家属仍然有病耻感。这制约了人们对心理健康服务的需要和利用，亟需通过心理健康教育和健康促进，提升公众心理健康素养水平，促进社会稳定和人际关系和谐、提升公众幸福感。为此《健康中国行动（2019—2030 年）》中专门设立了“心理健康行动”专项行动，该行动设立两个目标：一是提升居民心理健康素养水平；二是心理相关疾病（抑郁障碍、焦虑障碍、失眠障碍）患病率发生的上升趋势减缓。

本次修订和实施中国《焦虑障碍防治指南》（以下简称“《指南》”）是贯彻落实《健康中国行动（2019—2030）》的重要内容之一，力争通过大家的共同努力，提高对焦虑障碍防治知识的知晓率和患者识别率、治疗率，降低复发率，帮助患者回归社会。全社会和各相关部门、机构及广大的精神卫生专业人员应成为实施和推广我国《指南》工作的主要力量。

（一）推广和实施对焦虑障碍的防治

以《全国精神卫生工作规划（2020—2025 年）》的指导思

想、总体目标和具体目标为指导，全社会动员，人人参与，推广和实施对焦虑障碍的防治。

1. 指导思想 认真实施《中华人民共和国精神卫生法》，按照党中央、国务院部署要求，以健全服务体系为抓手，以加强患者救治管理为重点，以维护社会和谐为导向，统筹各方资源，完善工作机制，着力提高服务能力与水平，健全患者救治救助制度，保障患者合法权益，维护公众身心健康，推动精神卫生事业全面发展。

2. 总体目标 到2030年，建立覆盖城乡居民的中国特色基本医疗卫生制度，健康素养水平持续提高，健康服务体系完善高效，人人享有基本医疗卫生服务和基本体育健身服务，基本形成内涵丰富、结构合理的健康产业体系，主要健康指标居于中高收入国家前列。

加强心理健康服务体系建设和规范化管理。加大全民心理健康科普宣传力度，提升心理健康素养。加强对抑郁障碍、焦虑障碍等常见精神障碍和心理行为问题的干预，加大对重点人群心理问题早期发现和及时干预力度。加强严重精神障碍患者报告登记和救治救助管理。全面推进精神障碍社区康复服务。提高突发事件心理危机的干预能力和水平。到2030年，常见精神障碍防治和心理行为问题识别干预水平显著提高。

3. 行动目标 到2022年和2030年，居民心理健康素养水平分别提升到20%和30%；失眠患病率、焦虑障碍患病率、抑郁障碍患病率上升趋势减缓；每10万人中精神科执业助理医师分别达到3.3名和4.5名；抑郁障碍治疗率在现有基础上分别提高30%和80%；登记在册的精神分裂症治疗率分别达到80%和85%；登记在册的严重精神障碍患者规范管理率分别达到80%和85%。建立精神卫生医疗机构、社区康复机构及社会组织、家庭相互衔接的精神障碍社区康复服务体系，建立和完善心理健康教育、心理热线服务、心理评估、心理咨询、心理治疗、精神科治疗等衔接合作的心理危机干预和心理援助服务模式。

（二）逐步开展焦虑障碍防治

各级各类医疗卫生机构要开展医务人员包括焦虑障碍在内的精神障碍相关知识与技能培训，高等院校要加强对其心理咨询机构工作人员和学生工作者进行焦虑障碍相关知识与技能培训，对就诊或求助者中的焦虑障碍患者及时提供就医指导或转诊服务。精神卫生专业机构要建立会诊、转诊制度，指导其他医疗机构正确识别并及时转诊焦虑障碍患者；要按照精神障碍分类及诊疗规范，提供科学、规范、合理的诊断与治疗服务，提高患者治疗率。鼓励有条件的地区为焦虑障碍患者提供随访服务。充分发挥中医药的作用，加强中医医疗机构精神类临床科室能力建设，鼓励中医专业人员开展焦虑障碍及心理行为问题的防治和研究。

（三）着力提高精神卫生服务能力

1. 加强机构能力建设　要充分利用现有资源，大力加强县级精神卫生专业机构和精神障碍社区康复机构服务能力建设。各级卫生健康委员会要委托同级精神卫生专业机构承担精神卫生技术管理和指导职能，负责医疗、预防、医学康复、健康教育、信息收集、培训和技术指导等工作。

2. 加强队伍建设　各地要建立健全精神卫生专业队伍，合理配置精神科医师、护士、心理治疗师，探索并逐步推广康复师、社会工作师和志愿者参与精神卫生服务的工作模式。各级精神卫生专业机构要按照区域内人口数及承担的精神卫生防治任务配置公共卫生人员，确保预防工作的落实。开展在精神科从业但执业范围为非精神卫生专业医师的变更执业范围培训，以及县级综合医院和乡镇卫生院（社区卫生服务中心）中临床类别执业医师或全科医师增加精神卫生执业范围的上岗培训。开展中医类别医师精神障碍防治培训，鼓励基层符合条件的精神卫生防治人员取得精神卫生执业资格。制定支持心理学专业人员在医疗机构从事心理治疗工作的政策，卫生健康委员会、人力资源和社会保障部门共同完善心理治疗人员职称评定办法。落实国家对精神卫生工作人员的工资待遇政策，提高其待遇水平，稳定精神卫生专业队伍。

（四）逐步完善精神卫生信息系统

国家有关部门将精神卫生纳入全民健康保障信息化工程。省级卫生健康委员会统筹建设本地区精神卫生信息系统，逐步与居民电子健康档案、电子病历和全员人口数据库对接。建立焦虑障碍数据库，依法建立精神卫生监测网络，掌握精神障碍患者情况和精神卫生工作信息，有条件的地区每 5 年开展一次本地区精神障碍流行病学调查。

（五）大力开展精神卫生宣传教育

各地要将宣传教育摆到精神卫生工作的重要位置。宣传部门要充分发挥传统媒体和新媒体作用，广泛宣传“精神疾病可防可治，心理问题及早求助，关心不歧视，身心同健康”等精神卫生核心知识，以及患者战胜疾病、回归社会的典型事例，引导公众正确认识焦虑障碍等精神疾病和心理行为问题，正确对待精神障碍患者。针对学生、农村妇女和留守儿童与流动儿童、职业人群、被监管人员、老年人等重点人群分别制定宣传教育策略，有针对性地开展焦虑障碍和心理健康教育活动。各级卫生健康委员会要组织医疗卫生机构开展多种形式的精神卫生宣传，增进公众对焦虑障碍、心理健康及精神卫生服务的了解，提高自我心理调适能力。

（六）广泛开展《指南》宣传和培训，提高专业人员防治重点精神疾病的业务水平和工作能力

1. 利用建立在中央、省、地（市）、县（区）的国家精神卫生工作网络，开展《指南》逐级培训和推广。

2. 发挥相关的精神卫生学术团体和组织的优势，利用学术会议、学术活动、学术期刊等多种形式开展《指南》培训和宣传。

3. 强化各级各类精神专科医院之间的业务联系，健全业务技术指导系统及患者转诊治疗系统。通过对《指南》的推广让患者了解更多有关焦虑障碍的基本知识，包括症状表现、治疗手段、预后及康复，提高患者对治疗的依从性，鼓励其面对现实积极生活的态度和主动求医的行为。

（七）加强《指南》实施的信息收集与评估，增强《指南》的指导性

1. 定期收集使用单位和使用人员的意见和建议。

2. 组织开展实施督导和培训督导，指导基层提高防治技术水平。

3. 针对具体问题开展专题调查。

4. 组织实施效果评估。

惊恐障碍

第 2 章

张 宁 李惠春 王立伟 陶 明 邵春红

一、惊恐障碍概述

惊恐障碍（panic disorder，PD），又称“急性焦虑障碍”，其主要临床特点是反复出现突然发作、不可预测、强烈的惊恐体验，伴濒死感或失控感，患者常体验到濒临灾难性结局的害怕和恐惧，并伴有自主神经功能失调的症状。通常发作可在数分钟达到高峰，一般历时 5~20 min。故患者常有急诊就诊史，但全面体检和实验室检查无异常，或虽有轻度异常但不能解释患者发作时的临床症状。发作后 1 个月内患者常有对再次发作及发作后果的持续性焦虑和害怕，出现与发作相关的行为改变，如回避某些场所、不敢独处等，常继发场所恐惧障碍。惊恐发作时常见的躯体症状有心悸、胸痛、窒息感、头晕、非真实感（人格解体或现实解体）等。

欧美流行病学资料显示，惊恐障碍的终身患病率估计为 4.7%~5.1%，年患病率估计为 2.1%~2.8%。我国浙江省（2001 年）和河北省（2004—2005 年）流行病学调查结果显示，惊恐障碍的时点患病率为 0.18%~0.40%；昆明市（2005—2006 年）调查结果显示，终身患病率为 0.14%~0.32%；最新的资料是黄悦勤等 2019 年在《柳叶刀》杂志上发表的中国精神障碍流行病学调查研究，结果显示，惊恐障碍终身患病率为 0.5%，12 个月患病率为 0.3%。

惊恐障碍患病风险存在性别差异，女性患病率高于男性，约为男性的 2 倍。起病年龄呈双峰模式，第一个高峰出现于青少年晚期或成年早期，第二个高峰出现于 45~54 岁，儿童时期发生的惊恐障碍往往不易被发现或表现出与教育相关的回避行为。

惊恐障碍的共病现象较多，常见共病的其他精神障碍包括抑郁障碍、其他焦虑障碍、冲动控制障碍、物质使用障碍等，35%~40%的患者共病抑郁障碍，1/3~1/2 的患者有场所恐惧障碍。惊恐障碍在躯体疾病患者中也较常见，常见的躯体疾病有甲状腺疾病、心脏疾病（如二尖瓣脱垂）、肾上腺皮质疾病（如肾上腺皮质瘤）等。共病躯体疾病及惊恐障碍的严重程度与致残程度相关。

二、惊恐障碍的病因

惊恐障碍的病因尚未阐明，常见的病因有生物学因素和社会心理因素假说。

（一）生物学因素

1. 遗传因素 家系研究提示惊恐障碍遗传度高达 48%（95%*CI* 41%~54%）。越来越多的研究证实惊恐障碍是多基因复杂遗传疾病。近年来，分子遗传学研究发现 *GABA* 基因、单胺类神经递质（5-HT、去甲肾上腺素）基因、下丘脑-垂体-肾上腺轴（hypothalamic-pituitary-adenal axis，HPA 轴）相关基因、相关神经多肽（如胆囊收缩素）等存在与惊恐障碍发病密切相关的基因多态性及表观遗传改变，全基因组关联研究（genome-wide association study，GWAS）也发现了一些罕见变异和惊恐障碍存在显著相关，但目前分子生物学的研究结果并不一致，惊恐障碍的遗传机制仍需进一步探讨。

2. 神经递质系统异常 肾上腺素、去甲肾上腺素系统、5-HT 系统，GABA 系统异常及苯二氮䓬类受体敏感性降低可能参与了惊恐障碍的发病。

3. 神经解剖假说 可能参与惊恐障碍病理机制的神经结构包括脑干（特别是蓝斑）、前额叶皮质、垂体及边缘系统。也有学者提出了“恐惧网络”结构，主要包括前额叶皮质、岛叶及杏仁核等。

（二）社会心理因素

灾难化认知理论是关于惊恐障碍发病机制的经典心理学理论。惊恐障碍的患者常有明显的神经质倾向，且惊恐障碍患者常倾向于采取消极的应对方式。早年的创伤性体验、家庭环境及父母教养方式和惊恐障碍的发病存在密切关系，近期存在的应激性事件常是诱发因素。

惊恐障碍是一种慢性复发性疾病，常伴随显著的功能改变，对患者躯体和心理功能均有负面影响，并常给患者的家庭带来负担。惊恐发作时患者社会心理功能及生活质量明显受损，参加工作的可能性较小，惊恐障碍患者的精神健康和日常功能低于严重慢性躯体疾病的患者。惊恐障碍患者自杀企图的风险高于正常人群，认知和情感调节障碍增加。共病物质使用障碍、躯体疾病及其他精神疾病更不利于预后。惊恐障碍也增加了社会成本，包括卫生保健资源和职业功能的受损。因此，加强对惊恐障碍的诊治和预防，有着极其重要的意义。

三、惊恐障碍的临床评估和诊断分类

（一）惊恐障碍的临床表现及疾病特点

惊恐障碍的特点是其发作的不可预测性和突然性，反应程度强烈，患者常体会到濒临灾难性结局的害怕和恐惧，而发作的终止也相对迅速。其临床表现特点如下。

1. 惊恐发作　反复发作突如其来的惊恐体验，伴濒死感或失控感，伴严重的自主神经功能紊乱症状，如心悸或心率加快、出汗、颤抖、呼吸急促感或窒息感、头晕、眩晕、肢体麻木或刺痛感、发冷或全身潮热、恶心或腹部不适等。发作期间患者始终意识清晰、高度警觉。单次惊恐发作通常仅持续数分钟，部分可持续更久。惊恐发作的频率和严重程度个体差异大，可1天多次或1个月几次。

2. 预期焦虑　发作后的间歇期仍持续担心再度发作及发作所产生的后果，如失控感、濒死感等，也可出现一些自主神经活动亢进的症状。

3. 求助和回避　患者由于担心发病时得不到帮助而产生回避行为，如不敢单独出门、不敢到人多热闹的场所，可能会发展为场所恐惧障碍；或采取某些求助行为避免再次发作，例如，有可信的人陪伴时才肯出门。

4. 其他　有的患者可在数周内完全缓解，病程超过6个月者易进入慢性波动病程。不伴场所恐惧障碍的患者治疗效果较好，继发场所恐惧障碍者复发率高且预后欠佳。约7%的患者有自杀未遂史，约半数以上的患者合并抑郁症状。

（二）惊恐障碍的诊断标准和分类

目前国内现行的诊断系统主要有ICD-10、ICD-11对精神与行为障碍的分类及美国的DSM-5。

1.《国际疾病分类》（第10版）（ICD-10）

（1）惊恐障碍（F41.0，间歇发作性焦虑）：基本特征是严重焦虑（惊恐）的反复发作，焦虑不局限于任何特定的情境或某一类环境，因此具有不可预测性。如同其他焦虑障碍，占优势的症状因人而异，但突然发生的心悸、胸痛、哽咽感、头晕、非真实感（人格解体或现实解体）是常见的。同时，几乎不可避免地继发害怕会死、失去控制或“发疯”等感觉。一次发作一般仅持续数分钟，但有时会持续更长时间，发作频率和病程都有相当大的变异性。处于惊恐发作中的患者常体验到害怕和自主神经症状的不断加重，这致使患者十分急切地离开其所在的场所。如果这种情况发生在特定情境，如在公共汽车上或置身人群中，患者以后可能会回避这些情境。同样，频繁的、不可预测的惊恐发作可导致患者害怕独处或害怕进入公共场所。一次惊恐发作常继之以持续性地害怕再次发作。

（2）诊断要点：在本分类系统中，发生在确定情境的惊恐发作被视为恐惧障碍严重度的表现，因此优先考虑恐惧障碍的诊断。仅当不存在 F40 列出的任何恐惧时，才把惊恐障碍作为主要诊断。

要确诊应在大约 1 个月之内存在几次严重的躯体性焦虑：①发作出现在没有客观危险的环境；②不局限于已知的或可预测的情境；③发作间期基本没有焦虑症状（尽管预期性焦虑常见）。惊恐障碍包含惊恐发作和惊恐状态。

（3）鉴别诊断：前面已说明，惊恐障碍必须与作为确定的恐惧障碍一部分出现的惊恐发作相区分。惊恐障碍可继发于抑郁障碍，尤其是在男性患者中。如果同时符合抑郁障碍的标准，则不应把惊恐障碍作为主要诊断。

2.《国际疾病分类》（第 11 版）（ICD-11） ICD-11 惊恐障碍的诊断要点如下。

（1）基本（必要）特征：①反复出现的惊恐发作，以数个典型症状快速同时出现为特征的强烈恐惧或忧虑散在发作。这些症状如下，但并不仅限于下列症状：心悸或心率加快、出汗、颤抖、呼吸急促感、窒息感、胸痛、恶心或腹部不适、眩晕感或头晕感、发冷或潮热、刺痛感或四肢缺乏感觉（即感觉异常）、人格解体或现实解体、害怕失控或“发疯”、濒死恐惧。

②至少部分惊恐发作是非预期的，这些发作不限于特定的刺激或环境，而是“突如其来”的。③惊恐发作后，患者持续（如数周）担忧或担心再次发作，或担心其可被感知的负面意义（如生理症状可能是心肌梗死的症状），或采取某些行为避免再次发作（如仅在有可信的人陪伴时才肯出门）。④惊恐发作不限于另一种精神障碍引发焦虑的情况。⑤症状并非其他健康问题（如嗜铬细胞瘤）的表现，也不能归因于物质或药物（如咖啡、可卡因）作用于中枢神经系统的直接效应或其戒断反应（如酒精、苯二氮䓬类药物）。⑥症状导致个人、家庭、社会、教育、职业或其他重要方面的功能严重损害。如果功能得以维持，则只能通过巨大的额外努力实现。

注：惊恐发作可发生于其他焦虑及恐惧相关障碍，也可以见于其他精神障碍，因此，存在惊恐发作本身并不足以做出惊恐障碍的诊断。

（2）其他临床特征：单次惊恐发作通常仅持续数分钟，部分可持续更久。惊恐发作的频率和严重程度个体差异大（如1天多次或1个月几次）。

在惊恐障碍中，常见惊恐发作随着病程进展而变得越来越“可预期”，发作变得与某些特定的刺激或情境有关，而这些刺激或情境原本是偶然的，例如，个体在过桥时发生了非预期的惊恐发作，此后，患者在过桥时变得焦虑，这可能导致其对桥的“预期性”惊恐发作。

在惊恐障碍患者中，常见局限性症状发作（即发作与惊恐发作类似，但是只有惊恐发作的特征性症状，没有特征性症状的强烈程度达峰），尤其当患者使用行为策略（如回避）消减焦虑症状时。然而，要做出惊恐障碍的诊断，必须有反复出现的惊恐发作史，才能达到惊恐障碍的诊断要求。

有些患者有夜间惊恐发作的经历，即于睡眠中在惊恐状态下醒来。

尽管惊恐障碍患者的症状表现形式（如以呼吸系统症状为主、夜间发作等）、焦虑严重程度，以及回避行为的程度不同，它仍是焦虑障碍中危害最大的障碍之一。患者常反复至急诊室就诊，承受一系列不必要但却花费巨大的特殊医学检查，尽管这些检查反复出现阴性结果。

3. 美国《精神障碍诊断与统计手册》（第5版）（DSM-5）

美国 DSM-5 惊恐障碍的诊断标准如下。

（1）首先患者反复发作不期而至的惊恐发作：在一段时间内表现为强烈恐惧或不适，迅速出现以下症状中的 4 个或更多，并在数分钟内达到高峰。①心悸或心跳加速；②出汗；③颤抖或哆嗦；④感到气短或窒息；⑤哽咽感；⑥胸痛或胸部不适；⑦恶心或腹部不适；⑧感到眩晕、站不稳、头重脚轻或头晕；⑨寒战或潮热；⑩感觉异常（麻木或刺痛感）；⑪现实解体（感到不真实）或人格解体（与自己脱离开）；⑫害怕失去控制或“发疯”；⑬害怕即将死去。

注：特定文化相关症状（如耳鸣、颈酸、头痛、控制不住的尖叫或哭泣）不作为 4 个必需症状之一。

（2）至少 1 次发作以后 1（或几）个月内存在下述 1（或几）项。

1）持续担心再次发作及发作所产生的后果（如失去控制、心肌梗死样症状、“发疯”）。

2）与惊恐发作有关的行为显著改变（例如，有计划地回避惊恐发作的行为，如回避运动或不熟悉的环境等）。

（3）惊恐发作不是由于物质的生理效应（如物质滥用、药物治疗等）或其他躯体状况（如甲状腺功能亢进症、心肺功能障碍等）所致。

（4）惊恐发作不能归因于其他精神障碍（如社交焦虑障碍、特定恐惧障碍、强迫障碍、创伤后应激障碍、分离焦虑障碍）。

4. 鉴别诊断

（1）躯体疾病所致焦虑：许多躯体疾病可以产生焦虑，常见的有内分泌、心血管、呼吸及神经系统疾病，具体参见表 2-1。临床上对初诊、年龄偏大、无心理应激因素、病前个性素质良好的患者，要高度警惕焦虑是否继发于躯体疾病。

表 2-1　与惊恐发作关系密切的躯体疾病及精神活性物质

分类	示例
躯体疾病	
内分泌系统	甲状腺功能亢进症、甲状腺功能减退症、低血糖症、围绝经期、库欣综合征
心血管系统	充血性心力衰竭、肺栓塞、心律失常、二尖瓣脱垂、心绞痛
呼吸系统	支气管哮喘、慢性阻塞性肺疾病、肺炎
神经系统	前庭功能障碍、颞叶癫痫、偏头痛、脑炎、脑肿瘤
代谢病	糖尿病、血卟啉病
消化系统	消化性溃疡、肠易激综合征
血液系统	贫血、维生素 B_{12} 缺乏
泌尿生殖系统	尿路感染（老年男性）
其他严重疾病及终末状态	恶性肿瘤
精神活性物质	
药物	SSRIs 类抗抑郁药（最初 2 周时尤需注意）
生活中的精神活性物质	酒精过量或戒断、咖啡因过量（咖啡、浓茶）
毒品	可卡因，其他兴奋剂

注：SSRIs. 5-羟色胺再摄取抑制剂。

（2）物质滥用或戒断：许多药物在中毒、戒断或长期应用后可致典型的焦虑障碍，例如，某些拟交感药物苯丙胺、可卡因、咖啡因；某些致幻剂及阿片类物质；其他如类固醇、镇静催眠药、抗精神病药物、酒精等。医师可根据患者的服药史加以鉴别。

（3）其他焦虑相关障碍：惊恐发作可能是恐惧障碍、广泛性焦虑障碍等其他焦虑障碍的一部分，当同时存在时，DSM-5 推荐合并为单一诊断，ICD-11 推荐并列诊断。

（4）其他精神障碍：精神分裂症患者可伴有焦虑，存在精神分裂症症状可资鉴别；抑郁症最常伴有焦虑症状，当抑郁与焦虑严重程度主次分不清时，应先考虑抑郁症的诊断，以防耽误患者抑郁症的治疗而发生自杀等不良后果；其他焦虑障碍有相应的恐惧对象和临床特点。癔症可有类似惊恐发作的表现，但具有夸张特点，发病与精神因素相关。

（三）临床评估

1. 病史采集 详细的病史采集包括以下几方面。

（1）症状发作的特点：是否具有恐惧的主观体验和严重的自主神经功能紊乱症状，以及对发作的预期焦虑和回避行为，如不敢独处、回避出门等。医师应了解患者是否伴有抑郁症状。

（2）症状发作的过程：典型病例常于夜间睡眠前半夜发作，发作突然且不可预见，1 h 内可自行缓解。同时注意了解患者的发作周期。

（3）症状发作的诱因：通常没有明显诱因，但在密闭空间内如超市、电梯、出租车中，有时可诱发发作或类似的不适体验。

（4）既往发作史：应了解患者既往是否具有类似的发作，同时要注意既往发作的临床特点、发病年龄、有无诱因等。

（5）既往诊治经过：了解既往的检查结果、采用何种治疗方法、药物的剂量、药物起效的时间、疗程及治疗效果。

(6) 既往史及个人史：尤其要注意患者有无躯体疾病及治疗躯体疾病的药物；在个人史方面，要注意患者有无酗酒或滥用药物的情况。此外，了解患者的人格特点对于理解患者的发病及症状特点也有帮助。

(7) 家族史：了解患者家族中是否有精神疾病、自杀者。

2. 体格检查 对怀疑为惊恐障碍的患者均应做全面的体格检查（包括神经系统检查），对症状涉及的器官应做详细的检查，以排除躯体疾病的可能。

惊恐障碍患者发作时一般体格检查正常，部分患者可出现血压、脉搏轻度升高，呼吸加快等变化，尤其合并高血压等躯体疾病的患者变化可较明显。发作间期体格检查正常。

3. 精神检查 应当了解惊恐障碍患者的症状特点、持续时间、间歇期表现，并进行全面的精神检查，尤其要注意患者是否伴有情绪障碍、其惊恐症状是否继发于精神症状。

(1) 一般状况：意识清楚，时间、地点、人物定向力完整。常伴有痛苦表情，接触应当是主动合作的，日常生活表现正常。

(2) 认知活动：包括感知觉、注意力、思维障碍、记忆力、智力检查。惊恐障碍患者不存在错觉、幻觉；思维内容和形式正常，逻辑清晰；记忆力、智力正常。

(3) 情感活动：惊恐障碍患者发作时表现为极度紧张、恐惧。发作间期可因为担心下次发作而表现得过度担忧、紧张。慢性患者因生活长期受到干扰而产生抑郁情绪。

(4) 意志与行为：意志没有明显改变，可能因为担心病情发作而出现活动减少。

(5) 自知力：主动叙述病情，求治心切，自知力完整。

4. 实验室检查

(1) 血液检查：结合病史资料，对怀疑为惊恐障碍的患者应进行实验室检查，以排除由躯体疾病或者精神活性物质滥用引起的症状。可进行相应的血液学检查，包括甲状腺功能、血糖、电解质、血脂水平、肝肾功能、重要的微量元素含量检查，以及对怀疑有精神活性物质使用史的患者进行血或尿中精神活性物质水平检测。

（2）其他检查：超声心动图、心电图（24 h 动态心电图）、脑电图、颅脑 CT 或 MRI 可以协助排除器质性疾病。

（四）常用评定量表

1. 患者自评问卷 焦虑自评量表（SAS）（参见第 1 章相关内容）。

2. 专业人员评定的量表

（1）汉密尔顿焦虑量表（HAMA）（参见第 1 章相关内容）。

（2）惊恐障碍严重度量表（panic disorder severity scale，PDSS）是由 Shear 等于 1992 年编制的，是专门用于评定惊恐障碍患者症状严重程度的量表。适用于明确诊断者，由医师来评定。另有给患者用的自评版本和用于筛查、给尚未被诊断者用的“未诊断者版”，但后两者的使用没有前者普遍。PDSS 有 7 个条目，每个条目分 5 级评分：0 为没有，4 为极度的、弥散的、近乎持续的症状、残疾或失能。评定时间范围一般为 1 个月，也可以自行规定，但每个条目的评定时间范围必须一致。完成该量表需要 10~15 min。总分是 7 个条目的得分相加后的平均值，得分范围是 0~4 分。另一种计算总分的方法是 7 个条目的总和，但这种计算结果没有常模可供参考。原作者用于轻度或不伴有场所恐惧的惊恐障碍者获得的得分是（1.59±0.43）分，其中 7 个条目的得分分别为：惊恐发作的频率（1.83±0.82）分，惊恐发作时的苦恼（2.19±0.61）分，预期性焦虑的严重度（1.94±0.75）分，场景害怕或回避（1.23±0.65）分，对惊恐相关感觉的害怕和回避（1.08±0.58）分，工作损害或苦恼（1.29±0.98）分，社会功能损害或苦恼（1.55±0.82）分。量表具有良好的评定员间的一致性（克龙巴赫 α 系数

0.88)，内部一致性略低（克龙巴赫 α 系数 0.65）。量表含 2 个因子成分：第一条和第二条构成因子 1，其余条目构成因子 2。与其他同类量表具有良好的平行效度并对治疗后的变化敏感。

（3）惊恐相关症状量表（PASS）是一种临床医师用评定量表，用来评估惊恐障碍的核心症状。量表包括 5 个核心症状：情景性惊恐发作、自发的惊恐发作、有限症状的发作、预期性焦虑和恐惧性回避，分为 9 个条目，分别评定上述核心症状的频度和强度。这 5 个核心症状的得分比例按 1：1：0.5：1：15 设计，以符合患者的临床特征。国内尚无常模。量表原作者测试了 1168 例被诊断为惊恐障碍的患者，其得分呈正态分布，具有较好的重复信度和治疗效度。

四、惊恐障碍的治疗

（一）治疗目标

1. 降低惊恐发作的发生频率和发作严重度，缓解预期性焦虑、恐惧性回避，治疗相关的抑郁症状，使患者达到临床痊愈。惊恐障碍的疗效常用 PDSS 来评定。其痊愈标准是：患者惊恐发作基本上消失（PDSS≤3 分，每项评分≤1 分），没有或只残留了轻度的场所回避，没有或仅有轻度的焦虑（HAMA≤10 分），没有造成功能残疾，没有抑郁症状。

2. 最大限度地降低共病率、病残率和自杀率。

3. 恢复患者的社会心理功能，提高其生活质量，减少复发的易感因素。

（二）治疗原则

1. 综合治疗　惊恐障碍的治疗主要包括心理治疗和药物治疗。一些研究结果提示，药物治疗合并心理治疗的疗效优于单一药物治疗或心理治疗。联合心理治疗和药物治疗，可全面改善患者的预后。

2. 长期治疗 惊恐障碍是一种慢性疾病，其治疗包括急性期治疗和维持期治疗。急性期治疗药物应当足量、足疗程，以控制患者的精神症状。长期维持治疗，以减少复发、恢复患者社会心理和职业功能。惊恐障碍的治疗应全程治疗。

3. 个体化治疗 药物的疗效及耐受性取决于药物的药理作用、患者的个体差异，以及患者对药物治疗的态度。据此，个体化地选择恰当的治疗手段、药物种类、药物剂型、初始剂量和剂量调整方案等。应事先向患者和/或其家庭成员告知并解释药物的起效时间及不良反应的发生特点，以防止患者过早停药。在治疗过程中，应根据疗效和耐受性，调整药物剂量，进行个体化治疗。

（三）治疗策略

1. 早期诊断和治疗 惊恐障碍患者的就诊方式可能有如下2种。①普通门诊：这是大多数患者的就诊方式。②急诊：通常患者先表现出突然发作的心血管系统症状，就诊于心血管急诊，经专科医师详细检查排除心血管系统疾病后，转诊到精神科就诊。医师应当及时做出诊断，及早治疗。

2. 选择适当的治疗场所 惊恐障碍患者与抑郁症的共病率较高，患者有很高的自杀危险，应当引起医护人员足够的重视，必要时应住院治疗。惊恐障碍患者共病物质滥用和依赖者，必要时住院治疗。

3. 制订治疗计划 仔细评估患者的躯体状况和进行详细的精神检查。评估患者潜在的躯体疾病、社会心理应激、社会支持和日常生活环境。选择适当的治疗措施，制定综合治疗方案。

4. 疗程 惊恐障碍的治疗分为急性期、巩固期和维持期治疗 3 个阶段。

（四）各期治疗

1. 急性期治疗　包括认知行为治疗（CBT）和药物治疗，通常需持续 12 周。如果治疗有效，则患者不再出现惊恐发作，也不再担心发生惊恐发作，恐惧性回避也明显减轻。经过急性期治疗后，接受 CBT 的患者可降低随访频率。

2. 巩固期治疗　根据 2018 年澳大利亚和新西兰焦虑障碍治疗指南，大约 1/3 的患者停止药物治疗后 6 个月内会复发，在此期间患者病情不够稳定，复燃、复发风险较大，故需要继续巩固治疗至少 3~6 个月。

3. 维持期治疗　由于惊恐障碍的复发率较高，需要维持治疗。根据 2014 年加拿大焦虑障碍治疗指南报道，心理治疗与药物治疗联合维持治疗的临床痊愈率要优于任何一种方法单独维持治疗。维持期治疗药物的疗程，建议急性期治疗有效的药物至少维持治疗 1 年。以后根据患者的临床痊愈状况逐渐减药，减药期间密切观察患者的病情，如有症状复发，应重新开始药物治疗。

（五）治疗方法

惊恐障碍的治疗主要包括药物治疗和心理治疗。在给予治疗之前，应进行充分的健康教育，告知患者疾病的相关知识、疗效（包括可能的起效时间）、不良反应、可能加重病情的因素和复发的征兆等。提供相关的自助信息，如书籍或网址等，也会对患者有帮助。

选择药物治疗还是心理治疗，或者二者联合治疗，主要应根据患者的偏好、依从程度和既往治疗效果、疾病的严重程度、共病情况、医师的技能与经验，以及心理治疗的可获得性等。有证据显示，药物治疗、心理治疗（主要是 CBT），或二者联合治疗均可作为惊恐障碍的起始治疗手段。单独的 CBT 可能对共病中重度抑郁症，严重的反复发作的和/或有自杀意念的惊恐障碍患者疗效欠佳。证据显示，在维持期二者联合治疗的疗效优于单独的药物治疗。

1. 药物治疗

（1）药物治疗原则

1）早诊断、早治疗：一旦确诊，即应对患者的症状表现和功能水平进行评估，为制定治疗策略和治疗监测提供依据。

2）制订个体化的治疗计划：根据患者年龄、既往治疗反应、疾病特征、自杀风险（是否有蓄意过量服药的企图）、自伤风险、耐受性、患者对治疗药物的偏好、药物治疗费用、医师的技能和经验等因素，制订初步的治疗计划。

3）选择合适的药物：首先处方有治疗适应证的药物。美国 FDA 批准的治疗惊恐障碍的药物有帕罗西汀、阿普唑仑、氯硝西泮、氟西汀、舍曲林、文拉法辛和艾司西酞普兰等。中国国家药品监督管理局批准的治疗惊恐障碍的药物有帕罗西汀、艾司西酞普兰和氯米帕明等。在临床实践中，医师可能会根据患者的临床表现选择一些未在中国批准该适应证的抗抑郁药物。苯二氮䓬类药物能快速缓解惊恐发作症状，但长期治疗的效果欠佳，并且易产生耐药和依赖，不建议长期使用苯二氮䓬类药物治疗；应避免使用镇静性抗组胺药或抗精神病药物治疗惊恐障碍患者。

4）告知治疗药物相关信息：在开始治疗前，让患者知情药物的起效时间、疗程、可能的不良反应（如治疗初期可能会加重焦虑症状）、需要遵医嘱服药、如果突然停药可能出现停药反应，必要时可让患者签署书面知情同意书。

5）足量、足疗程治疗：急性期治疗药物应当足量、足疗程。治疗有效的药物通常在第 1 周就可以表现出一定的疗效，一般在 6~8 周得到显著改善，需要持续治疗 12 周。

6）监测疗效和不良反应，及时调整治疗方案：治疗药物的不良反应多发生在治疗的第 1 周，早期的不良反应，如心动过速、头晕、口干和震颤等应事先告知患者，以防过早停药。监测药物不良反应，可避免因药物不良反应而加重患者的焦虑性躯体症状。建议从小剂量起始，逐渐增加到有效治疗剂量。开始药物治疗后，定期评价药物疗效和耐受性，并根据有效性评价调整治疗方案。

7）逐渐缓慢停药：停药过快很容易导致焦虑反跳、戒断症状或病情复发。因此，如需停药，应逐渐减药，至少持续 3 个月。应当让患者知情，突然停药或漏服药，可能会导致戒断症状。常见的停药症状包括头晕、麻木和刺痛感、胃肠道不适（主要表现为恶心、呕吐）、头痛、多汗、焦虑和睡眠障碍。这些症状通常较轻，偶尔会较重。如果患者出现停药症状，建议及时就诊。对轻度停药症状者应密切监测，但停药症状较重者，应重新给予药物治疗（或者处方同一类长半衰期药物）。待病情好转后再逐渐减药，并密切监测患者情况。停药后可以继续 CBT，以防止复发。

8）联合心理治疗，提高患者服药依从性和疗效：荟萃分析和随机对照研究结果显示，药物治疗联合心理治疗的疗效优于单一的 CBT 或药物治疗。心理治疗有助于提高患者对治疗的依从性，可改善患者的总体预后。

（2）治疗药物：目前常用于惊恐障碍治疗的药物有 4 大类：SSRIs、SNRIs、TCAs 和苯二氮䓬类药物。一般来说，它们的疗效大同小异。因此，选择何种药物主要是依据药物的不良反应、既往治疗反应、合并的躯体疾病和精神障碍，以及研究证据的强度。同时也要考虑药物的药理特性，如半衰期、代谢酶（如 P450 酶）及药物相互作用，尤其在老年患者和服用多种药物的患者中。

根据研究证据的强度，通常将这些治疗药物分为一线、二线及三线药物。不同指南对药物的分级略有差异，首先选择一线治疗药物。一线药物指有确凿证据证明具有肯定的缓解惊恐发作的药物。通常包括：①国家药品监督管理局批准的具有治疗惊恐障碍适应证的药物，如西酞普兰、艾司西酞普兰、帕罗西汀、氯米帕明，苯二氮䓬类药物等；②国际上批准，如美国 FDA 批准用于治疗惊恐障碍的药物（如帕罗西汀、舍曲林、氟西汀、文拉法辛等）；③国际上指南推荐的其他药物，如加拿大指南推荐的氟伏沙明等。表 2-2 为 2014 年发表的加拿大治疗惊恐障碍的临床实践指南药物推荐表。

表 2-2 惊恐障碍治疗推荐的药物

药物推荐等级	药物
一线	西酞普兰、艾司西酞普兰、氟西汀、氟伏沙明、帕罗西汀、舍曲林、文拉法辛
二线	阿普唑仑、氯米帕明、氯硝西泮、地西泮、丙米嗪、劳拉西泮、米氮平、瑞波西汀
三线	安非他酮、丙戊酸盐、度洛西汀、加巴喷汀、左旋乙拉西坦、米那普仑、马氯贝氨、奥氮平、苯乙肼、喹硫平、利培酮、反苯环丙胺

药物治疗惊恐障碍已有 40 多年的历史，很多研究主要评价药物缓解惊恐发作频率和发作严重程度的效果，也有研究观察了药物治疗预期性焦虑、恐惧性回避、相关的抑郁症状和总体功能的效果。国外的研究资料显示，各种抗抑郁药物，包括 SSRIs、SNRIs、NaSSAs、TCAs 和 RIMAs 均对惊恐障碍有不同程度的治疗效果。其中 SSRIs、SNRIs 和 NaSSAs 目前选择得较多，与过去的 TCAs 药物比较，其安全性上有较大改进。这些非苯二氮䓬类药物通常起效较慢，但是处于惊恐发作期的患者由于对疗效的迫切需要，常在发作期或治疗初期需要合并使用苯二氮

䓬类药物。苯二氮䓬类药物的使用不应超过 3~4 周，应及早停药。

1）选择性 5-HT 再摄取抑制剂（SSRIs）

①帕罗西汀：在 SSRIs 中对帕罗西汀治疗惊恐障碍的研究最多，并且帕罗西汀也是第一个拥有惊恐障碍适应证的 SSRIs（临床研究证据详见附录 3，下同）。

用法用量：治疗惊恐障碍的剂量一般为 40 mg/d，为了减少不良反应的发生，建议从小剂量起始（10 mg/d），根据患者的反应，逐渐加量，每周的加量幅度为 10 mg，最大剂量为 50 mg/d。年老体弱者宜从半量或 1/4 量开始，酌情缓慢加量。帕罗西汀镇静作用较轻，可白天服药，如果患者出现嗜睡、乏力可改在晚上服药；为减轻胃肠道刺激，通常在早餐后服药。目前有帕罗西汀肠溶片，可减少胃肠道不良反应。规格为 12.5 毫克/片和 25 毫克/片。

②艾司西酞普兰和西酞普兰：艾司西酞普兰是西酞普兰具有活性作用的 S-对映体，较西酞普兰晚上市。艾司西酞普兰治疗惊恐障碍的研究较多，已被我国国家药品监督管理局批准可治疗惊恐障碍。

用法用量：艾司西酞普兰可以与食物同服，每天 1 次。建议起始剂量为 5 mg/d，持续 1 周后增加至 10 mg/d。根据患者的个体反应，剂量还可以继续增加直至最大剂量 20 mg/d，治疗期间需要监测心电图的 Q-T 间期。

治疗 3 个月可取得最佳疗效，疗程一般持续数月。老年患者推荐以上述常规起始剂量的半量开始治疗，最大剂量也应相应降低。

③舍曲林治疗惊恐障碍的用法用量：起始剂量为 50 mg/d，平均治疗剂量为 100 mg/d，最大治疗剂量为 200 mg/d。

④氟西汀治疗惊恐障碍的用法用量：可与食物同服，每天 1 次给药。建议起始剂量为 5~10 mg/d，如果起始剂量过高，部

分患者可能会出现惊恐发作加重的情况。根据患者的个体反应，逐渐增加到 20 mg/d，最大剂量可达 60 mg/d。

⑤氟伏沙明治疗惊恐障碍的用法用量：起始剂量为 50 mg/d，平均治疗剂量为 100~150 mg/d，最大剂量可达 200 mg/d。

2）三环类和杂环类抗抑郁药物

①丙米嗪（米帕明）：第一种三环类抗抑郁药物治疗惊恐障碍的研究是 Klein 在 1964 年发表的丙米嗪与安慰剂的对照研究，结果显示，丙米嗪能有效治疗惊恐障碍。丙米嗪成为了传统的治疗惊恐障碍的“金标准”，治疗剂量与治疗抑郁症的剂量相似，为 100~150 mg/d，起效时间比治疗抑郁症的起效时间晚。明显的疗效出现在治疗后的 4~6 周，最大幅度的疗效可能在治疗后的 10~12 周才表现出来。起效最快的症状是惊恐发作的次数和严重度，随后是预期性焦虑。回避和对场所的恐惧可能需要几个月才能完全消失。

②氯米帕明：氯米帕明可以显著降低惊恐发作频率和焦虑程度。

用法用量：治疗惊恐障碍，起始剂量为 10 mg/d，可与某种苯二氮䓬类药物合并使用，根据对药物的耐受程度确定剂量，同时撤去苯二氮䓬类药物。剂量范围为 25~150 mg/d。治疗应至少持续 6 个月。老年患者起始剂量为 10 mg/d，逐渐增加剂量至 30~50 mg/d。

3）其他抗抑郁药物

①美国 FDA 批准的治疗惊恐障碍的其他药物有文拉法辛缓释剂。用法用量：起始剂量为 75 mg/d，根据患者的临床反应可以逐渐增加到 225 mg/d；治疗剂量为 165~171 mg/d。

②有不少开放性研究和小样本的随机对照研究结果显示，米氮平能有效治疗惊恐障碍，疗效与 SSRIs 类药物相当。剂量为（18.3±1.3）mg/d。

③虽然有一级证据支持瑞博西汀治疗惊恐障碍的疗效，但

其明显的不良反应，如口干、便秘和失眠等，限制了其应用，仅被推荐为二线药物。

4）苯二氮䓬类药物：关于阿普唑仑治疗惊恐障碍的研究最多，并且美国 FDA 批准了阿普唑仑在惊恐障碍治疗中的使用。还有研究支持其他苯二氮䓬类药物短期可以有效治疗惊恐障碍，包括氯硝西泮、地西泮、奥沙西泮和劳拉西泮。

用法用量：阿普唑仑的起始剂量一般为 0.4 毫克/次，2~3 次/天，每 3~4 天增加 0.4 mg/d，常用剂量为 0.4~2.0 mg/d，一些患者可能需要的最大剂量是 4~6 mg/d。氯硝西泮的治疗剂量为 1~6 mg/d，使用大剂量后停药时可能会出现戒断症状。减量时应当逐渐减量，一般是每 3~4 天减少 0.5 mg/d 或更慢。在 SSRIs 治疗初期合并使用苯二氮䓬类药物可以有更快的起效速度。

戒断症状：有 30%~90%的患者会出现戒断症状，大多数症状为轻中度，可以耐受，但是突然停用较大剂量的苯二氮䓬类药物时，可能会发生癫痫发作（比较罕见）。建议应当缓慢减药。对于惊恐障碍患者，减药需要 8~24 周。短期治疗或小剂量苯二氮䓬类药物可能不需要这么长的减药时间。

患者停用苯二氮䓬类药物时，可能会出现如下两种情况：①患者原来的症状可能复发；②患者可能出现戒断症状，常发生在停药后数天内，但是一般在 2~3 周减轻或消失。常见的苯二氮䓬类药物戒断综合征的症状包括焦虑、抑郁、易激惹、集中注意力困难、失眠、疲倦、头痛、肌肉震颤或疼痛、出汗、头晕、恶心、食欲减退、人格解体、现实解体、感知觉（嗅觉、视觉、味觉、触觉）增强等。治疗过程中应当给予患者及其家属支持性教育，引导正确的停药过程。最新的研究提示，集体 CBT 有助于患者终止苯二氮䓬类药物的长期使用。

5）惊恐障碍共病其他疾病的治疗

①惊恐障碍共病躯体疾病的治疗：惊恐障碍共病躯体疾病的比例较高，治疗前应当仔细评估患者是否伴有躯体疾病的可

能性。对共病惊恐障碍和躯体疾病的患者，应首先评估两者的关系。

如果患者的惊恐障碍继发于躯体疾病或者躯体疾病的治疗过程，则应当首先治疗躯体疾病或者优化躯体疾病的治疗过程，然后酌情考虑对惊恐障碍进行治疗。

如果躯体疾病与惊恐障碍共病（非因果关系），则需要尽早针对惊恐障碍进行治疗，因为惊恐症状会加重或恶化患者的躯体症状，并加剧躯体疾病的进程。研究结果显示，惊恐障碍可以升高心血管疾病患者的死亡率。有无躯体疾病的惊恐障碍患者治疗一致，但是应当注意以下几点：a. 躯体疾病患者往往耐受性较差，建议药物以小剂量起始，逐渐加至患者合适的治疗剂量；选择对躯体各系统影响小的药物，如对心电图、血压等影响小的药物治疗，特别是对心血管疾病患者。b. 选择药物时，考虑药物间的相互作用，选择药物相互作用风险小的药物。c. 对呼吸系统疾病患者，应避免将苯二氮䓬类药物作为一线药物使用。d. 多数抗抑郁药物可能会降低癫痫发作阈值，对脑部疾病患者或脑外伤患者，应注意药物剂量及滴定或递减速度。

②惊恐障碍共病物质滥用的治疗：惊恐障碍共病物质或酒精滥用的风险较高，治疗前应当评估患者是否伴有物质或酒精滥用，不管物质或酒精滥用是原发性疾病或者是继发于惊恐障碍，治疗时均需要考虑对物质或酒精滥用的治疗。即使是继发于惊恐障碍的物质或酒精滥用，也很少会在惊恐障碍的治疗过程中痊愈。

物质或酒精滥用往往会使惊恐障碍患者症状更复杂，并且治疗时患者的治疗依从性更差，且会影响治疗药物的疗效，共病惊恐障碍和物质或酒精滥用者预后较单一诊断者更差。因此，需要在开始惊恐障碍的治疗前，制订针对物质或酒精滥用的治疗计划，并且在治疗过程中，注意以下几方面：a. 长期饮酒或滥用活性物质患者可能存在肝功能损害，导致药物代谢能力下降，机体对药物的代谢清除速度降低，建议从小剂量起始，逐渐缓慢增加到治疗剂量。b. 由于苯二氮䓬类药物的药理作用与酒精相似，因此，苯二氮䓬类药物的效果对于酒精滥用患者来讲，可能会作为一种诱发信号，触发患者对酒精的渴求。长期使用苯二氮䓬类药物可能会加重患者的酒精滥用风险，因此，应尽可能避免使用苯二氮䓬类药物。c. 惊恐障碍的药物治疗，可以缓解物质或酒精滥用患者的焦虑或抑郁情绪，但很难使患者完全停用活性物质或酒精。使用其他抗抑郁药物或抗惊恐发作药物时应当评估药物与活性物质或酒精之间的相互作用（药代动力学和药效学的相互作用），如药物可能会降低癫痫发作阈值，则治疗这组患者时应当谨慎或者密切监测。d. 采用综合治疗策略，并且定期评价药物的疗效和耐受性，根据患者的具体表现，给予个体化治疗方案。

③惊恐障碍共病抑郁症的治疗：焦虑障碍与抑郁症的共病率极高，影响患者的治疗及预后。共病抑郁症的惊恐障碍患者，伴有更多的社会心理问题和社会心理功能的损害，并且比单一诊断的患者有更多的焦虑和躯体症状主诉，这类患者的自杀风险也较高，对药物治疗的反应更差。苯二氮䓬类药物可能会加重或恶化抑郁症状，因此，应避免长期使用苯二氮䓬类药物。对于共病抑郁症的惊恐障碍患者，建议采用综合治疗策略，即药物治疗合并心理治疗。

由于常用的治疗惊恐障碍的药物为抗抑郁药物，因此，共病轻中度的抑郁症会随着药物治疗逐渐改善。合并针对抑郁的心理治疗，可以明显改善共病的抑郁症状。由于惊恐障碍患者对抗抑郁药物早期的不良反应更敏感，因此，建议从小剂量起始，逐渐增加到治疗剂量。

如果患者的抑郁程度较重，应该加强对抑郁症状的关注，因为患者的抑郁症状会影响患者对针对焦虑的心理治疗的实施和疗效。选择对抑郁症状和焦虑症状均有效的药物，合并 CBT 等心理治疗。

2. 心理治疗

（1）心理治疗的选择：心理治疗应该和药物治疗一样作为惊恐障碍的主要治疗选择。对于处于妊娠期、哺乳期的患者更加应当作为首选治疗方案。药物治疗无效的患者，心理治疗或许有效，反之亦然。经药物治疗病情好转者，或者停药后极易复发，心理治疗有助于巩固疗效、预防复发。

心理治疗不仅对惊恐障碍的急性期治疗有效，还有长期治疗作用。在一个 2 年的随访研究中，个体、团体和短期 CBT 相对于对照组均具有更低的复发率。一项长期的随访研究表明，经过暴露疗法惊恐发作痊愈的患者 2 年后仍有 93% 的患者维持痊愈状态。一个纳入 6~24 个月的随访研究的荟萃分析表明，心理治疗联合抗抑郁药物治疗的患者长期痊愈/有效率优于单独抗抑郁药物或心理治疗的患者。

（2）心理治疗原则：惊恐障碍心理治疗的原则包括以下几方面。

1）充分评估：在开始心理治疗之前需要对患者进行充分评估，评估内容应包括现病史及目前的症状；了解过去的精神疾病病史，躯体疾病病史和物质使用史，个人史（如心理成长、生活事件和对这些事件的反应），社会、职业情况，家族史；掌握患者药物使用情况；进行体格检查和精神状态检查；对照诊断标准明确诊断。

2）取得共识，达成同盟：开始治疗前需要和患者讨论特定心理干预措施的潜在受益和风险，需要对两者达到预期平衡。同时应该给患者提供治疗方法的选择，应结合患者的临床特征、需求和偏好及当地能够提供的循证的心理干预方法做出选择。

3）基于循证：确保只有经过适当培训和督导的人员才能提

供心理治疗，心理治疗师的临床实践应遵循基于循证的治疗方案。

4）知情同意，充分告知：心理治疗师需要提醒患者心理治疗的疗效不是即刻获得的，维持初始治疗的疗效一般需要一个较长的治疗过程，治疗过程中症状的短时恶化有时会发生，对心理治疗师的依赖可能会发生，令人鼓舞的短期疗效并不能保证长期良好结局等。

5）遵循规范：应该遵循规范化治疗程序，预先制订好适合患者的治疗计划并有步骤地执行，而不是一开始就选择联合治疗，因为并不能确定联合多种策略就会带来更好的长期疗效。

6）适时转介：对于接受系统的心理治疗后仍不见好转或因各种原因导致心理治疗无法实施时，应该及时予以再评估、转介给其他心理治疗师或给予药物治疗。

（3）心理治疗方法：心理治疗方法的选择，一方面要考虑患者的受教育水平、人格特点、领悟能力、对心理治疗的了解程度及个人的喜好和治疗期望；另一方面，心理治疗师受训的背景不同，能够提供的心理治疗方法也会有所不同。

1）CBT：CBT 已被证明是治疗惊恐障碍有效的心理治疗措施，包括暴露在内的策略是应对惊恐的最有效的策略，提高治疗疗效的因素包括家庭作业和随访。荟萃分析已经证实暴露、暴露联合认知重建和其他 CBT 技术对于惊恐障碍的疗效确切，且在惊恐障碍的治疗中 CBT 显著优于药物及放松治疗。CBT 在个人及团体治疗中均可能有效。

自助书籍（阅读疗法）、通过电话/视频会议的 CBT、基于网络的 CBT（ICBT）已被证明和面谈形式的 CBT 疗效相似。作为 CBT 的一部分，在虚拟现实中进行暴露也是有效的。当应用阅读疗法，一次提供所有的信息和有步骤地提供信息疗效相当。大多数 ICBT 计划包含心理治疗师通过电话或邮件和患者的联系，每周1次的联系与更频繁的联系疗效相当。

CBT的治疗目标：①心理教育，直接对患者和其家庭成员解释症状和障碍；②监测焦虑；③认知重建：纠正假定的认知扭曲，有助于识别和对抗对身体感觉的恐惧。

CBT的步骤：①心理教育；②自我觉察；③系统性暴露于可能诱导惊恐发作的情境；④对抗焦虑的信念；⑤恐惧情境的暴露；⑥适应不良行为的纠正；⑦复发的预防；⑧处理移情问题；⑨解决人际关系和其他情绪问题。

注意事项：CBT治疗师必须接受过正规的系统培训及督导，并按照基于循证的治疗程序进行治疗。惊恐障碍的CBT程序一般包括12~14周的访视，更简短的6~7次访视已被证明同样有效，通过3周内实施13次访谈来压缩治疗的持续时间也被证明和传统的每周1次的访谈同样有效，基线严重程度高、功能受损严重或有合并症的患者应用标准的CBT疗效可能更好。CBT的治疗计划有时包括一个或更多的随访（follow-up）或强化（booster）访视。症状严重、恐惧强度大、首发年龄早、回避行为突出的患者均预示对CBT反应不佳。治疗过程中症状的变化先于信念的变化，并且信念和回避行为的变化被认为是关键过程变量。

2）精神动力学心理治疗（PPT）：PPT对惊恐障碍的疗效还缺乏广泛的临床对照研究，多数是理论推理和个案总结。Milrod于1997年编制了针对惊恐障碍的PPT手册，并于2007年发表了一项对照研究，PPT组有效率为73%，对照组有效率为39%，前者几乎是后者的2倍。Milrod又进行了一项开放性的临床研究，对惊恐障碍患者进行每周2次，共计24次的精神动力学心理治疗，患者在恐慌、抑郁、焦虑和功能损害等方面均得到了具有统计学显著意义的改善。Leichsenring等2009年的临床对照研究也提示PPT对于惊恐障碍的治疗优于放松训练。

注意事项：治疗师需要经过系统的PPT培训，要接受自我被分析的个人体验，熟悉本疗法的操作技术，在案例实践中有自己的督导师或督导团队。治疗师专业的培训经历和丰富的临床案例经验是 PPT 得以发挥有效作用的保证。如果经过评估，发现患者缺乏接受 PPT 的动机，或者其人格结构处于未整合水平，或者因为其他种种的客观因素，这种开放的、长程 PPT 可能不是最好的治疗形式。此时应与患者讨论合适的治疗方法，并帮助其转介给其他治疗师。

3）其他心理治疗方法：许多其他的治疗方法，如家庭治疗、人际关系疗法、情绪疗法、支持性心理治疗等也都可应用于惊恐障碍的治疗。眼动脱敏和再处理（eye movement desensitization and reprocessing，EMDR）对惊恐障碍的疗效不确切。随着心理治疗的发展，针对惊恐障碍的心理治疗方法会越来越多，检验疗效的实证研究也会逐渐丰富和发展。

4）心理治疗和药物治疗联合：一项纳入 21 项研究的荟萃分析发现，无论是急性期还是药物维持治疗期联合心理治疗和抗抑郁药物治疗均优于单独心理治疗或药物治疗。终止治疗后，合并治疗患者的长期预后优于单一抗抑郁药物治疗并且和心理治疗长期疗效相当；对接受抗抑郁药物治疗患者的随访研究发现，在药物治疗中断后提供 CBT 有助于降低复发率；CBT 已被证明对于停用苯二氮䓬类药物有效。王高华等 2015 年的一项纳入 6 项研究的荟萃分析结果也提示，在惊恐障碍的治疗中，CBT 联合药物治疗疗效优于单独药物治疗，但因样本量尚较小（$n=329$），仍需进一步研究验证。结合此前的荟萃分析结论，单独 CBT 或 CBT 联合药物治疗可作为惊恐障碍的一线治疗方案。

一项关于心理治疗联合苯二氮䓬类药物的荟萃分析发现，相对于单独心理治疗或苯二氮䓬类药物治疗，联合治疗并未带来更多的益处，且随访的数据提示，这种联合治疗的效果可能不如单独行为治疗，但该研究仅包含了 3 项研究。苯二氮䓬类药物联合心理治疗对惊恐障碍的疗效仍需进一步的研究。

在一项随机对照研究中发现丁螺环酮短期内提高了 CBT 的疗效，但长期随访并未发现其优于单独 CBT。关于 d-环丝氨酸作为 CBT 辅助药物的研究数据存在争论，部分研究提示有显著的益处，对于重症患者的症状缓解具有加速作用，但也有研究发现，相对于 CBT 联合安慰剂组，CBT 联合 d-环丝氨酸组总体疗效并无显著改善。

五、惊恐障碍治疗的规范化程序

惊恐障碍患者一旦确诊，应尽早根据患者年龄、既往治疗反应、自杀自伤风险、耐受性、患者对治疗的偏好、就诊环境、药物和心理治疗的可获得性、治疗费用等选择适当的治疗方法。

心理治疗是惊恐障碍的首选治疗措施之一。CBT 是已被证实的对惊恐障碍有效的治疗措施，精神动力学心理治疗、家庭治疗、人际关系疗法、支持性治疗等也可用于惊恐障碍的治疗。应结合患者的具体情况选用不同的心理治疗。

药物治疗应优先选择一线推荐药物。缓慢增加剂量或联合苯二氮䓬类药物数周可以减少早期的不良反应。如果所有一线推荐药物治疗效果不佳，可换用二线推荐药物。

对于一线或二线药物治疗均无效的难治性患者，除了使用三线推荐药物、增效治疗及其他替代的治疗方法外，需要重新评估患者的诊断、共病情况（如缺血性心脏病）和其他精神障碍（如抑郁症、物质使用障碍等）。

急性期治疗 12 周。对治疗有效的患者应维持治疗 12 个月。治疗过程中定期监测疗效和不良反应。停止治疗时应逐渐减量，通常至少需要 2~3 个月，以避免停药和反跳症状。

惊恐障碍治疗的规范化程序见图 2-1。

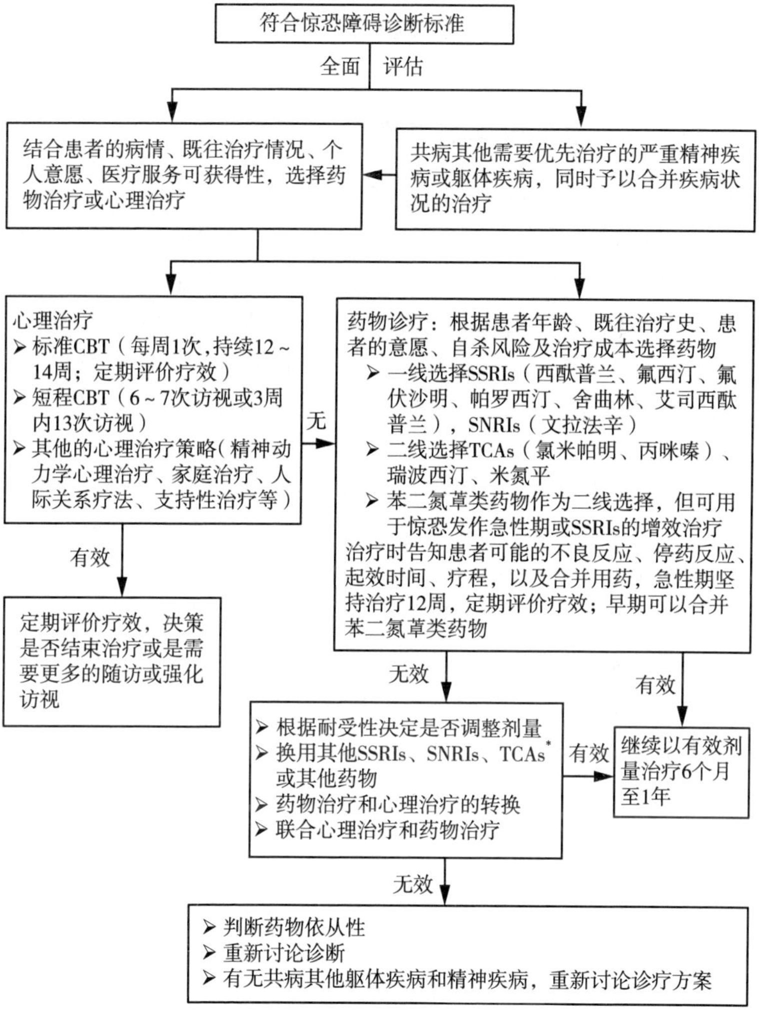

图 2-1　惊恐障碍治疗的规范化程序

注：* 如果需要减药，应逐渐减药，防止减药过快出现停药反应；减药时间至少需要 2~3 个月。

六、特殊人群的惊恐障碍

（一）儿童青少年惊恐障碍

1. 流行病学特点 Diler 等 2003 年报道，儿童青少年惊恐障碍在社区调查样本中患病率为 0.5%~5.0%，儿童精神卫生机构中的患病率为 0.2%~10.0%，在诊所中接受治疗的患儿多为儿童晚期或青少年期，高发年龄为 15~19 岁，患病率为 3.0%~6.0%，以女性多见。发病与儿童期心理发育特点和境遇有关，患儿父母患焦虑障碍的比例高，且高达 90%的患儿共病其他焦虑障碍。

2. 临床特征 惊恐障碍在儿童青少年期主要表现为反复出现不能预期的紧张害怕和不适，伴有胸闷、气短等症状。惊恐发作持续数分钟至数小时不等，发作前没有预兆，主要症状包括恐惧、紧张、心悸、头晕、头痛、胸闷、震颤、非真实感及濒死感等。与儿童期惊恐发作关联最密切的是分离焦虑障碍，患儿担心与依恋对象分离，由此产生一系列过度的情绪反应和躯体症状，如烦躁不安、哭闹、发脾气、头痛、恶心和呕吐等。

惊恐障碍常造成患儿日常生活和社会心理功能受损。即便没有惊恐发作，患儿也处于焦虑紧张状态，回避曾出现惊恐发作的场景，如不去学校、待在家里不出门等，即恐惧性回避。有些惊恐障碍患儿伴有抑郁症状并有自杀风险，还有些为缓解焦虑而出现酒精和药物滥用情况。

3. 诊断 儿童青少年惊恐障碍患者基本不会独立地寻求医疗帮助，通常由父母向医师提出担忧或困扰，尤其是低龄儿童的惊恐发作常不典型，例如，吃饭时怕呛、怕呕吐，夜间发生不敢上床等易误诊为“夜惊”等，因此，临床诊断较为困难，有时需要与相关的儿科、内科医师联系并进行相关的检查。需鉴别排除广泛性发育障碍、儿童精神分裂症、儿童恐惧障碍及癫痫等疾病。

4. 治疗　治疗的目标是控制惊恐发作，减少或避免预期焦虑，以防止合并其他心理行为障碍。儿童青少年惊恐障碍首选的治疗方法是心理治疗。心理治疗可以帮助患儿及其家长找寻可以减轻压力和冲突的途径，有助于减少惊恐发作。心理干预计划应该根据发作的严重程度、发作频率及对日常活动和功能的影响来制订，包括改变家庭环境在内的心理教育方法应作为干预基础，所有患有惊恐发作的患儿都应该考虑采取心理教育方法，以尽量减少发作的影响。支持性心理治疗可以进一步提高受试者的应对能力。

CBT是常用的心理治疗方法，可以教育儿童青少年如何在惊恐发作时控制焦虑和缓解发作，常用的方法包括心理教育、自动思维认同和修改、暴露于恐惧刺激并解决问题，以及培养应对技能等。对于年龄较小的儿童实施CBT较为困难，需要与其父母一起参与治疗才能获得积极的效果。其他如支持性心理治疗、家庭治疗等也可行。在经过环境调试、心理行为治疗后症状仍无明显改善的患儿，建议采用心理治疗联合用药物治疗。

药物治疗可有助于迅速终止发作，恢复其社会心理功能。但目前对于精神药物用于儿童青少年人群治疗的安全性资料极为有限，需要在专科医师的指导下谨慎使用，剂量通常以成人的1/4~1/2为宜。苯二氮䓬类药物在儿童对照试验中未得到支持，在一些儿童中甚至可能导致矛盾性脱抑制。尽管如此，在临床实践中，苯二氮䓬类药物有时会在SSRIs类药物开始治疗初期或加量时使用，目的是“增强”疗效或者减轻不良反应及快速镇静；短期使用苯二氮䓬类药物治疗，依赖风险、负面认知效应和戒断现象少，但应密切监测其使用情况。具有抗焦虑作用的抗抑郁药物也可用于治疗惊恐障碍，所有SSRIs的有效性在治疗成人惊恐障碍中都得到了临床研究的支持，而在儿童青少年群体中使用 SSRIs 的资料较少。Cochrane 系统综述显示，7 项短程随机对照研究（<16 周，治疗组 453 例，对照组 389 例）检验了 SSRIs（氟西汀、氟伏沙明、帕罗西汀、舍曲林）对青少年焦虑障碍患者功能损害变化值的影响（CGI-I 评分），结果发现，相对于安慰剂，治疗有效的相对风险值为 2.38（95% *CI* 2.01~2.83），需治疗人数（number needed to treat，NNT）为2~3 人。SSRIs 之间没有显著差异；氟西汀、舍曲林和西酞普兰可用于儿童青少年情绪和焦虑障碍，具有良好的风险-收益比，其中也包括自杀风险，一般在 8 岁以上的儿童中使用，起始剂量酌情减少。需要注意的是，SSRIs 应从低剂量开始缓慢滴定，少数患儿会在治疗的第一天出现不安、激越、惊恐发作加重，焦虑症状的主观恶化可以诱使患儿停止用药。

有 2 项文拉法辛短程随机对照研究（治疗组 295 例，对照组 311 例）结果显示，其有效相对风险值为 1.46（95% *CI* 1.25~1.71）。总体疗效低于 SSRIs，可以作为 SSRIs 无效时的二线治疗。其他抗抑郁药物如 TCAs、MAOIs 及心境稳定剂治疗惊恐障碍有效，尤其是合并抑郁、双相障碍及激越行为时，在儿童青少年惊恐障碍在治疗中均不作为一线药物使用。

（二）老年惊恐障碍

1. 流行病学特点 惊恐障碍在 40 岁以后首次出现是相对罕见的，在晚年开始的惊恐发作需要特别仔细的诊断，以排除继发原因。Andreas 等 2017 年报道，流行病学证据显示，65 岁及以上的成年人中约有 1%受影响。Lenze 等 2011 年的研究认为，该病的发病率随着年龄的增长而下降，根据现有数据，Laurie 等 2007 年的研究认为，老年惊恐障碍的发病率降低可能是由于躯体疾病患者的死亡率升高及通过脑神经化学的变化而减轻症状，所以没有相应的新病例发生。

2. 临床特征 老年患者由于躯体疾病多，且多种药物联合情况也很普遍，惊恐发作常与躯体疾病和服用药物有一定关系，且发作时的症状也不典型。部分老年患者对躯体的过分关注，甚至出现疑病倾向，对症状做出自认为合理性的解释。惊恐障碍在老年人群中并不常见，且其症状数量和严重程度都随发病年龄的增长而有下降趋势，但其伴随的焦虑和抑郁症状则较多见，部分患者可有消极厌世倾向。

3. 诊断 老年惊恐障碍的诊断需要满足惊恐发作的诊断标准。鉴别时可以从惊恐障碍的特点入手，如发作性病程，发作无诱因，恐惧、焦虑、濒死感及自主神经症状表现，发作后缓解较迅速完全，意识清晰，事后能回忆，达到一定的发作频度和强度等，完善相关实验室检查。鉴别诊断应考虑是否存在可能导致类似惊恐发作的躯体疾病，是否与精神活性物质使用或药物反应有关，是否存在意识障碍（如谵妄）和认知功能损害(如痴呆)，是否诊断为其他精神疾病。

4. 治疗 首发老年惊恐障碍的处理须遵循惊恐障碍治疗的规范化程序，与成人惊恐障碍的治疗类似，优先选择 SSRIs，苯二氮䓬类药物和 CBT 是治疗惊恐发作的有效方法。同时在治疗中兼顾老年人的特点，如心血管系统疾病等躯体疾病，注意药物不良反应和药物相互作用（躯体疾病和精神药物、P450 酶活性)，防跌倒等。

（1）心理治疗：支持性心理治疗是向患者说明疾病的性质、打消患者对身体状况的担忧、减轻其精神负担、鼓励患者坚持治疗的一种治疗方法。CBT 包括焦虑处置技术和认知重建两种方式。医师可以通过让患者回忆、想象焦虑时的情绪、思维、行为而诱导出焦虑，然后进行放松训练来缓解其紧张焦虑时的躯体症状；也可以通过帮助患者了解认知模式，寻找负性自动思维和纠正根本性的不良信念，进行认知重建，建立自信心。

行为治疗中的放松疗法和生物反馈治疗可以更好地让患者学习调节身体肌肉紧张状态，以及体内不随意内脏及其他躯体功能，缓解惊恐发作时紧张焦虑的躯体症状，这种方法对伴有诸多躯体症状的老年患者较为适用。

（2）药物治疗：老年期具有特定的药代动力学特点，体现在药物的吸收、分布、代谢速率、清除排泄各个环节，同时随着年龄的增长外周及中枢神经生物学的改变，可能影响常规剂量的疗效和不良反应。因此，老年人惊恐障碍治疗中需要注意合理用药：根据药理特性和代谢特点合理选药，小剂量起始并缓慢加量，重视不良反应，把握治疗时限。

苯二氮䓬类药物可以迅速缓解惊恐发作症状，对预期性焦虑和恐惧性回避也有效。该类药物有嗜睡、头晕、共济失调、记忆障碍、呼吸抑制、耐药、成瘾、撤药综合征等不良反应，老年人应尽可能小剂量使用（如劳拉西泮 0.5~2.0 mg/d，阿普唑仑0.4~1.2 mg/d），以防止过度镇静和跌倒。

SSRIs 和其他类型抗抑郁药物，如西酞普兰、帕罗西汀、舍曲林、氟西汀和米氮平等，预期性焦虑和合并抑郁症的患者可以选用。以常用量的 1/4~1/2 起始，例如，西酞普兰、氟西汀、帕罗西汀等以 5~10 mg/d，舍曲林以 12.5~25.0 mg/d，氟伏沙明以25 mg/d开始，结合疗效和耐受性等情况缓慢增加至成人剂量，除药物本身的不良反应如抗胆碱作用及心血管不良反应需要注意外，还需注意与老年人躯体疾病合并用药之间的相互作用。有文献报道，老年惊恐障碍抗抑郁药治疗剂量范围比单纯抗抑郁治疗时大。

（3）其他：与患者及其家属的良好沟通是取得良好治疗效果不可或缺的一部分。因躯体并发症多、药物治疗风险相对较大，以坦诚的态度，从患者和患者家属可接受的角度探讨疾病诊断治疗预后的相关问题，共同做出治疗决策，可以大大提高患者及其家属的治疗依从性，减少医患纠纷的产生。主要沟通内容包括：患者的疾病表现形式及诊断、治疗、预后，患者在治疗中可以选择的途径及其主要优缺点，治疗过程中可能出现的治疗反应和不良反应甚至危险性，以及医患双方的分工及合作等。

（三）围产期和哺乳期惊恐障碍

1. 流行病学特点 根据 Kaplan 等 2007 年的报道，女性惊恐障碍的发病率是男性的 2 倍。既往 Andersson 等在 2003 年、Uguz 等在 2010 年和 Farias 等在 2013 年的研究表明，妊娠期惊恐障碍患病率为 0.2%~5.2%，且惊恐障碍的发生与不良出生结局相关，如分娩小于胎龄新生儿的风险增加，增加早产和剖宫产的风险。Adewuya 等在 2006 年和 Uguz 等在 2010 年的研究表明，妊娠和非妊娠妇女在该病患病率方面没有差异，但妊娠会影响已有惊恐障碍症状的严重程度。尽管这两项研究的结果不完全相同，但两者结果都表明，妊娠期间孕妇原有的惊恐症状将恶化，且恶化率高达 33%。

2. 临床特征 围产期的惊恐发作与普通女性惊恐障碍的发作症状和严重程度没有明显差异。具体临床特点见本章“惊恐障碍的临床表现及疾病特点”。

3. 诊断 围产期和哺乳期惊恐障碍的诊断要符合惊恐发作的诊断标准。鉴别诊断除考虑是否存在可能导致类似惊恐发作的躯体疾病、精神活性物质使用或药物反应、意识障碍、精神疾病外，还应考虑症状是否由于产科相关情况所致。

4. 治疗 在围产期和哺乳期中，由于担心药物对胎儿或婴儿的影响，极少患者愿意接受药物治疗。心理治疗中的 CBT、心理动力学治疗和人本主义疗法均有报道，目前只有 CBT 有循证医学依据证明其是有效的。

围产期和哺乳期中发生惊恐障碍一般不推荐苯二氮䓬类药物治疗。

抗抑郁药物能够通过胎盘，并能通过乳汁分泌。关于抗抑郁药物的致畸性，目前没有 SSRIs 致畸的直接证据，但尚不能排除其他风险。因此，妊娠期是否能服用抗抑郁药物仍需要慎重考虑，建议使用美国 FDA 推荐的药物，具体见第 1 章相关内容。哺乳期如需服用抗抑郁药物建议停止哺乳。如果服药期间发现妊娠，停止服药被认为是妥当的。

七、惊恐障碍的康复和预防

（一）人群的健康教育及实施

惊恐障碍患病率高，患者多为中年、独居/离异和低收入人群。35%的人群一年中至少要经历一次惊恐发作，DSM-Ⅳ专家组也指出惊恐发作经常并发于各类焦虑障碍疾病。而惊恐发作的患者常以一些躯体不适症状为主诉，因此，多数患者常在急诊室或内科门诊反复就诊，实验室检查结果均阴性，但患者症状却不能得到缓解，甚至越来越严重，导致病程迁延及严重的心理负担和精神残疾。因此，有必要对社会人群进行惊恐障碍的健康教育，熟悉惊恐障碍的临床特点为：反复发作突如其来的惊恐体验，伴濒死感或失控感，伴心率加快、出汗、颤抖、呼吸急促或窒息感、头晕、眩晕、肢体麻木或刺痛感、发冷/发热、恶心等。发作期间意识清晰，高度警觉。发作通常仅持续数分钟，发作频率可 1 天多次或 1 个月几次。这样，不仅能早期识别惊恐障碍，使患者得到及时有效的治疗，降低患病率及复发率，还有助于节约医疗成本，减轻个人及社会医疗负担。

1. 人群健康教育的特点

（1）面向所有社会人群，普及惊恐障碍的疾病知识。

（2）提供多层次、不同形式、针对不同社会人群的综合宣教。

（3）提高惊恐障碍的识别率，有利于早期发现、及时治疗、预防复发。

（4）鼓励群众、高危人群、患者及其家属积极参与相关健康教育。

（5）发动精神卫生工作相关的力量和资源，开展多级防治工作。

2. 人群健康教育的主要内容 主要包括对惊恐障碍的疾病知识宣教，使社会大众了解该病的性质、发病机制、临床表现、治疗方法及预防康复措施，早期发现疾病并给予及时、适当的治疗，减少不必要的医疗资源浪费，减轻疾病带来的心理负担；对高危人群进行健康宣教、危机干预、康复指导、追踪随访，提供心理咨询与治疗等，充分动员相关的社会力量和资源，建立完善的惊恐障碍健康教育网络体系。

3. 人群健康教育的主要实施方法 开展以精神卫生工作者为主要实施者的综合性、全方位的全民识别惊恐障碍的健康教育。主要包括以下几方面。

（1）借助媒体，如报刊、电视、微信等多种途径，进行惊恐障碍疾病宣教，使社会了解惊恐障碍。

（2）通过网络技术，提供惊恐障碍的在线咨询、就医指导等。

（3）深入社区、学校、企事业单位举行惊恐障碍的知识讲座。

（4）在医院中提供惊恐障碍的宣传手册、专业咨询及便捷的就医渠道。

（5）对患者及高危人群提供个别及全程治疗、预防及康复服务，积极干预，提供必要的心理支持和指导，加强医疗随访。

（6）加强对患者家属的教育，讲明病情及性质，指导其提供必要的家庭支持、观察患者病情变化、督促就医等。

（二）高危人群的预防

1. 高危人群的定义及意义 惊恐障碍的危险因素包括既往的惊恐发作史和自身的焦虑敏感特质，那些具有焦虑性格、长期处于应激状态、对生活事件倾向于负性释义，以及曾有过惊恐发作或已康复的个体都可被视为高危人群。

做好高危人群的预防工作不仅能减缓惊恐障碍病程的进展，降低伴发其他心理疾病的概率，也能有效地防止疾病复发，减轻疾病对个人和社会造成的沉重负担。

2. 高危人群预防的主要途径 预防重点在于高危人群的积极参与、精神卫生工作者的专业干预、患者家属的配合协作，以及必要的社会支持。主要途径包括：①健康宣教，提供疾病信息，使患者认识疾病，了解自我，主动配合治疗；②医疗团队的介入，提供专业的疾病预防、随访干预、生活指导，通过开设门诊随诊、电话、信件、微信随访，召开患者及其家属座谈会，开展集体、家庭心理治疗，督促就诊，指导服药问题，及时了解患者的病情波动情况，提供必要的生活指导，帮助患者提高应对生活事件的能力，减少应激反应等；③将患者家属纳入预防疾病全程，让他们积极参与观察患者病情变化、督促就医、缓和患者情绪、提供心理支持等过程，从而全程协助医疗机构的治疗；④取得社会对疾病的理解，减少歧视，避免对患者不恰当的评判及不公正待遇，减轻疾病对患者造成的经济和心理负担，提供一定的社会资源和支持服务系统。

3. 高危人群预防的主要方法 此预防工作除了药物维持治疗外，还包括以下几种方法。

（1）心理治疗：其中最常采用以改善患者灾难性负性思维方式为中心的认知疗法，即帮助患者纠正其歪曲认知，建立相对健全的认知模式。认知模式的转化解决了很多患者的问题，尤其是在康复期的患者，建立健康的认知模式、理智应对、学会自控、减少负性体验，对预防和减少复发很重要。

（2）松弛训练：包括呼吸训练和肌肉放松法。惊恐发作患者往往有过度换气的症状，呼吸训练是一种通过控制呼吸来缓解焦虑的方法，此方法同样也适合在预防发作时使用。患者可每天练习 2~3 次，每次 10~20 min。肌肉放松法是教会患者使用肌肉控制来调节焦虑的一种疗法。即按一定的顺序，对全身的肌群进行收缩和放松训练：先收缩局部肌肉 7~10 s，使之感到紧张，但程度要适中，然后放松该肌肉 10 s，依次进行，直至完成全身肌群的训练，建议每天 1~2 次。在工作等情况下，由于时间和空间的限制，也可灵活调节，根据自身感受尝试放松局部肌群。

（3）体育锻炼：体育锻炼可以改善惊恐发作的症状严重程度和发作次数，尤其是短时间的高强度运动。近期的一些研究发现，运动能够改善 35% 的患者由二氧化碳诱发的惊恐症状。一些惊恐障碍患者因锻炼而引起惊恐发作，故害怕锻炼，但多数患者锻炼时并不引起惊恐发作。因此，鼓励患者定期锻炼，对促发惊恐发作而回避锻炼的患者，能降低惊恐发作的频度、降低基础心率、缓解紧张、改善睡眠、预防复发。

（4）安全行为：回避或分散注意力可减轻患者对恐惧境遇的焦虑，称为安全行为。但长期回避和分散注意力可降低疗效，不利于预防再发。故可在短期内应用，并不提倡其作为长期康复治疗的有效方法。

另外，患者的年龄、性别、受教育程度、个人经历、遗传因素、精神疾病家族史都会影响疾病的治疗和康复，临床工作者应做到因人而异，灵活地制定适合个体的防治方案。

（三）患者康复期的心理保健

1. 心理保健的作用 心理保健能够起到认知重建、缓解焦虑、改善情绪、减慢疾病进程、有效预防复发的作用。

2. 康复期心理保健的主要方法 首先，心理治疗中的 CBT 适用康复期的患者。患者可通过心理咨询或阅读相关的书籍，来认识自身疾病及自身认知结构中存在的缺陷，并逐步进行改善；其次，要善于在生活中调节自己的情绪。通常患者在感到焦虑或惊恐时，往往全神贯注于自己的异常感受，这样反而对焦虑情绪起到一个推波助澜的效果，此时如果把注意力予以转移则可以达到一定的效果，可选择与他人聊天、打电话、出去散步或看电影等，也可采用下面的几个方法。

（1）数数法：即把自己的注意力转移到身体之外的物体或事物上，如数一数驶过了几辆红色的小轿车或马路边有多少棵树木等。

（2）想象法：想象一个比较愉快的环境，根据习惯开始描述在整个环境中看到了什么、正在干什么。

（3）理智法：这个方法建立在个人有了一定的认知基础上，能够认识到自己在其中起到了什么作用，并可以告诉自己现在的焦虑只是自己的一个感受，不是真的，自己有能力控制，可以战胜惊恐。这时，主观意识游离于自己的身体之外，自己是一个清醒的旁观者。

另外，呼吸训练及肌肉放松训练同样适用于康复期的患者，保持愉快、轻松的心情，理智、平和地生活和工作，可使患者战胜疾病，回归社会，保持良好的社会功能。

广泛性焦虑障碍

司天梅　许秀峰　杨蕴萍　陶　明　杨甫德

第3章

一、广泛性焦虑障碍概述

广泛性焦虑障碍（generalized anxiety disorder，GAD）是最常见的一种焦虑障碍，临床表现为持续而显著的紧张不安、对日常生活事件或想法持续担忧和焦躁的综合征，患者往往能够认识到这些担忧是过度和不恰当的，但无法控制。

广泛性焦虑障碍作为一种焦虑状态的描述最早出现在美国《精神障碍诊断与统计手册》（第三版）（DSM-Ⅲ）中，此后广泛性焦虑障碍的诊断描述不断被修订。其关键特征是持续6个月以上的、慢性和显著的焦虑，恐惧性的期待和担忧，以及躯体症状。在ICD-11中，将病程描述为持续几个月。广泛性焦虑障碍患者对于细微的事情持续担忧、害怕，并预见最坏的情况；肌肉紧张、坐卧不安、注意力集中困难、失眠、易激惹和乏力是常见的躯体症状表现，伴随明显的痛苦或功能损害。在整个疾病过程中，患者担忧的焦点可以从一件事/一个点转到另一件事/另一个点。诊断广泛性焦虑障碍必须排除其他疾病所导致的过分的担忧和焦虑。

广泛性焦虑障碍在人群中比较常见。黄悦勤教授领衔的中国精神卫生调查结果显示，我国（除香港、澳门、台湾地区外）

31个省、自治区、直辖市的18岁及以上常住居民中焦虑障碍患病率最高，加权后终身患病率为7.57%，12个月患病率为4.98%。其中广泛性焦虑障碍的终身患病率为0.28%（95% *CI* 0.18%~0.38%），12个月患病率为0.20%（95% *CI* 0.12%~0.28%）。对我国25项普通人群焦虑障碍患病率的荟萃分析结果显示，我国广泛性焦虑障碍的时点患病率为0.6%（95% *CI* 0.4%~0.9%）。在美国全国酒精与相关疾病流行病学调查（the national epidemiologic survey on alcohol and related conditions，NESARC）中，使用了DSM-Ⅳ诊断标准，结果显示广泛性焦虑障碍 的12个月和终身患病率分别为2.1%和4.1%。汇总各国关于广泛性焦虑障碍流行病学的研究数据，总体上普通人群的年患病率为1.9%~5.1%，成人终身患病率估计为4.1%~6.6%。广泛性焦虑障碍的起病年龄呈双峰状（分别为成年早期和30~40岁），中位数约为31岁。NESARC数据显示，女性、中年、独居或分居、离婚和低收入个体中广泛性焦虑障碍的患病率更高。在广泛性焦虑障碍患病人群中，45~55岁年龄组比例最高，女性患者是男性的2倍。儿童的患病率约为3.0%，青少年的患病率约为10.8%。而且广泛性焦虑障碍是老年人群中最常见的焦虑障碍，患病率约为10.2%。

广泛性焦虑障碍表现为慢性波动性病程，识别率和治疗率较低。NESARC资料显示，患者在明确诊断前已经有10年病史者并不少见，少数广泛性焦虑障碍患者病情可以自行缓解，但超过5年的自行缓解率不足40%。因此，广泛性焦虑障碍对患者功能、职业和生活质量有明显损害，给患者、家人及社会带来沉重的经济负担。

广泛性焦虑障碍和其他疾病具有很高的共病率。首先，广泛性焦虑障碍患者主要表现为难以控制的、过度的、不切实际的担心，自主神经症状，肌肉紧张及运动性不安，疲劳及睡眠障碍等，患者常因此就诊于综合性医院，进行过多的检查和治疗；其次，广泛性焦虑障碍常共病其他精神障碍和躯体疾病，如高血压、心血管疾病和胃肠道疾病等。曾庆枝等 2012 年在我国 5 个城市中进行的焦虑抑郁识别率和诊断率研究结果显示，在我国综合性医院焦虑障碍患者的患病风险随躯体症状的增多而升高（$OR=1.75\sim1.87$），患者最常主诉疲倦（$OR=1.67$）、虚弱无力（$OR=2.14$）、失眠（$OR=2.88$）等，并与心血管神经官能症（$OR=2.97$）、胃食管反流病（$OR=1.51$）、末梢神经痛（$OR=1.99$）等共病。共病造成广泛性焦虑障碍的诊断和治疗困难，已有研究显示，共病抑郁者会明显增加患者的疾病严重度、功能损害和经济负担。因此，诊断广泛性焦虑障碍前需要排除躯体疾病，如甲状腺疾病、心脏疾病、脑卒中；物质滥用，如酒精和药物；以及其他精神障碍。另外，广泛性焦虑障碍的治疗是一个长期的过程，需要药物治疗和心理治疗并进。认知行为治疗（CBT）的疗效优于非指导性心理治疗和不治疗，药物治疗有效，但需要监测相关的不良反应。

二、广泛性焦虑障碍的临床评估和诊断分类

（一）广泛性焦虑障碍的临床表现及疾病特点

广泛性焦虑障碍起病缓慢，可与一些社会心理因素有关，多呈慢性病程，尽管部分患者可自行缓解，但多表现为反复发作，症状迁延。反复发作或不断恶化者可共病其他精神障碍如抑郁症等，并出现明显的社会功能下降。主要临床表现为以下几点。

1. 精神性焦虑　过度担心、担忧是精神性焦虑症状的核心。表现为对未来可能发生的、难以预料的某种危险或日常生活事件经常担心。有的患者不能明确意识到他担心的对象或内容，而只是一种提心吊胆、惶恐不安的强烈内心体验，称为自由浮

动性焦虑（free-floating anxiety）。有的患者担心的也许是现实生活中可能将会发生的事情，但其担心、焦虑和烦恼的程度与现实很不相称，称为预期性焦虑（apprehensive expectation）。

患者对现实环境表现为警觉性增高，常出现自己知道的超过环境需求的紧张不安、焦虑，易于出现惊跳反应，有时出现短暂的恐惧感。

2. 躯体性焦虑 以自主神经功能紊乱症状为主，常累及呼吸、心血管、消化、神经、泌尿等全身各个系统。可表现为心悸、心前区不适、胸闷、气短、头晕、头痛、皮肤潮红、出汗或苍白、口干、吞咽梗塞感、胃部不适、恶心、腹痛、腹胀、便秘或腹泻，有的患者可出现尿急、尿频、早泄、勃起功能障碍、月经紊乱、性欲缺乏等症状。

3. 运动性焦虑 表现为运动性不安与肌肉紧张，并出现疲乏感。运动性不安可表现为搓手顿足、不能静坐、不停地来回走动及无目的的小动作增多。肌肉紧张表现为主观上的一组或多组肌肉不舒服的紧张感，严重时有肌肉酸痛，多见于胸部、颈部及肩背部肌肉，紧张性头痛也很常见，有的患者表现为唇、舌或肢体震颤，甚至语音发颤、行走困难。

4. 其他症状 睡眠障碍是广泛性焦虑障碍较为突出的症状，常表现为入睡困难、眠浅易醒、多梦甚至出现梦魇。一些患者以睡眠障碍为主诉就诊。广泛性焦虑障碍患者常合并易激惹、抑郁、恐惧、惊恐发作、强迫及人格解体等症状，但这些症状均不是广泛性焦虑障碍的主要临床表现。

此外，广泛性焦虑障碍是一种共病率高的疾病，大约2/3的患者合并抑郁障碍，广泛性焦虑障碍常被认为是抑郁的危险因素。合并抑郁的患者自杀风险明显增高，治疗效果不佳，多见于病程长和中老年患者。约1/4的患者伴有惊恐障碍，有些还伴有社交焦虑障碍、强迫障碍。患者也常合并酒精和其他物质依赖，还有些患者合并躯体疾病，如功能性胃肠病、高血压、糖尿病等。共病患者往往有更多的社会功能损害，需要寻求更多的医疗帮助，对治疗的反应也较差，是医疗资源的高消耗人群。部分广泛性焦虑障碍患者可出现焦虑面容、血压升高、心率增快、肢端震颤、腱反射活跃等体征。

（二）广泛性焦虑障碍的诊断标准和分类

广泛性焦虑障碍在 ICD-10 中归在“神经症性、应激相关的及躯体形式障碍（F40-F48）”中，在 ICD-11 和 DSM-5 中，焦虑障碍被单列为一个诊断单元。对于广泛性焦虑障碍的诊断标准的核心症状均强调泛化且持续的焦虑，对未来的恐惧、担忧，且为慢性病程。ICD-10 中广泛性焦虑障碍的环境对象相对较广，病程要求至少数周（通常数月），在严重度上亦无特殊要求；ICD-11 的描述更为简要，强调症状出现至少数月，并强调了疾病对社会功能的影响；DSM-5 中对症状、儿童广泛性焦虑障碍的特殊性、鉴别诊断、强调至少 6 个月的病程及疾病对社会功能的影响均进行了详细的描述。

1.《国际疾病分类》（第 10 版）（ICD-10）　广泛性焦虑障碍（F41.1）的基本特征为泛化且持续的焦虑，不局限于甚至不是主要见于任何特定的外部环境（即自由浮动）。如同其他焦虑障碍，占优势的症状高度变异，但以下主诉常见：患者总感到精神紧张、发抖、肌肉紧张、出汗、头重脚轻、心悸、头晕、上腹不适，常诉自己或亲人很快会得疾病或灾祸临头。这一障碍在女性中更为多见，并常与应激有关。病程不定，但趋于波动并呈慢性。

在 ICD-10 中，广泛性焦虑障碍的诊断要点：一次发作中，患者必须在至少数周（通常为数月）内的大多数时间里存在焦虑的原发症状，这些症状通常应包含以下要素。

（1）恐慌（为将来的不幸烦恼，感到忐忑不安，集中注意力困难等）。

（2）运动性不安（坐卧不宁、紧张性头痛、颤抖、无法放松）。

（3）自主神经活动亢进（头重脚轻、出汗、心动过速、呼吸急促、上腹不适、头晕、口干等）。

儿童患者突出的表现可能是经常需要抚慰和一再出现躯体主诉。

出现短暂的（一次持续几天）其他症状，特别是抑郁，并不排斥以广泛性焦虑障碍作为主要诊断，但患者不得完全符合抑郁障碍、恐惧性焦虑障碍、惊恐障碍、强迫障碍的标准。

2.《国际疾病分类》（第 11 版）（ICD-11） ICD-11 中，广泛性焦虑障碍（7B00）的诊断要点如下：其特征是患者有明显的焦虑症状，焦虑对象无所不在（即“自由浮动的焦虑”），或担心内容为日常琐事，通常涉及家庭、健康、财务、学习或工作，连同其他症状，如肌肉紧张、运动性不安、交感神经过度活动、主观体验紧张、注意力难以保持、易激惹、睡眠障碍等。这些症状出现至少数月，导致个人、家庭、社会、教育、职业或其他重要功能的显著困扰或损害。

3. 美国《精神障碍诊断与统计手册》（第 5 版）（DSM-5） 在美国 DSM-5 中，广泛性焦虑障碍（300.02）的诊断标准如下。

（1）在过去至少 6 个月的多数日子里，对于诸多事件或活动（如工作或学校表现）表现出过分的焦虑和担心（期待性焦虑）。

（2）患者难以控制这种担心。

（3）这种焦虑和担心与下列 6 种症状中至少 3 种有关（在过去 6 个月中，至少一些症状在多数日子里存在）：①坐立不安或感到激动或紧张；②容易疲倦；③注意力难以集中或头脑一片空白；④易激惹；⑤肌肉紧张；⑥睡眠障碍（难以入睡或保持睡眠状态，或休息不充分的、质量不满意的睡眠）。

注：儿童只需 1 项。

（4）这种焦虑、担心或躯体症状引起有临床意义的痛苦，或导致社交、职业或其他重要功能方面的损害。

（5）这种障碍不能归因于某种物质（如滥用的毒品、药物）的生理效应，或其他躯体疾病（如甲状腺功能亢进症）。

（6）这种障碍不能用其他精神障碍来更好地解释。例如，像惊恐障碍中的焦虑或担心发生惊恐发作，像社交焦虑障碍（社交恐惧症）中的负性评价，像强迫症中的被污染或其他强迫思维，像分离焦虑障碍中的与依恋对象的离别，像创伤后应激障碍中的创伤性事件的提示物，像神经性厌食中的体重增加，像躯体症状障碍中的躯体不适，像躯体变形障碍中的感到外貌存在瑕疵，像疾病焦虑障碍中的感到有严重的疾病，或像精神分裂症或妄想障碍中的妄想信念的内容。

4. 鉴别诊断

（1）由其他躯体疾病所致的焦虑障碍：如果基于病史、实验室检查或体格检查，可判断个体的焦虑和担忧是其他特定躯体疾病（如嗜铬细胞瘤、甲状腺功能亢进症）所致的生理效应，应诊断为躯体疾病所致焦虑障碍。

（2）物质或药物所致的焦虑障碍：将物质或药物所致的焦虑障碍与广泛性焦虑障碍相鉴别，可通过判定一种物质或药物（如滥用的药物、接触毒素）是否与焦虑在病因学上相关，例如，饮用大量咖啡后才产生的严重焦虑将被诊断为咖啡因所致的焦虑障碍。

（3）社交焦虑障碍：有社交焦虑障碍的个体通常有预期焦虑，集中于即将到来的社交情境，那时他们必须表演或被他人评判。然而，无论是否被评判，有广泛性焦虑障碍的个体都会担忧。因此，广泛性焦虑障碍与社交焦虑障碍的鉴别点应聚焦在焦虑的对象、持续时间、脱离环境，尤其是社交焦虑障碍患者会表现为针对某些情景，并对这些情景、场合有回避行为。

（4）强迫障碍：强迫障碍患者以强迫思维和强迫行为为主要临床特征。强迫思维内容往往是一些不恰当的观念，体现为侵入性或不想要的想法、冲动或画面反复出现，无法控制。而广泛性焦虑障碍患者，焦虑的焦点是即将来临的问题，是对未来事件的非正常的过度担忧。这些特征有助于两者的鉴别。

（5）创伤后应激障碍和适应障碍：广泛性焦虑障碍和创伤后应激障碍及适应障碍均由环境应激性事件诱发，但创伤后应激障碍和适应障碍与应激源有时间上的关联。根据 ICD-10 标准，创伤后发病的潜伏期从几周到数月不等（很少超过 6 个月）。适应障碍起病通常在应激性事件或生活改变发生后 1 个月之内，病程不超过 6 个月。

（6）抑郁障碍、双相障碍与精神病性障碍：焦虑/担忧在抑郁障碍、双相障碍和精神病性障碍中也很常见，如果过度的担忧只发生于这些疾病的病程中，那就不能独立诊断为广泛性焦虑障碍。

在中老年患者中，要特别关注广泛性焦虑障碍与躯体疾病的共病，特别是心脑血管疾病、内分泌代谢疾病与消化系统疾病。

（三）临床评估

对广泛性焦虑障碍进行临床评估的目的在于明确广泛性焦虑障碍的症状、严重程度、持续时间和病程特点；了解症状对患者社会功能的影响；寻找可能的心理、社会或生物因素，同时评估患者的躯体疾病及其治疗，从而为广泛性焦虑的诊断和制定治疗方案提供依据。

1. 病史采集

（1）社会心理因素：注意询问发病前有无社会心理因素，尤其是负性生活事件，如学习工作变动、婚恋、亲友变故等。注意分清这些社会心理因素与精神症状在发生时间和表现上的联系。其他危险因素有中老年、离婚或分居、单身或单亲、有家族史、有躯体或情感创伤史。躯体疾病也是一个重要因素，尤其是一些慢性疾病，如高血压、糖尿病等。

（2）临床现象学特征：起病的急缓、病程的发展特点（包括持续性、慢性波动性或是发作性）；焦虑情绪有无客观对象，症状发展情况及其严重程度；能否自控，有无回避；就诊模式，治疗情况及其反应；有无伴随其他精神障碍，如抑郁、强迫、恐惧、睡眠障碍等；有无伴随躯体问题，如高血压等；症状对患者社会生活功能的影响。

（3）既往诊治经过：既往的检查结果、采用何种治疗方法、药物的剂量、起效的时间、疗程、治疗效果，最近有无药物剂量的增减或突然停药等。

（4）既往史：需特别注意询问患者的躯体状况及药物治疗情况，很多躯体疾病或药物可以引起焦虑。中年以后发病，且无明显危险因素者需警惕躯体疾病的可能，尤其对药物治疗效果不好者，在诊断中常规需考虑躯体疾病的可能，如心血管、神经、消化和内分泌代谢系统疾病。广泛性焦虑障碍也常合并其他躯体或精神问题，具有较高的共病率。调查显示，40.0%的脑卒中患者有广泛性焦虑障碍样症状，其中 27.0%完全符合广泛性焦虑障碍的标准；10.2%的偏头痛患者有广泛性焦虑障碍样症状。广泛性焦虑障碍可与多种精神障碍共病，如抑郁症、双相障碍、酒精或其他物质滥用、其他焦虑障碍及儿童注意缺陷多动障碍等。

（5）个人史：注意患者早年心理发育阶段有无亲子分离、是否存在不良的家庭教育和生活环境、有无家庭暴力和虐待、有无酗酒或滥用药物的情况。此外，在了解患者的个性特征中注意患者是否具有过分依赖别人、顺从而不敢独立行动、过分刻板和追求完美的焦虑人格特点。

（6）家族史：了解患者家族中有无精神行为异常者，特别是有无焦虑障碍的家族史，有无家族成员自杀史或酒精、药物依赖史。

2. 体格检查 对怀疑为广泛性焦虑障碍的患者均应做全面的体格检查，包括神经系统检查，以排除躯体疾病的可能。同时，也有助于发现一些作为患病诱因的躯体疾病。广泛性焦虑障碍患者体格检查一般正常，部分患者可出现焦虑面容、血压升高、心率增快、肢端震颤、腱反射活跃、瞳孔扩大等体征。

3. 精神检查 精神检查通过观察和交谈以了解患者的意识、感知觉、思维、情感、意志、智力等精神活动，也通过观察其外表、言行举止等外在表现来了解患者的内在精神活动，两者不可或缺。在广泛性焦虑障碍患者的精神检查中尤其要注意以下几方面。

（1）一般情况：意识清楚，定向力完整，接触应当是主动合作。广泛性焦虑障碍患者往往表情忧虑紧张，好倾诉，交谈中常有姿势改变等小动作或出现指端震颤。

（2）认知活动：患者一般不存在错觉、幻觉，思维内容和形式正常；记忆力、智力正常，注意力不易集中，对事物的本质能给予正确的评价，但对自己对环境的过分反应不满意，自我评价较差。

（3）情感活动：浮游性焦虑是广泛性焦虑障碍患者的核心症状，情绪焦虑、紧张，对未来过分担忧、提心吊胆、惶恐不安，与现实不相称，虽然知道自己的担心没有必要，但无法克制。有些患者表现为内心烦躁、易激惹、好倾诉、易抱怨等。除了焦虑情绪以外，部分患者存在抑郁症状，可表现为情绪低落，甚至痛不欲生，容易产生自杀意念和行为，需高度重视。同时，患者往往存在诸多躯体性焦虑症状，表现为各种躯体症状，如胸闷、气短、肌紧张、心悸、口干、出汗、尿频、腹泻等；有的患者可出现内分泌紊乱，如月经失调。

（4）意志行为：广泛性焦虑障碍患者往往有运动性不安表现。做事注意力不集中，效率下降，社会生活功能明显受损，表现为小心谨慎、犹豫不决。

（5）自知力：大多数患者能主动叙述病情、求治心切、自知力完整，患者常因躯体症状突出而在相关科室就诊检查。

4. 实验室检查　结合病史资料，对拟诊为广泛性焦虑障碍的患者，为排除焦虑是由躯体疾病或物质依赖所致，以及评估药物治疗的禁忌证及不良反应，应了解患者的躯体状况，并对患者进行相关的实验室检查，具体见表 3-1。

表 3-1　广泛性焦虑障碍实验室检查项目表

检查项目	内容
血液检查	血常规 肝功能、肾功能、血糖、血脂、电解质等 甲状腺功能：T_3、T_4、TSH 等 性激素：雌激素、孕激素、睾酮等 血液药物检验：药物浓度、怀疑的毒品浓度
尿液检查	尿常规、尿液毒物检查
心脏检查	心电图、超声心动图
脑电生理检查	脑电图、脑地形图
脑影像学检查	CT、MRI

注：T_3. 三碘甲状腺原氨酸；T_4. 甲状腺素；TSH. 促甲状腺激素；CT. 计算机体层成像；MRI. 磁共振成像。

（四）常用评定量表

除了病史收集，躯体、精神检查和实验室检查外，量化工具的应用是广泛性焦虑障碍评估的重要辅助手段。量化工具主要有诊断用和症状评估用两大类。诊断用量表根据不同的诊断体系，有多种配套的诊断工具，可辅助疾病诊断，但较少作为临床常规应用，更多用于研究。症状评估用量表用于评估症状的严重程度，一般条目较少，临床较为实用，定期随访评定可作为病情变化的监测指标及反映疗效的指标。针对广泛性焦虑障碍的症状量表常用的有焦虑自评量表（SAS）、汉密尔顿焦虑量表（HAMA）、医院焦虑抑郁量表（HAD）、状态–特质焦虑问卷（state-trait anxiety inventory，STAI）及贝克焦虑量表（beck anxiety inventory，BAI）。DSM-5 发布后，7 项广泛性焦虑障碍量表（GAD-7）成为应用越来越广泛的自我评估的广泛性焦虑障碍筛查问卷。SAS、HAMA、HAD 等问卷在前文已经进行了介绍，以下介绍其他几种评估量表。

1. 状态–特质焦虑问卷 STAI 的特点是简便，能相当直观地反映焦虑患者的主观感受，尤其是能将“当前”（状态焦虑）和“一贯”（特质焦虑）区分开来。前者描述一种不愉快的短期的情绪体验，如紧张、恐惧、忧虑等，常伴有自主神经系统功能亢进；后者则用来描述相对稳定的，作为一种人格特征且具有个体差异的焦虑倾向。通过分别评定状态焦虑和特质焦虑问卷，可区别短暂的情绪焦虑状态和人格特质性焦虑倾向，为不同的研究目的和临床实践服务。

STAI 是一种自评量表，含两个分量表：状态焦虑问卷（S-AI）和特质焦虑问卷（T-AI），各有 20 项。S-AI 的 20 项按“此时此刻”的感觉评分，T-AI 的 20 项按“一贯”或“平时”的情况评分。每项均为 1～4 级评分。S-AI 的分级标准：1 级为完全没有，2 级为有些，3 级为中等程度，4 级为非常明显；

T-AI的分级标准：1 级为几乎没有，2 级为有些，3 级为经常，4 级为几乎总是如此。分别设有正向和反向条目，反向条目的计分按上述顺序依次评为 4、3、2、1 分。

STAI 的主要统计指标是两个分量表的总分：S-AI 总分（1~20 项之和），反映受试者当前焦虑症状的严重程度；T-AI 总分（21~40 项之和），反映受试者一贯的或平时的焦虑情况。量表作者在测试了美国 1838 例正常成人后，制定了按性别、年龄的常模。超过表 3-2 所列的 95 百分位数，可认为是异常。

表 3-2　STAI 的美国正常成人常模（95 百分位数）

项目	正常人常模（95 百分位数）					
年龄/岁	19~39		40~49		50~69	
性别	男	女	男	女	男	女
状态总分（S-AI）/分	53	55	51	53	50	43
特质总分（T-AI）/分	56	57	55	58	52	47

注：引自张明园. 精神科评定量表手册［M］. 长沙：湖南科学技术出版社，1998.

中文版在长春和北京地区对正常人群测得的平均得分为：S-AI 总分，男性（39.71±8.89）分，女性（38.97±8.45）分；T-AI 总分，男性（41.11±7.74）分，女性（41.31±7.54）分。

2. 贝克焦虑量表　贝克焦虑量表（BAI）由阿隆·贝克（Aaron T. Beck，美国）等于 1985 年编制，共有 21 个自评项目。采用 4 级评分，主要评定受试者被多种焦虑症状烦扰的程度，适用于具有焦虑症状的成人，能比较准确地反映主观感受到的焦虑程度。结果表明，当 BAI≥45 界限值时，其灵敏度（91.66%）和特异度（91.25%）相对均衡。

目前常用的焦虑严重程度评估工具为医师用汉密尔顿焦虑量表（HAMA），总分≥14 分可明确达到焦虑发作的严重程度标准。

3. 7 项广泛性焦虑量表 GAD-7 为一个 7 条目的量表，具体条目包括过去 2 周内，患者是否遇到如下 7 个焦虑相关问题：①紧张、焦虑或愤怒；②易被激怒；③害怕有什么可怕的事情发生；④担心很多事情；⑤疲劳，坐不住；⑥不能停止或不能控制地担心；⑦很难放松。主要用于广泛性焦虑障碍的筛查和严重度评估。每个条目的评估根据症状出现的频度分为 0~3 共 4 级评分，具体见第 1 章“焦虑障碍总论”。

三、广泛性焦虑障碍的治疗

（一）治疗目标

1. 缓解或消除焦虑症状及伴随症状，提高临床显效率和治愈率，最大限度降低病残率和自杀率。广泛性焦虑障碍往往伴有抑郁及躯体症状，成功治疗的关键是彻底缓解焦虑症状的同时有效消除伴随的症状，降低复发风险。长期随访的结果发现，即使焦虑症状完全缓解（HAMA≤7）的患者仍有相当部分会残留功能缺损，难以真正获得痊愈。

2. 恢复社会心理功能，提高生存质量，达到真正意义的痊愈。

3. 预防复发。广泛性焦虑障碍多呈慢性病程（多迁延长达 10 年之久），易反复发作。Wittchen 等报道高达 90% 的广泛性焦虑障碍患者与其他精神障碍共病，其中 60% 为抑郁症；青少年、妇女及老年人是广泛性焦虑障碍的高发人群，而既往有发作史、家族史、长期失眠，以及围产期、生活负担重、精神压力大、缺乏社会支持和物质依赖等是高危因素。环境因素、心理应激、躯体疾病是广泛性焦虑障碍的常见诱发因素。

（二）治疗原则

1. 综合治疗　根据心理-社会-生物医学模式，心理应激因素在本病的发生发展中起到重要作用，药物治疗和心理治疗对广泛性焦虑障碍均有效。初发患者可以根据病情程度及伴随情况确定治疗方法，也可在急性发病期两者兼用，症状缓解后采用一种治疗方式维持治疗。反复发作或者慢性病程持久者常需要两者联合治疗。对于轻中度的焦虑障碍，存在明显社会心理因素、药物治疗依从性差或躯体状况不适宜药物治疗（如妊娠）时可优先考虑心理治疗。无明确诱因且病程持久、焦虑障碍程度较重，或伴有失眠、药物滥用、与其他精神障碍或躯体疾病共病等情况存在时，优先考虑药物治疗，能够获得更为确切、可靠的疗效。综合药物治疗和心理治疗，有助于全面改善患者的预后。

2. 长期治疗　广泛性焦虑障碍是一种慢性化和易复发性疾病，应当采取长期治疗原则，急性期治疗缓解或消除焦虑症状及伴随症状，长期治疗恢复患者社会心理功能和预防复发。

3. 个体化治疗　全面考虑患者的年龄特点、躯体状况、既往药物治疗史、有无合并症，因人而异地实施个体化合理治疗。

（三）治疗策略

广泛性焦虑障碍是慢性高复发性疾病，治疗倡导全程治疗。焦虑障碍的全程治疗分为急性期治疗、巩固期治疗和维持期治疗。首次广泛性焦虑障碍发病后至少有 50%的患者会有第 2 次发作，多次广泛性焦虑障碍发病后会有相当一部分患者伴有治疗药物耐受现象，因此维持治疗较为重要。

1. 急性期治疗　控制症状，尽量达到临床痊愈。药物治疗可因作用机制不同其起效时间有较大差异，一般 1~2 周开始起效，严重焦虑障碍患者药物治疗的起效时间会延长至2~4周起效，因此可以考虑两种不同作用机制的药物联合治疗；治疗有效率与时间呈线性关系，焦虑症状50%得到改善的治疗时间为2~4周，如果患者用药治疗6~8周无效，改用其他作用机制的药物可能有效，也可联合使用两种不同作用机制的药物尽快控制症状。

2. 巩固期治疗 急性期治疗有效的患者，应当继续巩固治疗至少2~6个月，在此期间患者病情不稳定，复燃风险较大。

3. 维持期治疗 广泛性焦虑障碍为慢性高复发性疾病，维持治疗是巩固疗效、预防复发的重要措施，维持治疗需要至少12个月。维持治疗结束后，病情稳定，可缓慢减药直至终止治疗，但应密切监测复发的早期征象，一旦发现有复发的早期征象，迅速恢复原治疗方案。

提高患者对治疗的依从性：初次开始治疗的广泛性焦虑障碍患者治疗依从情况往往不理想，因此需要告诫患者：①每天按时用药；②某些药物可能几周后才会起效（非苯二氮䓬类）；③症状改善后需要继续服药；④不要自行停药；⑤指导如何处理不良反应和其他相关问题；⑥安排日常活动或自己喜欢的运动。

（四）治疗方法

1. 药物治疗

（1）药物治疗原则

1）明确诊断，尽早治疗。

2）决定药物治疗前，必须了解患者的年龄、既往治疗反应、是否可能发生药物过量服用或自伤的风险、患者的耐受性、患者的个人选择偏好，以及药物费用对患者的负担等。

3）药物治疗前向患者及家属阐明药物性质、作用和可能发生的不良反应及对策，停药的风险及对策，争取他们的主动配合，能遵医嘱按时按量服药，可以提高治疗依从性。在药物治疗的基础上辅以心理治疗，有望取得更佳效果。

4）处方抗抑郁药物应向患者介绍药物大概的起效时间、疗程，争取患者的配合。多数广泛性焦虑障碍患者单用 SSRIs 或 SNRIs 有效，如需要快速改善症状或睡眠障碍严重时，可短期合并苯二氮䓬类药物。药物宜从小剂量开始逐步递增，尽可能采用最小有效量，使不良反应减至最少，以提高服药依从性。

5）尽可能选择经我国国家药品监督管理局批准适应证的药物治疗。但是在临床实践中，医师可能会根据个人经验和患者的临床表现选择一些未在中国批准但在国外已经批准该适应证的抗抑郁药物。

6）药物小剂量疗效不佳时，根据不良反应和耐受情况，增至足量（有效药物剂量上限）和足够长的疗程。

7）一般情况下，抗抑郁药物治疗广泛性焦虑障碍 4 ~ 12 周有效。完成急性期治疗后，应当在原剂量基础上，继续治疗。苯二氮䓬类药物起效较抗抑郁药物快，早期应用有助于帮助患者改善睡眠和减少抗抑郁药物早期出现的不耐受。但是苯二氮䓬类药物不建议使用超过 4 周。如服用抗抑郁药物 4 ~ 12 周后效果仍不明显，可考虑换药，换用同类另一种药物或作用机制不同的另一类药物。应充分注意药物的相互作用带来的影响。

8）焦虑严重时或当换药治疗无效时，可考虑两种不同作用机制的药物联合使用。

9）治疗期间密切观察病情变化和不良反应并及时处理。

10）根据心理-社会-生物医学模式，心理应激因素在本病发生发展中起到重要作用，因此，在药物治疗基础上辅以心理治疗，可望取得更佳效果。

11）积极治疗与焦虑障碍共病的其他躯体疾病、物质依赖、抑郁障碍等。

（2）治疗药物及用法：治疗广泛性焦虑障碍的主要药物有抗焦虑药物、5-TH_{1A}受体部分激动剂、具有抗焦虑作用的抗抑郁药物及其他药物。我国国家药品监督管理局药品审评中心（center for drug evaluation，NMPA）批准治疗广泛性焦虑障碍的药物有文拉法辛缓释胶囊、度洛西汀、丁螺环酮和坦度螺酮、曲唑酮及传统三环类抗抑郁药多塞平。美国FDA批准的治疗广泛性焦虑障碍的药物包括文拉法辛、度洛西汀、帕罗西汀、艾司西酞普兰和丁螺环酮。与三环类抗抑郁药相比，SSRIs、SNRIs类药物的不良反应较轻，常被推荐为治疗广泛性焦虑障碍的一线药物。表3-3为广泛性焦虑障碍一线、二线、三线治疗推荐的药物。

表3-3 广泛性焦虑障碍治疗推荐的药物

推荐级别	药物
一线	SNRIs：文拉法辛、度洛西汀 5-TH_{1A}受体部分激动剂：丁螺环酮和坦度螺酮 其他药物：阿戈美拉汀、曲唑酮、
二线	SSRIs类、苯二氮䓬类、美利曲辛
三线	三环类抗抑郁药、其他抗抑郁药物、抗惊厥药物、不典型抗精神病药物

注：SNRIs. 5-羟色胺和去甲肾上腺素再摄取抑制剂；SSRIs. 选择性5-羟色胺再摄取抑制剂。

1）5-HT和去甲肾上腺素再摄取抑制剂（SNRIs）：国内外多项与安慰剂、活性药物及心理治疗的临床研究结果显示，文拉法辛缓释剂、度洛西汀治疗急性期广泛性焦虑障碍的疗效显著优于安慰剂，与活性药物疗效相似或优于活性药物。长期治疗可以有效降低广泛性焦虑障碍的复发风险。用法和用量如下。

文拉法辛缓释剂：起始剂量 75 mg/d，单次服药，最大剂量可达 225 mg/d。需要剂量滴定者，建议加药间隔最短 4 天。

度洛西汀：起始剂量为 60 mg/d，一些患者可能需要起始剂量为 30 mg/d，1 周后调整至 60 mg/d；经 60 mg/d 剂量治疗不能充分产生疗效的患者，可以考虑将剂量提高到 90 mg/d，最高可增至 120 mg/d。

2）$5\text{-}HT_{1A}$受体部分激动剂：丁螺环酮在我国被批准的治疗适应证是各种焦虑障碍。关于丁螺环酮治疗广泛性焦虑障碍的研究较多，包括安慰剂对照、活性药物（如苯二氮䓬类药物、三环类抗抑郁药或 SSRIs 等）对照研究。结果证明了丁螺环酮可减轻广泛性焦虑障碍患者焦虑症状的疗效。最长达 40 个月的长期随访研究结果显示，丁螺环酮有预防焦虑复发的疗效。坦度螺酮适用于各种神经症所致的焦虑状态，如广泛性焦虑障碍；以及原发性高血压、消化性溃疡等躯体疾病伴发的焦虑状态。国内外几项研究结果显示，坦度螺酮可以治疗焦虑障碍患者的焦虑症状、抑郁症患者的焦虑及抑郁症状，长期治疗可预防复发。2022 年 Li 等发表了坦度螺酮 60 mg/d 和 30 mg/d 不同剂量治疗广泛性焦虑障碍的国内多中心研究的文章，结果显示，60 mg/d 改善广泛性焦虑障碍的躯体焦虑有优势，不良反应 60 mg/d组比30 mg/d组多。用法和用量如下。

丁螺环酮：制剂为盐酸丁螺环酮，现有片剂为 5 mg 口服。一般成人的起始剂量为 10~15 mg/d，分 2~3 次服用。第 2 周可以增加到 20 ~ 30 mg/d，分 2 ~ 3 次服用。常用治疗剂量为 20 ~40 mg/d。

坦度螺酮：以枸橼酸形式存在，通常成人的剂量为每次 10 mg，每天 3 次，可以根据临床疗效和安全性增加剂量，最大剂量为 60 mg/d。老年人从小剂量开始，如每次 5 mg 起始。

3）5-HT 受体拮抗和再摄取抑制剂——曲唑酮：国家药品监督管理局批准曲唑酮可用于治疗伴有抑郁症状的焦虑障碍。

国内外关于曲唑酮治疗广泛性焦虑障碍的研究证实了曲唑酮的抗焦虑作用，适合治疗有明显精神运动性激越、焦虑和失眠的患者。曲唑酮的治疗剂量从 50~100 mg/d 开始，增加剂量的间隔时间最少为 3 天，最大剂量可达 400 mg/d。快速加药常导致明显镇静，影响治疗依从性。大多数患者在治疗 4 周后会出现肯定的疗效，一些患者在治疗 2 周后症状即有明显改善。每天 1 次在晚上服药是最佳方案。

4）选择性 5-HT 再摄取抑制剂（SSRIs）

帕罗西汀：SSRIs 治疗广泛性焦虑障碍的研究非常有限，研究最早和最多的是帕罗西汀，国外最早进行的 4 项设计严格的短期（6~8 周）研究和几项长期研究（6 个月）均证明帕罗西汀能有效缓解广泛性焦虑障碍患者的症状，并且一项研究还发现患者的生活质量和社会心理功能明显改善。为期 6 个月的长期研究结果证实，帕罗西汀能够有效预防广泛性焦虑障碍的复发。用法用量：帕罗西汀通常从 10~20 mg/d 开始，逐渐增加剂量，最大剂量为 60 mg/d。

西酞普兰和艾司西酞普兰：艾司西酞普兰上市较晚，已经在美国获得 FDA 批准治疗广泛性焦虑障碍。三项 8 周、随机、双盲、安慰剂对照、平行研究，受试者为符合 DSM-Ⅳ广泛性焦虑障碍诊断标准的患者，结果显示，艾司西酞普兰对汉密尔顿焦虑量表（HAMA）各项指标均优于安慰剂（Davidson，2002 年）；为期 6 个月及更长时间的对照研究结果显示，艾司西酞普兰长期治疗，可以有效预防广泛性焦虑障碍复发。用法用量：艾司西酞普兰通常从 10 mg/d 起始，治疗剂量为 10 ~20 mg/d。

舍曲林：一项小样本（$n=22$）、安慰剂对照研究观察舍曲林治疗儿童青少年广泛性焦虑障碍患者（年龄 5~16 岁）12 周，结果显示，HAMA 总分和临床疗效总评量表（clinical global impression，CGI）评分显著改善（Rynn，2001 年）；安慰剂对照研究显示，舍曲林固定剂量（50~150 mg/d）治疗广泛性焦虑障碍患者 12 周，患者 HAMA 和 CGI 改善显著。

氟西汀：一项开放性研究观察了 16 例（年龄 9~18 岁）混合性焦虑抑郁患者，氟西汀的疗效有限（Fairbanks，1997 年）；一项双盲对照研究比较了氟西汀、丙米嗪、氯米帕明和阿米替林治疗抑郁症的疗效，结果显示，氟西汀对抑郁疗效与其他药物相似，但对焦虑的疗效没有得到证实（Hurst，Lamb，2000 年）。

氟伏沙明：一项开放性研究观察了伏氟沙明治疗 30 例混合性焦虑抑郁患者，结果显示，伏氟沙明对抑郁和焦虑均有效，但结果尚需进一步研究验证。

5）苯二氮䓬类药物：苯二氮䓬类药物治疗广泛性焦虑障碍的疗效已经在早期多项研究中得到证实。不同的苯二氮䓬类药物之间没有明显的疗效差异。其中对地西泮、阿普唑仑和劳拉西泮研究得较多。并且美国 FDA 批准阿普唑仑治疗焦虑障碍，类似于广泛性焦虑障碍诊断。对苯二氮䓬类药物治疗广泛性焦虑障碍的研究进行系统荟萃分析，结果显示，苯二氮䓬类药物对广泛性焦虑障碍有效并能快速起效（Gould，1997 年）；但是目前不推荐苯二氮䓬类药物作为一线药物，理由是：①苯二氮䓬类药物对广泛性焦虑障碍共病的抑郁症状没有疗效。②容易出现过度镇静、记忆受损和精神运动性损害等不良反应，容易出现交通事故。③容易出现药物耐受或滥用、依赖，并且停药后易出现戒断症状。通常建议，在治疗初期其他抗焦虑药物疗效尚未表现出来时可以考虑选择苯二氮䓬类药物，合用苯二氮䓬类药物对于焦虑患者的躯体症状改善有较好疗效，但是建议最长使用不超过 4 周，随后逐渐减药、停药。

用量用法：美国 FDA 批准的苯二氮䓬类药物在焦虑障碍中的剂量范围如下，阿普唑仑的剂量范围为 0.4~4.0 mg/d，氯硝西泮的剂量范围为 0.5~4.0 mg/d，地西泮的剂量范围为 4~40 mg/d，劳拉西泮的剂量范围为 1~10 mg/d。国内尚无相关资料供临床实践中参考。

6）氟哌噻吨/美利曲辛：氟哌噻吨是一种抗精神病药，通过阻断 D_2受体起抗精神病的作用。美利曲辛是一种三环类抗抑郁药，抑制神经递质再吸收，增加突触间隙 5-HT 和去甲肾上腺素浓度，调节中枢神经系统的功能。该药具有抗焦虑、抗抑郁和致兴奋作用。

用法用量：适用于轻中度的焦虑及伴发抑郁患者，尤其是心因性焦虑、躯体疾病伴发焦虑、更年期焦虑、酒精依赖及药物成瘾伴发的焦虑和抑郁。治疗剂量为 1～2 片/天，早晨顿服，或早晨和中午分次服用。长期使用应注意锥体外系反应的发生，尤其是老年患者。

7）其他药物

阿戈美拉汀：这是一种褪黑激素受体 1（M_1）和褪黑激素受体 2（M_2）激动剂及 5-HT_{2C}受体拮抗剂类抗抑郁药物，2019 年 Slee 等关于抗焦虑药物急性期治疗广泛性焦虑障碍的网状荟萃分析结果显示，阿戈美拉汀具有显著的疗效，耐受性更优于安慰剂。Stein 等在 2008 年、2014 年和 2017 年的 3 项随机对照研究和 2021 年的一项荟萃分析评价了阿戈美拉汀 25～50 mg/d 短期（12 周）治疗广泛性焦虑障碍的疗效，结果显示出阿戈美拉汀具有显著的抗焦虑效果（包括精神性焦虑和躯体性焦虑症状），并可改善患者的社会功能［使用 Sheehan 残疾量表（Sheehan disability scale，SDS）评估］。在 Stein 等的一项为期 6 个月的预防广泛性焦虑障碍复发的随机对照研究中，与安慰剂相比，阿戈美拉汀可显著降低广泛性焦虑障碍的复发风险达 41.8%（19.5% *vs*. 30.5%，$P=0.046$）。阿戈美拉汀总体上耐受性良好，常见的不良反应为头痛、鼻炎、咽炎和恶心。目前在澳大利亚等国家获得批准，被世界生物精神病学协会焦虑指南中列为广泛性焦虑障碍的一线治疗药物。目前尚未在我国获得广泛性焦虑障碍适应证。用法用量：可用于治疗不同严重程度的广泛性焦虑障碍患者，尤其是伴有睡眠障碍者，25~50 mg/d，晚上睡前服用。治疗前及治疗过程中需要监测转氨酶水平。

伏硫西汀：这是一种多模式抗抑郁药物。Bidzan 等在 2012 年、Mahableshwarkar 等在 2014 年和 Christensen 等在 2019 年的 3 项随机对照研究观察了伏硫西汀治疗广泛性焦虑障碍的疗效和安全性，其中两项研究观察到伏硫西汀有显著疗效，一项进行了扩展期预防复发的研究，获得显著疗效，第三项研究为阴性结果。伏硫西汀的治疗剂量为 10~20 mg/d，耐受性良好，常见的不良反应为恶心、腹泻、头晕等。

三环类和杂环类抗抑郁药物（TCAs）：三环类和四环类抗抑郁药研究的受试者多是焦虑性抑郁障碍患者。美国 FDA 已经批准多塞平、阿莫沙平和马普替林用于治疗有抑郁和焦虑症状的患者。我国国家药品监督管理局批准多塞平可用于治疗焦虑性神经症（相当于目前诊断广泛性焦虑障碍）患者。目前的直接比较研究未能发现这些药物治疗抑郁障碍伴随的焦虑症状的疗效差别。有 3 项国外研究发现，阿米替林、丙米嗪或去甲丙米嗪对高焦虑水平抑郁症患者的疗效不如低焦虑水平患者。但是对于有焦虑症状的抑郁症患者，这些药物仍然比安慰剂有效。由于这类药物不良反应较多见，近年来，这类药物的基础和临床研究均较少。临床使用应从小剂量起始，逐渐加量。多塞平 50~250 mg/d，分次服用。

其他抗抑郁药物：Gambi 等 2005 年报道，固定剂量的米氮平（30 mg/d）治疗广泛性焦虑障碍 12 周开放性研究显示有效。最近，Rifkin-Zybutz 等 2020 年报道，安慰剂对照米氮平联合 SSRIs 或者 SNRIs 治疗难治性抑郁症伴广泛性焦虑障碍患者 12 周的研究结果显示，米氮平治疗广泛性焦虑障碍的疗效显著优于安慰剂。

抗惊厥药：普瑞巴林和丙戊酸盐的研究证据较多，作为单药治疗或增效剂治疗广泛性焦虑障碍，疗效优于安慰剂，与苯二氮䓬类药物和文拉法辛疗效相似。近期的荟萃分析结果显示，普瑞巴林治疗焦虑障碍的疗效与剂量相关，剂量高于 600 mg/d 的疗效优于安慰剂。

抗精神病药：喹硫平缓释剂型治疗广泛性焦虑障碍的证据较多和充分。分别有两项荟萃分析结果支持喹硫平可有效缓解广泛性焦虑障碍的症状，疗效优于安慰剂，与其他抗抑郁药物相似。但是喹硫平治疗后体重增加、过度镇静的不良反应发生率较高，因不良反应导致的脱落率高于其他抗抑郁药物和安慰剂。也有使用小剂量利培酮、奥氮平、齐拉西酮治疗焦虑障碍的报道。出于耐受性及长期治疗的安全性考虑，非典型抗精神病药物仅在患者对抗抑郁药物、抗焦虑药物及苯二氮䓬类药物治疗无效时考虑使用，而且剂量低于用于治疗精神病性障碍的剂量，并密切监测锥体外系不良反应、代谢综合征等。

有应用奋乃静、舒必利治疗广泛性焦虑障碍的临床报道，对伴有敏感多疑、偏执症状的焦虑患者较有效。

（3）广泛性焦虑障碍共病的治疗：美国全国共病调查（NCS）发现，广泛性焦虑障碍的共病率较其他焦虑障碍高，“单纯的”广泛性焦虑障碍仅占总广泛性焦虑障碍的 1/3。90% 的终身广泛性焦虑障碍患者具有另一种终身精神障碍，最常见的是抑郁症和恶劣心境，其次是物质滥用、单纯恐惧和社交恐惧。许多研究已经发现了广泛性焦虑障碍的较高共病风险，并且共病常导致临床特征更为复杂，患者对药物治疗反应不佳，以及患者的总体功能预后差，因此，广泛性焦虑障碍的高共病率不仅加重了患者个人和社会的经济负担，也给治疗带来了更多的挑战。

1）广泛性焦虑障碍共病抑郁症的治疗：美国 NCS 结果显示，广泛性焦虑障碍当前共病抑郁症的发病率为 39%，共病恶劣心境的发病率为 22%。同样，具有终身广泛性焦虑障碍诊断的患者中，共病抑郁症占 62%，共病恶劣心境占 39%。

在广泛性焦虑障碍与抑郁症共病患者中，以广泛性焦虑障碍首发者为 28.5%，以抑郁症首发者为 24.0%，两者同时发生的为 47.7%。

广泛性焦虑障碍的主要治疗包括抗抑郁药物、苯二氮䓬类药物、丁螺环酮等，临床实践中很多医师会考虑选择苯二氮䓬类药物，但是这类药物由于有躯体依赖、停药后戒断症状或焦虑症状反跳，以及对共病的抑郁症状疗效差等，目前仅用于治疗初期、焦虑症状严重或伴有失眠的患者，并且短期治疗 3~4 周。具有抗焦虑作用的抗抑郁药物对焦虑和抑郁都有效，已经通过双盲对照研究提示治疗广泛性焦虑障碍有效的一线药物有文拉法辛、度洛西汀、帕罗西汀和艾司西酞普兰。也可以在早期短期合并抗抑郁药物和抗焦虑药物。建议选择对广泛性焦虑障碍和抑郁均有效的药物，以小剂量起始，根据患者的临床反应进行个体化治疗。药物治疗过程中，采用综合治疗策略，合并针对焦虑症状和抑郁症状的心理治疗。由于两种疾病均为慢性疾病，建议巩固期至少 6 个月，再继续维持治疗半年以上，以预防复发，促进患者的功能康复。

2）广泛性焦虑障碍共病物质滥用的治疗：广泛性焦虑障碍患者共病酒精滥用的风险极高。焦虑障碍患者常通过饮酒缓解焦虑症状，但是酒精滥用也常导致焦虑症状。显然广泛性焦虑障碍与酒精滥用患者的戒断症状的共病率更高。由于广泛性焦虑障碍的发病年龄通常要比酒精使用障碍患者的发病年龄晚，这个特征不同于社交焦虑障碍与酒精滥用的共病特征。但是共病酒精滥用常导致患者的临床特征更为复杂，患者对药物治疗的疗效差，更主要的原因是共病酒精滥用患者对治疗药物的依从性非常差，同时损害患者的社会心理功能和增加自杀风险。

因此，需要积极治疗广泛性焦虑障碍及共病的酒精或药物滥用，首先选择有效的广泛性焦虑障碍治疗药物，合并针对物质或酒精滥用的脱毒治疗计划。治疗过程中，还应该注意：①长期饮酒或滥用活性物质，患者可能存在肝功能损害，导致药物代谢能力下降，机体对药物的代谢清除速度降低，建议从小剂量起始，逐渐缓慢增加到治疗剂量。②由于苯二氮䓬类药物的药理作用与酒精相似，因此，苯二氮䓬类药物的效果对于酒精滥用患者来讲，可能会作为一种诱发信号，触发患者对酒精的渴求。长期使用苯二氮䓬类药物可能会加重患者的酒精滥用风险。因此，应尽可能避免使用苯二氮䓬类药物。③患者继续使用活性物质时，应当评估抗抑郁药物或抗焦虑药物与活性物质或酒精之间的相互作用（药代动力学和药效学的相互作用），如药物可能会降低癫痫发作阈值，因此，治疗这组患者时应当谨慎或者密切监测。④采用综合治疗策略，并且定期评价药物的疗效和耐受性，根据患者的具体表现，给予个体化治疗方案。

3）广泛性焦虑障碍共病躯体疾病的治疗：广泛性焦虑障碍比其他焦虑障碍更容易共病躯体疾病。许多慢性躯体疾病会诱发或加剧广泛性焦虑障碍的焦虑，有慢性躯体疼痛、各种无法解释的躯体主诉的患者通常具有较高的广泛性焦虑障碍和抑郁症的共病率，而广泛性焦虑障碍常先于躯体化症状出现。广泛性焦虑障碍常与胸痛、慢性疲劳综合征、肠易激综合征、通气过度综合征、紧张性头痛、慢性躯体疾病（高血压、糖尿病和心脏病）相关联。在慢性严重的躯体疾病的各个阶段中均可产生焦虑、抑郁情绪，其焦虑状态的临床表现与典型的广泛性焦虑障碍或惊恐发作不完全相同，焦虑的核心症状常与躯体疾病相关。

共病躯体疾病的广泛性焦虑障碍患者治疗与不伴躯体疾病广泛性焦虑障碍患者的治疗药物及对治疗的反应相似，治疗中有一些需要注意的事项：①躯体疾病患者往往对药物的耐受性较差，尤其是肝肾功能损害的患者，均建议药物以小剂量起始，逐渐加至患者合适的治疗剂量；选择对躯体各系统影响小的药物，如对心电图、血压等影响小的药物治疗，特别是心血管疾病患者。②选择药物时，考虑药物间相互作用，选择药物相互作用风险小的药物。③呼吸系统疾病患者，避免将苯二氮䓬类药物作为一线药物使用。

多数抗抑郁药物可能会降低癫痫发作阈值，脑部疾病患者或脑外伤患者，注意药物剂量及滴定或递减速度。

2. 心理治疗 心理治疗对于广泛性焦虑障碍患者的意义和价值在于：①通过建立接纳、尊重、共情而又保持中立原则的治疗关系，促进患者对自身的接纳，减轻或消除病耻感，增进患者在治疗中的合作，坚持长期治疗；②减轻和缓解患者的焦虑情绪和躯体不适症状；③对于轻症患者，或孕妇及因其他躯体疾病而不适宜接受药物治疗的患者，心理治疗具有替代或部分替代药物治疗的价值；④改善患者与症状相关的亲密关系或人际关系困难以及适应环境的困难，促进自尊水平的发展，从而改善其受损的社会功能，促进适应现实环境能力的发展。

（1）广泛性焦虑障碍心理治疗的疗效证据：Cuijpers 等在 2014 年系统复习了既往所发表的有关成人广泛性焦虑障碍心理治疗对照研究的文献，从 136 篇文献中检索到符合入组分析标准的 41 篇纳入荟萃分析（样本 2132 例），其中心理治疗方法以认知行为治疗（CBT）为主（占 35 篇），被作为一线疗法推荐。具体的操作技术包括认知重建、暴露疗法、问题解决、放松疗法、生物反馈等，其中大多数研究的对照组为等待期间（wait-list control）的未治疗者。从其中的 28 项对照研究中发现，心理治疗较对照组有明显的疗效（$g=0.84$，95% CI 0.71～0.97）。CBT 较单纯的放松治疗在对广泛性焦虑障碍的短期疗效上无显著差异，但在长期疗效上表现出了优势。尽管这项荟萃分析设定的目标之一是想验证不同心理治疗方法之间，以及与药物治疗之间的疗效是否有差异性，但由于检索到的此类文章非常少，因此，尚不足以证明哪些治疗方法的疗效优于其他治疗方法。一项短程精神动力学治疗与 CBT 的对照研究显示，二者对广泛性焦虑障碍患者的焦虑情绪有疗效相当的改善作用，但 CBT 在改善患者的忧虑和特质性焦虑症状上略占优势。在治疗后 12 个月随访时两组的疗效仍然保持相当的水平。另外一项包括了 215 例广泛性焦虑障碍患者、38 例治疗师的强化短程精神动力学治疗（平均治疗 8.3 次）的研究结果显示，患者的精神症状和人际问题得以明显改善，且在治疗的 4 年后，患者组的医疗支出费用下降到了正常人的平均水平。

CBT 中的个别治疗与团体治疗在减轻焦虑症状上疗效相当，但个别治疗在改善忧虑和抑郁症状上产生的疗效优于团体治疗。还有研究证实，基于互联网或者计算机的 CBT 与等待治疗的对照组相比有显著且长期的疗效。近年来，正念疗法也在治疗焦虑障碍的研究中出现，一项包含了 36 个正念疗法的对照研究荟萃分析证实，在减轻焦虑症状上，正念疗法与传统 CBT 或其他行为治疗技术有相同的疗效。

（2）选择原则

1）单纯心理治疗的选择：首先应根据广泛性焦虑障碍患者的病情严重程度及有关临床资料，确定选用药物治疗还是心理治疗，或者是二者兼用。根据临床经验，以下几种情况比较适合优先选择心理治疗：①患者症状为轻度或中度以下并自愿首选心理治疗或坚决排斥药物治疗；②有明显的药物使用禁忌证；③有明显的社会心理应激源导致焦虑症状的证据。如果单纯实施心理治疗 6 周焦虑症状无改善，或治疗 12 周症状缓解不彻底，则需要考虑重新评估和换用或联用药物治疗。

2）心理治疗与药物治疗联用的选择：对于大多数中重度焦虑障碍患者，建议常规选择心理治疗与药物治疗的联用方案，原因有以下几个。①如果联用心理治疗和药物治疗，患者的治疗效果会更好；②联合治疗可解决更大范围的功能损害，既能减轻症状又能兼顾修复一些患者的社会心理功能的缺损；③与单纯药物和一般临床处理相比，联用心理治疗可改善某些广泛性焦虑障碍患者的预后。在心理治疗中，要将促进患者服药的依从性作为重点关注的内容之一。

3）心理治疗技术的选择：对于轻中度的广泛性焦虑障碍患者，选择心理治疗时，建议采纳下述一般原则。①选择治疗师自己熟悉的心理治疗技术，在详细评估的基础上制订心理治疗的目标和计划并与患者沟通达成共识。治疗目标通常包括减轻症状，即降低自主唤醒的总体水平（包括降低生理性唤醒导致的躯体焦虑）、减轻担忧水平至合理的程度、增加对不确定性的承受能力及矫正歪曲的认知观念。另外，治疗目标也包括改善生命质量和人际关系、减少回避行为、修正功能失调性情绪图式，发展更有效的情绪调节能力。除非患者主动要求，否则不以改变和重塑人格作为治疗目标。②治疗计划一般按照短程精神动力学治疗（12~20 次，不少于 8 次）的方案制订，遵循个体化原则，根据患者的病情及对心理治疗的接受程度而制订具体的实施计划。选择 CBT 时可运用多个治疗程序包，详细内容参见《抑郁和焦虑障碍的治疗计划与干预方法》。如果选择短程精神动力学治疗，需先经过动力性访谈评估选择适宜的患者，具体内容参见《短程精神动力取向心理治疗实践指南》。③对于重度广泛性焦虑障碍患者，在药物治疗的基础上，建议选择支持性心理干预技术，同时对患者及其亲属开展相关知识教育，以促进其对药物治疗的依从性和治疗过程中的耐受性，对治疗效果抱有合理预期。待药物治疗的作用起效、症状明显减轻后，如果患者有需要，可再考虑选择其他心理治疗方法的联合应用。

4）心理治疗方式的选择：在网络化的时代，对于一些较为年轻的患者，通过网络视频形式的心理干预手段也逐渐被应用。

对于因时间和空间距离的限制而无法实施每周 1 次的面对面心理治疗的患者，可以考虑选择视频形式的心理治疗。但首先需经过面对面的初始访谈评估，与患者建立了初步的治疗联盟之后再采用视频的方式，并且应采用规律性定期面询与视频形式相结合的方式，避免采用单纯视频的形式。

（3）注意事项：心理治疗以人际互动为基础，情境化特征显著，虽然常用的治疗技术已被证实具有切实的疗效，但心理治疗能否带来预期的效果主要取决于治疗关系或治疗联盟的质量。任何一种心理治疗的技术都是通过治疗关系产生作用的，因此，心理治疗也可能带来不良反应，如治疗时间延长、不依从治疗、治疗关系紧张或过于紧密、对治疗师过分依赖等。因此，心理治疗中需要注意的基本事项是避免不良反应的发生。

造成心理治疗的不良反应可能与以下两个因素有关。①心理治疗师的因素：如果心理治疗师不能保持接纳、共情、尊重、中立的态度，而有意或无意识地处于被动、悲观、刻板的治疗态度，或处于无意识的满足自身内在的需要，如控制、自恋、代偿自身丧失或创伤等，都会破坏治疗关系，导致心理治疗的不良反应。因此，心理治疗师在未接受过心理治疗理论与技术的系统训练、胜任能力不足的情况下，不可仅凭助人的热情而草率地对患者实施心理治疗。②心理治疗的技术因素：由于心理治疗是非常个体化的，因此，在实施心理治疗的干预技术之前，首先要对患者做心理评估，这意味着心理治疗不能仅仅依据精神科的症状学诊断，还要根据患者的心理发展水平和人格结构选择适宜的干预策略和技术。在 CBT 中，强调对歪曲信念的矫正，其依据是患者的问题行为和负面情绪源自某些歪曲的认知观念。但当患者无法调整其认知达到预期目标时，一些患者可能会产生强烈的内疚和自责。在使用暴露疗法处理担忧感时，如果过度激活交感神经系统而令其产生强烈的不适感，可能会导致患者无法坚持治疗。在精神动力学治疗中，由于涉及患者潜意识冲突和早年创伤经历与症状的关联，因此，更强调对心理发展水平的评估。对心理发展水平偏低的患者，一般不主张采用传统精神分析的探索性或挖掘性的技术，更多采用的是现代精神分析的干预策略，如肯定化、镜映、言语化等技术，从而促进患者心智化水平和对不确定性、未知事物的心理承受能力的发展，增强其适应现实环境的能力。如果运用传统精神分析的干预策略不当，可能会导致患者在治疗关系中过分退行，过分依赖治疗师，并将自己的困境主要归因于养育功能不足的父母或者环境因素，而在现实中退缩到一个受害者的角色之中。

为了避免心理治疗不良反应的发生，达到预期的治疗效果，治疗师需要在初始访谈阶段与患者建立联盟，完成心理评估，并就心理治疗的目标及与治疗设置有关的内容与患者进行有效沟通，达成共识。接下来在实施干预策略和具体操作技术时，也要实时评估患者对治疗干预的反应。当治疗显示出疗效，达到预期的治疗目标，如症状减轻或缓解，心理困惑和苦恼得以解决时，要及时与患者讨论治疗的结束时间，减少或避免因治疗的结束而再次激活患者的焦虑情绪。当治疗师因故不能按照最初的设置完成全部治疗过程时，也要与患者讨论转介其他治疗师的可能。

3. 物理治疗　生物反馈治疗是一种借助于电子仪器，让人们能够知道自己身体内部正在发生变化的行为矫治技术。通过生物反馈治疗有助于患者调整和控制自己的心率、血压、胃肠蠕动、肌紧张程度、汗腺活动和脑电波等几乎包括所有的身体功能的活动情况，从而改善机体内部各个器官系统的功能状态，生物反馈和松弛反应训练相结合，可以使患者更快、更有效地通过训练学会使用松弛反应来对抗并消除一般的心理、情绪应激症状，矫正对应激的不适宜反应，达到防治疾病的目的。

四、广泛性焦虑障碍的规范化治疗程序

广泛性焦虑障碍需要长期综合治疗，治疗方法包括药物治疗、心理治疗、物理治疗等。广泛性焦虑障碍的众多临床研究报告显示，药物治疗联合心理治疗对广泛性焦虑障碍的效果最佳，心理治疗中以 CBT 效果为佳。随机双盲对照研究和荟萃分析结果显示，丁螺环酮、坦度螺酮、文拉法辛、度洛西汀、帕罗西汀、艾司西酞普兰等对广泛性焦虑障碍的疗效肯定，且不良反应轻而少。

我国有广泛性焦虑障碍治疗适应证的药物包括文拉法辛缓释胶囊、度洛西汀、丁螺环酮、坦度螺酮、曲唑酮和多塞平。大量的研究证据支持 SSRIs 急性期治疗和长期维持治疗预防广泛性焦虑障碍复发的效果，国际指南也推荐 SSRIs 为治疗广泛性焦虑障碍的一线药物。

有关广泛性焦虑障碍的治疗，首选一线推荐药物。经足量足疗程治疗，效果不佳时，首先，要重新评估患者的诊断是否正确，是否合并躯体疾病，是否合并其他精神障碍，是否有物质滥用，是否有社会心理问题等。研究资料显示，焦虑症状对苯二氮䓬类药物、丁螺环酮、抗抑郁药物无效的患者很少。其次，要评估所用药物的剂量和方法。确信诊断和药物无误时可换用二线治疗推荐药物，足量、足疗程治疗。依然无效时，可考虑联合心理治疗，或者换用三线治疗推荐药物，或者联合药物治疗，如两类不同作用机制的抗焦虑药物（包括有抗焦虑作用的抗抑郁药物）联合、抗惊厥药或小剂量非典型抗精神病药物联合治疗。换药方法通常是新加的药物逐渐加量，准备撤除的药物逐渐减量。联合治疗期间，剂量必须从小剂量开始，密切监测药物的潜在相互作用和不良反应，例如，非典型抗精神病药的锥体外系不良反应、代谢综合征等。表 3-4 为广泛性焦虑

障碍治疗药物剂量推荐表，图 3-1 为广泛性焦虑障碍的规范化治疗程序。

表 3-4　广泛性焦虑障碍治疗药物剂量推荐表

中文药名	英文药名	起始剂量/($mg \cdot d^{-1}$)	最高剂量/($mg \cdot d^{-1}$)
SNRIs			
度洛西汀	duloxetine	30~60	120
文拉法辛	venlafaxine	75	225
阿扎哌隆			
丁螺环酮	buspirone	15	60
坦度螺酮	tandospirone	15~30	60
SSRIs			
帕罗西汀	paroxetine	10~20	60
艾司西酞普兰	escitalopram	10	20
西酞普兰	citalopram	5~10	20
舍曲林	sertraline	25~50	200
氟西汀	fluoxetine	10~20	60
氟伏沙明	fluvoxamine	25~50	200
三环类抗抑郁药			
多塞平	doxepin	75	150
丙米嗪	imipramine	75	300
阿米替林	amitriptyline	75	150
氯米帕明	clomipramine	75	250

续表

中文药名	英文药名	起始剂量/（mg·d^{-1}）	最高剂量/（mg·d^{-1}）
其他抗抑郁药物			
米氮平	mirtazapine	15（睡前）	45
曲唑酮	trazodone	50（睡前）	200
阿戈美拉汀	agomelatine	25（睡前）	50
伏硫西汀	vortioxetine	10	20
苯二氮䓬类			
阿普唑仑	alprazolam	0.6~1.2	4
氯硝西泮	clonazepam	1.5~3.0	6
艾司唑仑	estazolam	3	6
劳拉西泮	lorazepam	1.5~3.0	6
其他抗焦虑药物			
氟哌噻吨/美利曲辛	flupentixol and melitracen tablets	1~2（片）	4（片）
羟嗪	hydroxyzine	50	100
普瑞巴林	pregabalin	150	600
抗精神病药物			
喹硫平	quetiapine	25	200

注：SNRIs. 5-羟色胺和去甲肾上腺素再摄取抑制剂；SSRIs. 5-羟色胺再摄取抑制剂。

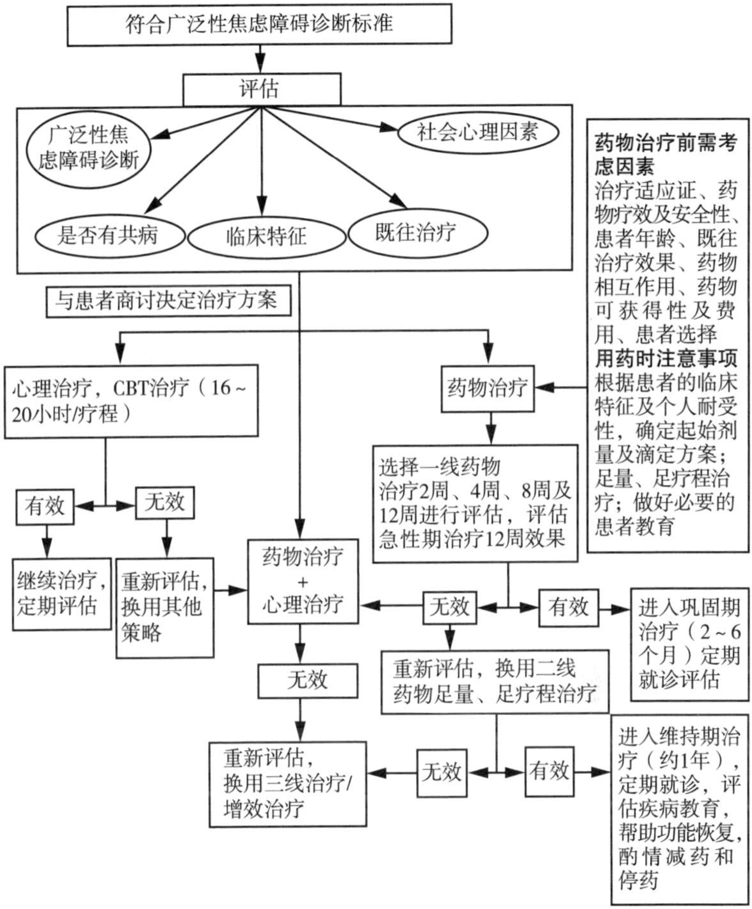

图 3-1　广泛性焦虑障碍的规范化治疗程序

五、特殊人群的广泛性焦虑障碍

（一）儿童青少年广泛性焦虑障碍

1. 流行病学特点 Mohammadi 等 2020 年报道，儿童青少年广泛性焦虑障碍的患病率为 2.2%～3.6%，德国为 0.3%，新西兰为 11.0%（Beesdo 等 2009 年报道），美国为 3%（Burstein 等 2014 年报道），英国为 0.7%（Green 等 2005 年报道），荷兰为 2.9%（Ormel 等 2015 年报道）。以女性多见，患儿的家庭成员中可能同时存在焦虑障碍。Wittchen 等 2002 年报道，高达 86% 的患儿共病其他焦虑障碍，尤其是分离焦虑障碍（Silva 等，2015）多见。

2. 临床特征 广泛性焦虑障碍不仅见于成人，也可发生在任何年龄阶段，尤其是儿童青少年广泛性焦虑障碍不但发病早而且易被忽视和漏诊。该病患儿常不切实际地担心过去和将来可能发生的各种事件，症状表现形式多样。由于这种焦虑，患儿变得过度要求得到安慰和保证、自我意识过强、多疑、完美主义或对自己缺乏确定性，并严重影响患儿的学习、社交和家庭功能。儿童这种内心的焦虑不安不易被其养育者察觉，他们往往通过头痛、胃痛、失眠、心悸、口干等躯体症状表达出这种情绪。合并其他障碍的患病率较高，在儿童期常合并分离焦虑障碍和社交焦虑障碍，青少年期易合并抑郁障碍。病程呈慢性，常持续到成年，使得情绪障碍、物质滥用和破坏性行为的风险增加。

3. 诊断 由于广泛性焦虑障碍患儿所表现的主诉不如成人那么丰富，自主神经症状也不突出，在 DSM-5 的症状学标准中，要求成人 6 项症状中至少符合 3 项，儿童只要满足 1 项就可诊断。

4．治疗

（1）治疗原则和策略：鉴于儿童青少年广泛性焦虑障碍病程长，对儿童危害大、预后差，早期干预危险因素、发展保护因素是预防儿童焦虑障碍的关键。对儿童青少年广泛性焦虑障碍的治疗应遵循以下原则。

1）全程综合治疗原则：由于广泛性焦虑障碍为高复发性疾病，共病率较高，且与成人期以后发生的焦虑障碍存在显著的相关性，故目前提倡长期长程治疗模式，包括早期识别及干预、急性期治疗、巩固期治疗、维持期治疗，以及对复发的预防。为了达到使患儿症状缓解、社会功能恢复、生活质量提高的治疗目标，必须采取多维度、多方面的综合治疗策略，以社会支持为主导的心理治疗为基础，必要时联合使用药物治疗，积极预防和处理儿童青少年广泛性焦虑障碍的发生。治疗中应该重视家庭、学校和更广泛的社会环境对广泛性焦虑障碍的持续和缓解具有潜在的影响。

2）个体化的治疗方案：与广泛性焦虑障碍多种多样的临床表现形式一样，个体对不同治疗方法及药物的反应也存在很大差异，通常在为患儿制定治疗方案时需要考虑其性别、年龄、心理发育状况、个性气质特征、家庭环境因素、症状特点、躯体状况、有无合并症、首发或复发、既往治疗史等多方面因素，因人而异地制定个体化的治疗方案。

3）患儿及家长共同参与的原则：广泛性焦虑障碍有较高的遗传倾向性，有焦虑障碍史的父母的子女罹患该病的风险性增加。家庭冲突、家庭关系不良等家庭环境因素在儿童广泛性焦虑障碍的发生中也起着重要的作用。因此，除了采取心理治疗和药物治疗外，还要将对患儿父母的心理教育纳入治疗计划中。

在治疗实施前应先征得患儿及其监护人的知情同意，向患儿及其家人阐明治疗可能存在的风险和益处，争取他们的主动配合，建立起良好的治疗联盟，共同参与到治疗中，以便针对患儿的靶症状共同确立有效的治疗方案。

（2）心理治疗：常用的心理治疗方法有 CBT 和家庭治疗。对于儿童青少年，宜采用尽量简单、具体化的治疗形式，治疗方法随患儿个体年龄和心理发展阶段的不同而做相应的调整，应鼓励患儿积极投入到治疗过程中，避免给患儿造成空洞说教的印象。心理治疗对于儿童与青少年的焦虑障碍有着特殊的意义，行为干预及 CBT 能够取得与药物治疗类似的效果。已有相当多的研究证明心理治疗与药物治疗联合应用的疗效高于任何单一的治疗。

1）认知行为治疗：CBT 是当前儿童青少年心理治疗最有效的方式，也是唯一有充分证据支持其普遍适用的心理治疗方法。低强度的 CBT 干预可以作为幼年患者的基础治疗，其主要内容包括向患者父母提供 CBT 工作手册，指导他们如何帮助孩子克服困难，定期电话或邮件随访或是面对面的指导等；高强度的 CBT 干预是在短期内实施数十次的密集干预和评估。CBT 的主要内容为识别和纠正患儿在思维、自我形象、态度和信念等方面存在的认知歪曲和错误，因为广泛性焦虑障碍患儿往往有较高的负性自我评价。放松、社交技能训练、自我激励、解决问题技能训练等行为治疗技术也常在治疗中被合并运用。

2）家庭治疗：近年来，有越来越多的证据表明，通过家庭治疗，让父母等家庭成员参与治疗过程中，进行系统的焦虑管理计划，以干预父母的焦虑、改善家庭关系，其效果远好于单独对儿童或青少年进行的 CBT。

（3）药物治疗：临床上采用药物治疗儿童青少年广泛性焦虑障碍的情况在国内外均不少见，但其安全性资料较少，因此，药物治疗宜谨慎，建议在心理治疗不能取得良好效果的基础上才考虑使用。

1）苯二氮䓬类药物：苯二氮䓬类药物对于儿童青少年广泛性焦虑障碍的治疗，仅有少量小样本的研究报道。研究中大多数的对象为共病抑郁障碍、惊恐障碍、拒绝上学等障碍的患者。对于伴有中重度躯体症状的儿童青少年广泛性焦虑障碍患者尤其是当这些症状严重干扰其学业和社会功能时，可短期合并使用较低剂量的苯二氮䓬类药物作为联合治疗的手段。一旦症状改善，苯二氮䓬类药物应逐渐减量。苯二氮䓬类药物也可用在抗抑郁药物起效前的 2 周及作为心理治疗的辅助用药。苯二氮䓬类药物有引起异常反应的报道，表现为过度兴奋、易激惹、感知觉混乱等。因有致依赖的潜在风险和撤药反应，故不宜作为一线用药。

2）SSRIs 类抗抑郁药物：与成人的情况类似，SSRIs 是临床治疗儿童青少年广泛性焦虑障碍的一线药物，尤其是舍曲林、艾司西酞普兰（获得美国 FDA 批准治疗 13～17 岁青少年抑郁障碍）、氟西汀等。临床治疗时应从小剂量开始。并根据临床反应调整治疗剂量，维持巩固治疗 6～8 周。有关各种 SSRIs 药物治疗广泛性焦虑障碍的有效治疗剂量的研究资料尚不充分，考虑到儿童青少年处于发育阶段，生理状况变化较大，一般从成人剂量的 1/4 开始逐渐达到治疗剂量，12 周岁以下患儿的临床用药应更为谨慎。

3）SNRIs 类药物：通常对治疗是有效的，多数患者耐受性良好，研究资料显示，儿童青少年广泛性焦虑障碍临床治疗中出现不良反应的发生率稍高于 SSRIs，但其治疗获益仍大于风险。治疗剂量约从成人剂量的 1/4 开始逐渐达到治疗剂量，12 周岁以下患儿的临床用药应更谨慎。

4）其他抗焦虑、抗抑郁药物：其他药物均非一线用药，其安全性资料更少，一般不推荐使用。

（二）老年广泛性焦虑障碍

1. 流行病学特点　广泛性焦虑障碍是老年人群中最为常见的焦虑障碍之一，Zhang 等 2015 年报道，老年人广泛性焦虑障碍患病率为 1.2%～11.0%，在社区居住的老年人中，该病 6 个月的患病率为 4.6%，1/4 的病例在 50 岁后开始首发。Mantella 等 2007 年、Rosenberg 等 2013 年、Lambiase 等 2014 年的多项研究报道，老年人的广泛性焦虑障碍与脑卒中和其他心血管事件的风险增加相关，也与轻度认知障碍向阿尔茨海默病的转化增加，以及与精神障碍共病和精神障碍的残疾增加有关。老年广泛性焦虑障碍常共病抑郁障碍。Friederike 等 2019 年报道，与男性相比，老年女性经历更高水平的焦虑。

老年广泛性焦虑障碍包括 2 种情况：①青中年时期的广泛性焦虑障碍延续至老年；②老年期初发的广泛性焦虑障碍。前者具有一般广泛性焦虑障碍的特点，后者除了具有一般特点外，疾病的发生、发展、转归与患者的躯体状况、家庭经济情况、人际关系及性格特点等有关。大约有 1/2 广泛性焦虑障碍的老年患者报道是近期发病。对于近期发病的老年患者，应该鉴别相关的躯体疾病和医源性因素，如药物的不良反应或药物的相互作用。

2. 临床特征

（1）以缺乏明确对象和具体内容的提心吊胆和紧张不安，以及对现实生活中的某些事情或亲人表现过分担心或烦恼为特征。患者常表现为心烦意乱，感到有祸事降临的恐慌感，难以忍受又无法解脱。

1）患者常伴有自主神经症状，如心悸、心跳加速、胸闷、气急、头晕、多汗、面部潮红或苍白、口干、吞咽梗阻感、胃部不适、恶心、腹痛、腹胀、腹泻、尿频等。伴有易惊吓、易激惹、注意力集中困难、睡眠障碍等症状。

2）患者表现为运动性焦虑，如搓手顿足、来回走动、不能静坐。

（2）病程与预后：老年广泛性焦虑障碍起病缓慢，常无明显的诱因，也有患者起病于生活事件以后，但所担心的内容远超过生活事件本身。病程可迁延数年，追踪研究发现，约 1/3 患者的病程在半年到 2 年之间，另 2/3 患者的病程在 2 年以上。41%~59%的患者可痊愈或好转，少数患者预后欠佳。女性、病程短而病前性格良好者预后好，伴躯体疾病、社会关系不良、经济窘迫者则预后不良，病史中有晕厥、激动、人格解体等癔症性格倾向且有轻生念头者预后欠佳。

3. 诊断　老年广泛性焦虑障碍的诊断标准参照成人广泛性焦虑障碍诊断标准。

4. 治疗　对老年广泛性焦虑障碍的处理方法与成人相同，与一般成人相比，老年广泛性焦虑障碍患者更难寻求精神卫生专业人员的帮助，多数老年患者是在基层医疗机构中寻求帮助。近年来的调查发现，老年人似乎对精神卫生专业人士表现出积极的态度，并愿意接受帮助。治疗包括药物治疗和心理治疗。药物治疗原则是选用不良反应少、药物相互作用少、疗效肯定的药物。心理治疗以简单实用为主，如安慰、支持和疏导。近年来有荟萃分析提示，老年人尤其是高龄老年广泛性焦虑障碍患者药物治疗的总体疗效略优于心理治疗，其中部分原因可能与老年人的认知功能和行为能力有不同程度的减退有关。

（1）药物治疗

1）抗抑郁药物是治疗老年广泛性焦虑障碍的一线药物，其中又以 SSRls 类药物为首选。包括西酞普兰、帕罗西汀、舍曲林、氟西汀和氟伏沙明。SSRls 类药物服药方便，不良反应较少，抗胆碱能不良反应也相对较轻，疗效肯定。近年来已有多项研究提示，抗抑郁药物治疗老年广泛性焦虑障碍患者的总体疗效略优于 CBT。

其他有效的抗抑郁药物有 SNRIs 类药物，如文拉法新、度洛西汀；NaSSAs 类药物，如米氮平等。治疗和维持剂量一般略低于普通成人剂量。三环类和四环类抗抑郁药物因不良反应多，尤其对心血管的影响大，不作为老年患者的首选药物。

2）阿扎哌隆类抗焦虑药物：丁螺环酮和坦度螺酮也是治疗老年广泛性焦虑障碍的常用药物，疗效肯定，老年人用低剂量也能达到很好的效果，没有镇静和呼吸抑制作用，没有依赖性，与其他镇静剂很少发生相互作用。但这类药物起效慢，耐受程度不一，一般也不作为一线药物。主要不良反应有头痛、头晕、恶心和坐立不安。

3）氟哌噻吨/美利曲辛：具有良好的抗焦虑作用，不良反应小，但有撤药反应。因容易出现锥体外系反应，老年患者慎用。

4）苯二氮䓬类药物：具有较强的抗焦虑作用，对焦虑的短期治疗具有明显的效果。但苯二氮䓬类药物具有肌肉松弛、呼吸抑制、过度镇静、认知功能损害及成瘾性，对老年人伴有躯体疾病且一般情况较差者不宜长期使用。半衰期短的药物容易产生停药反应。苯二氮䓬类药物与其他镇静剂联用可加强镇静作用，应注意防跌倒。

5）β受体阻断剂：β受体阻断剂有利于控制患者躯体症状，对心动过速、震颤、多汗等有一定效果。但随访须注意患者心率变化。

鉴于老年患者常伴有躯体疾病，在服用抗抑郁或抗焦虑药物时，常同时服用其他药物，因此，药物相互作用在老年患者中尤其需要引起医师的重视。在SSRIs中易发生药物相互作用少的药物是西酞普兰和舍曲林，SSRIs引起低钠血症的风险在老年患者中更高。合并高血压的患者需慎用文拉法辛，使用米氮平时需注意过度镇静、防止跌倒。长期用药撤药时应注意撤药节奏。

（2）心理治疗：如支持性心理治疗、CBT、放松疗法、行为疗法、催眠疗法等均可使用。目前已有相当多的研究证实心理治疗的疗效确切，能够进一步提高药物治疗的疗效。需要注意的是针对老年人的心理治疗要结合老年个体的生理心理特点开展。

（3）其他疗法：如生物反馈疗法、音乐治疗等。

（三）围产期和哺乳期妇女广泛性焦虑障碍

1. 流行病学特点　女性在围产期和哺乳期（即妊娠期和产后 1 年）患焦虑障碍的风险增加，Goodman 等 2016 年报道，其中广泛性焦虑障碍是最常被诊断的围产期焦虑障碍之一。Misri 等 2015 年报道围产期广泛性焦虑障碍的患病率较高，妊娠期为 8.5%～10.5%，产后为 4.4%～10.8%。Giakoumaki 等 2009 年、Giardinelli 等 2012 年、Karacam 等 2009 年相继研究认为，焦虑障碍和患者的既往精神疾病史、与伴侣关系不佳、有困难分娩经历等因素相关，Falah-Hassani 等在 2017 年的研究认为，患者常共病其他焦虑障碍和抑郁障碍。

妊娠期有焦虑症状的患者在产后也有显著的焦虑症状，产前焦虑症状能预测产后抑郁症状。越来越多的证据表明，母亲在妊娠期和产后的焦虑对孩子的健康发展有潜在的风险。

2. 临床特征　围产期和哺乳期妇女广泛性焦虑障碍的临床表现的主要内容是担忧孩子的健康、孩子出生后对自己和家庭的影响、自己照料孩子的能力和经济负担等。焦虑的特征与广泛性焦虑障碍的临床表现一样，表现为过分的、不能控制的担忧、焦虑和恐惧，肌肉紧张，坐立不安，躯体症状，睡眠障碍等。

3. 诊断　孕产妇发生的广泛性焦虑障碍的诊断，参照成人广泛性焦虑障碍诊断标准。

4. 治疗　妇女在妊娠期和产后发生广泛性焦虑障碍或病情恶化的危险性增加，临床和实验室检查数据表明，未经治疗的妊娠期母亲焦虑可能导致婴儿出生体重下降、胎龄缩短、Apgar 评分改变，以及胎儿血流动力学下降和胎动减少、产后抑郁的危险及影响胎儿的成长。对于围产期和哺乳期妇女广泛性焦虑障碍的治疗首先应尽可能采用心理治疗，如 CBT 或人际关系心理治疗等，心理治疗对孕妇及胎儿或婴儿没有直接的生理影响。心理治疗能缓解焦虑，有助于避免或延缓药物治疗。但是，如果患者的临床症状程度严重，心理治疗没有理想的效果，需要药物治疗时必须得到患者及其家属的知情同意，医师应该权衡药物对患者症状控制和药物对胎儿或婴儿的影响。建议在妊娠期和哺乳期尽可能使用最小的有效剂量，具体使用参见第 1 章“焦虑障碍总论”中“孕产期用药问题”的相关内容。

六、广泛性焦虑障碍的康复和预防

（一）人群的健康教育及实施

广泛性焦虑障碍不仅造成躯体和精神痛苦，而且还严重损害患者的社会功能，导致重大的社会和经济负担。临床治疗应以达到症状缓解和社会功能恢复、提高患者生命质量为目标，因此，有必要对社区人群进行广泛性焦虑障碍的健康教育，了解广泛性焦虑障碍的临床特点，患者表现为精神性焦虑，如对日常生活事件的过度担忧和紧张；躯体性焦虑，如心悸、胸闷、胃肠道不适、出汗、尿频、尿急等自主神经功能紊乱症状；运动性焦虑，如坐立不安等。这样，不仅能早期识别广泛性焦虑障碍，使患者得到及时有效的诊断和治疗，降低患病率及复发率，更有助于节约医疗成本，减轻个人及社会医疗负担。

1. 人群健康教育的特点

（1）面向所有社会人群，在企业、学校、社区、医院普及广泛性焦虑障碍疾病知识。

（2）针对不同社会人群提供多层次、不同形式的综合宣教，有利于早发现、早干预广泛性焦虑障碍。

（3）定期联络患者及其家属，提供针对性的宣教，有利于广泛性焦虑障碍的巩固治疗、预防复发。

（4）针对高危人群建立绿色通道，提供及时服务。

2. 人群健康教育的主要内容　预防广泛性焦虑障碍最关键的方法是做好对广泛性焦虑障碍疾病知识的宣教，使社会大众了解该病的性质、发病机制、临床表现、治疗方法及预防康复措施。从而促进早期发现广泛性焦虑障碍，并给予及时、适当的治疗，减少不必要的医疗资源浪费，减轻疾病带来的心理负担。特别是对高危人群进行广泛性焦虑障碍的健康宣教、危机干预、康复指导、追踪随访，提供心理咨询等，动员相关的社会力量和资源，建立完善的健康教育网络体系。

重点是对广泛性焦虑障碍患者进行巩固治疗、预防复发宣教。让患者了解到新一代抗抑郁药物治疗谱更广、耐受性及安全性更佳，可以大大提高广泛性焦虑障碍患者获得良好康复的可能性，包括症状的改善、社会功能的恢复，以及生活质量的提高。通过宣教，提高患者长期治疗的依从性。同时，宣教药物治疗和心理治疗联合使用可明显改善广泛性焦虑障碍患者的预后，对患者的康复有重要意义。

3. 人群健康教育的主要实施方法　开展以精神卫生工作者为主要实施者的综合性、全方位的全民广泛性焦虑障碍健康教育。主要包括以下几方面。

（1）借助媒体，如报刊、电视、广播等多种途径，进行广泛性焦虑障碍疾病宣教，使社会了解广泛性焦虑障碍。

（2）通过网络宣教，提供广泛性焦虑障碍知识、在线咨询、就医指导等。

（3）深入社区、企事业单位举办广泛性焦虑障碍知识讲座。

（4）在医院中提供广泛性焦虑障碍宣传册、专业咨询及便捷的就医渠道。

（5）对患者及高危人群提供个别及全程治疗、预防及康复服务，积极干预，提供必要的心理支持和指导，加强医疗随访。

（二）高危人群的预防

1. 高危人群的定义及意义 广泛性焦虑障碍的危险因素包括既往的焦虑发作史和自身的焦虑敏感特质，那些具有精神疾病家族史、具有焦虑性格、长期处于应激状态、对生活事件倾向于负性释义，以及曾有过焦虑发作或已康复的个体都可被视为高危人群。

做好高危人群的预防工作不仅能减缓广泛性焦虑障碍病程的进展，降低伴发其他精神障碍的概率，也能有效防止疾病复发，减轻疾病对个人和社会造成的沉重负担。

2. 高危人群预防的主要途径 预防重点在于高危人群的积极参与、精神卫生工作者的专业干预、患者家属的配合协作及必要的社会支持。主要途径包括：①健康宣教，提供疾病信息，使患者认识疾病、了解自我，主动配合治疗。②医疗团队的介入单位、社区、学校，定期举办心理健康体检，早期筛查高危人群。建立心理档案。医疗团队和社会单位合作，通过开设门诊随诊，电话、信件随访，召开高危人群及其家属座谈会，对疾病进行早发现、早干预。③确诊广泛性焦虑障碍的患者定期开展集体、家庭心理治疗，督促就诊，指导服药问题，及时了解患者的病情波动情况，提供必要的生活指导，帮助患者提高应对生活事件的能力，减少应激反应等。④将患者家属纳入预防全程，让他们积极参与观察患者病情变化、督促就医、缓和患者情绪、提供心理支持等过程，从而协助医疗机构的全程治疗。⑤建立社区服务结构，取得社会对疾病的理解，减少歧视，避免对患者不恰当的评判及不公正待遇，减轻疾病对患者造成的经济和心理负担，提供一定的社会资源和支持服务系统。

3. 高危人群预防的主要方法 此预防工作除了药物维持治疗外，还包括以下方法。

（1）心理治疗：具体内容参见第 2 章“惊恐障碍”相关

内容。

（2）松弛训练：具体内容参见第 2 章“惊恐障碍”相关内容。

（3）锻炼：具体内容参见第 2 章“惊恐障碍”相关内容。

（4）正念减压：正念是一种积极、开放式感知当下的状态。通过有目的地将注意力集中于当下，不加评判地觉知一个又一个瞬间所呈现的体验，而涌现出的一种觉知力。持续的正念练习可以提升对身心现象的深度觉察，增强对经验的开放性和接纳性，进而能够从容应对焦虑情绪和引发情绪的情境，发展适应性的心理与行为。

（三）患者康复期的心理保健

1. 心理保健的作用　心理保健能够起到重建认知、缓解焦虑、改善情绪、减慢疾病进程、有效预防复发的作用。

2. 康复期心理保健的主要方法

（1）认知行为治疗：CBT 旨在寻找患者的非理性信念，让其意识到当前困难与抱有非理性观念有关；发展有适应性的思维，教会更有逻辑性和自助性的信念，鼓励他们身体力行，引导产生建设性的行为变化，并且验证这些新信念的有效性。鼓励患者对生活中出现的各种问题，学会从多个角度来看待问题和解决问题。

（2）自信训练：很多人的焦虑情绪是因为对自己信心不足导致的，结合认知调整，让患者积极关注自己的言行，通过生活中的一些训练重新树立自信，建立自信心可以缓解焦虑情绪。

（3）家庭治疗：对患者及家属或亲密朋友进行恰当的教育是非常必要的。取得家庭成员的积极配合与支持，为患者提供一个理解、温暖的环境，协助或帮助患者进行各种训练，鼓励患者乐观对待生活，消除焦虑情绪。

（4）情绪调节：用某种方式将焦虑情绪发泄出来，减轻心理压力，第一种途径是从事各种活动，最好是人们较感兴趣的体育运动，如游泳、举重、长跑、跳高、跳舞、绘画等；也可以从事一些体力劳动，但体力劳动的强度不要过大；也可以参加各种社会活动，如旅游、团队拓展活动等使自己放松下来，变换心情，减少焦虑情绪。第二种途径是通过言语表达的方式，也可以进行心理咨询和心理治疗，通过专业帮助调节情绪。

（5）积极寻求社会支持：每个人都处在社会这样一个大环境中，并担任着不同的角色，和不同的人打交道。在这一过程中，我们要和更多的人保持良好的关系，建立深厚的友谊。当我们遇到困难或问题时，可以寻找周围的人和朋友去倾诉，获得更多的建议，社会支持的力量对人的发展是非常重要的。

CME TEXTBOOKS NATIONAL PROJECT

社交焦虑障碍

第 4 章

陆　峥　张　岚　沈鑫华　张海音

一、社交焦虑障碍的概述

社交焦虑障碍（social anxiety disorder，SAD），曾称“社交恐惧症”（social phobia），是焦虑障碍的最常见亚型之一。其主要临床特征是患者在一种或多种社交场合或表演情境中出现与环境实际威胁不相称的强烈恐惧和/或焦虑，并有回避行为。引起社交焦虑的情境包括会见陌生人、在小组会议上发言、进行访谈、与权威人士对话，在他人注视下工作、饮食、上学、购物或者使用公共卫生间，进行公共演讲等。社交焦虑障碍患者往往担心自己的言行会被他人审视或者负面评价，因此，会主动回避社交情境或是在其中承受极大痛苦，社会功能受到严重影响，从而使其无法获得较高的教育及职业成就，影响其社交关系和生活质量。

儿童青少年的社交焦虑障碍表现与成人有所不同，他们很少认识到自己对社交情境的远离和恐惧是不合理的。引起社交焦虑的情境主要发生在课堂上、同伴聚会或学校演出等，具体参见本章特殊人群“儿童青少年社交焦虑障碍”部分。

社交焦虑障碍是最常见的焦虑障碍之一，但不同研究和不同国家的年患病率数据存在差异，多数国家的年患病率在

0.5%~2.0%；美国相对较高，年患病率达 8.0%，终身患病率为 13.0%。黄悦勤等在 2019 年的研究数据显示，国内社交焦虑障碍的终身患病率为 0.6%，年患病率为 0.4%。国内外数据均显示，女性患病率高于男性。儿童青少年与成人年患病率相仿，发达国家高于发展中国家。社交焦虑障碍发病年龄较早，一般起病于儿童青少年时期，中位起病年龄为 13 岁，易发展为慢性持续性病程，也有部分患者随着年龄增长症状自然缓解，但在成年时仍存在社交焦虑的患者，症状自然缓解的可能性降低。

社交焦虑障碍的危险因素很多，包括受教育程度低、社会经济地位低、单身或者离异、共病抑郁等。一级亲属罹患风险增加 2~6 倍。对双胞胎的研究发现，遗传及环境因素可解释社交焦虑障碍患者间的大部分个体差异。在儿童中，遗传因素作用约为成人的 2 倍，父亲患社交焦虑障碍可预测婴幼儿的恐惧与回避。一般认为，遗传因素增加个体罹患社交焦虑障碍易感性，但发病还需要其他因素，包括观察性学习，如通过观察父母的教养方式。研究发现，父亲而非母亲的挑战性行为，如开玩笑地鼓励孩子的冒险行为，能降低社交焦虑风险及儿童的自主神经过度唤起；儿童的自主神经过度唤起又是社交焦虑障碍遗传易感性的标志物。

社交焦虑障碍常伴有其他精神障碍，约 72% 的患者报道同时共病其他精神障碍。最常见的共病是其他类型焦虑障碍、抑郁症和物质使用障碍，其次是回避型人格障碍、躯体变形障碍、注意缺陷与多动障碍。社交焦虑障碍增加患者罹患抑郁发作、物质滥用及心血管疾病风险，例如，提高物质滥用迁延风险，恶化抑郁严重程度，包括自杀倾向、社会功能（如工作、社交、恋爱能力）受损、求助倾向减弱等。通常，患者的社交焦虑症状早于其他精神障碍发生，往往由恐惧社交的痛苦及损害而继发，例如，社交孤独所致的抑郁，为应付社交焦虑导致酒精及物质滥用行为。社交焦虑障碍患者具有很高的物质滥用危险性，几乎所有研究均显示社交焦虑障碍先于物质滥用。大量研究显示，社交焦虑障碍共病患者的家庭、职业及社会功能受限严重，病程长，花费的医疗卫生资源多。

药物治疗和心理治疗是社交焦虑障碍的有效治疗手段，但由于该病经常被误解为“害羞”，社交焦虑障碍患者并未得到充分治疗。美国在 2008 年的一项全国调查发现，罹患社交焦虑障碍的个体中仅有 35%接受了针对社交焦虑障碍的治疗。我国社交焦虑障碍的诊治率更低。超过 90%的社交焦虑障碍个体报道存在社会心理功能损害，如辍学风险升高、工作能力受损、社会经济地位下降及生活质量受损，其中超过 1/3 的个体社会心理功能受损达重度。社交焦虑障碍给个体及社会带来极大的经济负担。社交焦虑障碍与抑郁障碍共病时，往往抑郁障碍获得准确识别，而更为持久的社交焦虑障碍被忽视。

二、社交焦虑障碍的临床评估和诊断分类

（一）社交焦虑障碍的临床表现及疾病特点

社交焦虑障碍的临床表现为在社交场合出现显著的害怕或焦虑。轻者与人接触交往时表现腼腆、害羞、不自然、紧张，不能充分发挥应有的交际能力；显著者表现为操作性社交恐惧，核心症状围绕着害怕在小团体中被人审视，害怕做出令人尴尬的行为，一旦发现别人注意自己就不自然，不敢抬头、不敢与人对视，甚至觉得无地自容，不敢在公共场所演讲，集会不敢坐在前面，故回避社交；在极端情形下可导致社会隔离。常见的恐惧对象是异性、严厉的上司和未婚夫（妻）的父母亲等，也可以是熟人。可伴有自我评价低和害怕被批评，可有脸红、手抖、恶心或尿急等症状，甚至发展到惊恐发作的程度。患者常主动回避社会交往，或者带着强烈的害怕或焦虑去忍受。部

分患者可能伴有突出的场所恐惧与抑郁障碍，部分患者可能通过滥用药物或酒精来缓解焦虑而最终导致物质依赖，尤其是酒精依赖居多。

如果患者只在社交操作或表演时出现焦虑，而在非社交场合表现自在，称为非广泛性社交焦虑障碍（non-generalized social anxiety disorder）。如果患者害怕的社交场合十分广泛，包括社交操作性焦虑及与人交往的焦虑，称为广泛性社交焦虑障碍（generalized social anxiety disorder），这类患者往往害怕出门，不敢与人交往，严重者长期脱离社会生活。但这种广泛性和非广泛性的严格的分型在DSM-5中已经取消。

（二）社交焦虑障碍的诊断标准和分类

我国目前精神病学领域适用的诊断系统为ICD和DSM。

1.《国际疾病分类》（第10版）（ICD-10） 在ICD-10中，社交焦虑障碍称为社交恐惧症（编码F40.1），属于恐怖性焦虑障碍（编码F40）中的一种，诊断要点如下。

（1）心理、行为或自主神经症状必须是焦虑的原发发现，而不是继发于妄想或强迫症状等其他症状。

（2）焦虑必须局限于或主要发生在特定的社交情境。

（3）对恐惧情境的回避必须是突出特征。

鉴别诊断：常可有突出的广场恐惧与抑郁障碍，且两种障碍均可致使患者“困于家中”。如果社交恐惧与广场恐惧的区分十分困难，广场恐惧应予优先考虑。

2.《国际疾病分类》（第11版）（ICD-11） 在ICD-11中，社交焦虑障碍（6B04）属于焦虑或恐惧相关性障碍（6B0）中的一种，诊断要点如下。

（1）个体在一个或多个社交情境时持续出现显著和过度的恐惧或焦虑。例如，社交互动（谈话），被观看（吃、喝的时候），以及在他人面前表演（演讲时）。

（2）个体担心自己的言行或表现出的焦虑症状会被他人负面评价。

（3）个体会持续回避相关社交场景，或带着强烈的恐惧或焦虑去忍受。

（4）上述症状会持续数月，给个体带来严重痛苦，或导致其个人、家庭、社会、教育、职业等功能的严重受损。

3. 美国《精神障碍诊断与统计手册》（第 5 版）（DSM-5）

在 DSM-5 中，社交焦虑障碍（F40.10）诊断标准如下。

（1）个体由于面对可能被他人审视的一种或多种社交情况时而产生显著的害怕或焦虑。例如，社交互动（对话、会见陌生人），被观看（吃、喝的时候），以及在他人面前表演（演讲时）。

注：儿童的这种焦虑必须出现在与同伴交往时，而不仅仅是与成年人互动时。

（2）个体害怕自己的言行或呈现的焦虑症状会导致负性的评价（即被羞辱或尴尬，导致被拒绝或冒犯他人）。

（3）社交情况几乎总是能够促发害怕或焦虑。

注：儿童的害怕或焦虑也可能表现为哭闹、发脾气、惊呆、依恋他人、畏缩或不敢在社交情况中讲话。

（4）主动回避社交情况，或带着强烈的害怕或焦虑去忍受。

（5）这种害怕或焦虑与社交情况和社会文化环境所造成的实际威胁不相称。

（6）这种害怕、焦虑或回避通常维持至少 6 个月。

（7）有临床意义的痛苦，或导致社交、职业或其他重要功能方面的损害。

（8）不能归因于某种物质（如滥用的毒品、药品）的生理效应，或其他躯体疾病。

（9）不能用其他精神障碍的症状来更好地解释，如惊恐障碍、躯体变形障碍或孤独症谱系障碍。

（10）如果存在其他躯体疾病（如帕金森病、肥胖症、烧伤或外伤造成的畸形），则这种害怕、焦虑或回避则是明确与其不相关。

4. 鉴别诊断

（1）其他类型的焦虑障碍

1）广场恐怖症：广场恐怖症的患者有害怕和回避社交场合（如电影院），是因为患者害怕出现失能或惊恐时无法及时逃离或获得及时救助；而社交焦虑障碍患者是害怕被别人负面评价。

2）惊恐障碍：社交焦虑障碍患者可能会有惊恐发作，但其担心害怕的是负面评价；而惊恐障碍的患者担心的是惊恐发作本身。

3）广泛性焦虑障碍：患者的焦虑对象主要是日常生活事件，且持续存在。

（2）抑郁障碍：抑郁障碍患者可能担心被他人负面评价，但这种担心是来自于患者的自责或自罪；社交焦虑障碍患者是担心他们的社交行为被人负面评价。

（三）临床评估

1. 病史采集 社交焦虑障碍的病史常有以下特点。

（1）部分患者在童年时有过分害羞、回避社交倾向。

（2）常于成年早期发病，开始表现为对特殊的人和特殊的社交环境感到不自在，上述焦虑的对象可固定或逐渐泛化，但焦虑的程度逐渐加重，部分患者可达到惊恐的程度。

（3）部分患者可能伴有抑郁、场所恐惧、物质依赖等。

（4）病程常呈迁延性。

2. 体格检查 部分患者有自主神经功能紊乱的症状，在就诊与医师见面时出现社交焦虑发作可导致面红耳赤、窦性心动过速和血压轻度升高。

3. 精神检查 由于患者害怕社交，常不愿意就诊，在就诊时常低头，不与医师对视，精神检查常引起其焦虑，部分患者伴有抑郁情绪。多数患者有良好的自知力，但疾病本身的性质往往限制了他们主动寻求医疗帮助。

4. 实验室检查　和其他类型的焦虑障碍一样，社交焦虑障碍也是由多因素所致的精神疾病，因此，实验室检查非常重要，旨在鉴别出患者同时存在的躯体功能异常及躯体疾病。关于相关的实验室检查请参见“广泛性焦虑障碍”和“惊恐障碍”章节中的相关内容。

（四）常用评定量表

1. Liebowitz 社交焦虑量表　Liebowitz 社交焦虑量表（liebowitz social anxiety scale，LSAS）对 11 个社交情境（如对权威人士讲话）和 13 个操作情境（如在被审视下走路）下的恐惧和回避分别进行了评估。包含 4 个分量表：操作恐惧、操作回避、社交恐惧、社交回避，可以计算恐惧总分和回避总分。将所有 24 个条目的恐惧和回避分数相加得到总体严重程度分。评分分 4 级：恐惧分量表中，0 为没有，1 为轻度（可以忍受），2 为中度（感到苦恼），3 为严重（影响日常工作与生活）；回避分量表中，0 为从不（0），1 为偶尔（1%～33%），2 为经常（34%～66%），3 为总是（67%～100%）。

该量表有较好的信度和效度，对社交焦虑障碍的药物治疗和行为治疗评估也较敏感。社交焦虑量表可以有效地区分广泛性和非广泛性社交焦虑障碍亚型。原设计为临床医师用表，以社交恐惧分量表得分 27 分为界值分可以正确区分 78%的患者。以 LSAS 总分为标准，则可以把社交焦虑障碍分为轻度（≤51 分）、中度（52～81 分）和重度（≥82 分）。

LSAS 中文版本以总分≥38 分为分界值，其灵敏度为 83%，特异度为 81%。但在实践中，LSAS 在很多情况下被用于患者自评。如果是自评，则灵敏度为 85%，特异度不变。

2. 儿童社交焦虑量表 儿童社交焦虑量表（social anxiety scale for children，SASC）是 La Greca 编制的一种儿童社交焦虑障碍症状的筛查量表，用于评估儿童社交焦虑障碍，可作为辅助临床诊断、科研及流行病学调查的筛查工具。该量表由两个因子组成，即害怕否定评价、社交回避及苦恼，其信度与效度好，是一种有效的筛选工具，可为临床儿童社交焦虑障碍的诊断提供帮助。李飞等在 2006 年与全国 14 个单位协作，对 2019 例 6~16 岁的儿童进行采样，制定了全国城市常模。常模量表总分≥8 分者有社交焦虑障碍的可能。以 ICD-10 诊断标准作为效标，灵敏度为 69%，特异度为 75%，诊断一致性为 0. 62。

三、社交焦虑障碍的治疗

（一）治疗目标

1. 控制社交性警觉性增高和焦虑症状，缓解与社交有关的焦虑综合征。

2. 纠正患者对社交行为的歪曲认知，减轻预期性焦虑，减少恐惧性回避行为。

3. 改善和提高患者的社会功能，提高患者的生活质量。

4. 减少急性期治疗后残留症状，预防复发。

社交焦虑障碍常呈慢性或波动性病程。即使有所缓解也容易残留部分症状和出现症状反复。维持患者病情的长期缓解和稳定也可降低社会功能损害。

（二）治疗原则

1. 明确诊断，及时治疗，提高患者生活质量。

2. 药物治疗和心理治疗并重。药物治疗能有效缓解和控制社交焦虑障碍患者的焦虑、恐惧症状，也有助于开展心理治疗。

心理治疗对改善患者的社会功能、树立治疗信心和达到治疗目标具有重要作用。药物治疗和心理治疗在治疗开始即应同时应用，以求达到最大治疗效果。

3. 全病程治疗。社交焦虑障碍是一种慢性、需要长期治疗的疾病。急性期治疗应立足改善患者症状，长期治疗目标是减少残留症状、恢复患者社会功能、预防复发。症状稳定半年后，可适当减少药物剂量及延长心理治疗间隔时间，促进患者全面回归社会。

（三）治疗策略

1. 早诊断、早治疗　当明确诊断社交焦虑障碍后，应及早开展治疗。早期药物治疗和/或心理治疗可以有效降低社交焦虑障碍的共病发生率，提高患者生活质量，对预后有重要意义。

2. 选择适宜的治疗方案　首先明确患者有无共病其他精神障碍，评价患者的躯体状况及社会功能，根据患者的临床特征，选择适当的治疗措施。对共病严重的抑郁发作、自杀企图及药物滥用者，建议住院治疗。

3. 制订治疗计划　社交焦虑障碍需要药物治疗和心理治疗相结合。治疗方式的选择，应结合患者的倾向性和临床情况来确定。常用的认知行为治疗（CBT）通过揭示和纠正患者存在的适应不良性认知行为模式来帮助患者学习和掌握良好的社交和人际交流。

4. 治疗疗程　社交焦虑障碍是一种慢性的、复发率高、需要全病程治疗的精神障碍。治疗疗程包括急性期、巩固期和维持期治疗 3 个阶段。

（四）分期治疗

1. 急性期治疗　急性期治疗的主要目的就是通过循证证据支持的药物治疗和认知行为心理治疗，缓解社交焦虑障碍患者的症状，减少患者的痛苦体验，提高患者的生活质量。急性期治疗通常需要12周的时间。

2. 巩固期治疗 为了预防社交焦虑障碍复燃、复发，巩固治疗是必要的。急性期治疗有效的药物剂量需要继续使用，根据加拿大2014年焦虑障碍治疗指南中的文献报道，巩固期治疗需要6个月。

3. 维持期治疗 社交焦虑障碍是一种慢性精神障碍，需要长期全病程治疗，从而改善患者的社会功能，故维持治疗是需要的。维持治疗需要12~24个月，应将药物和心理治疗相结合，加拿大2014年焦虑障碍指南中有研究文献显示，长期维持CBT对社交焦虑障碍长期改善是有益的。

（五）治疗方法

1. 药物治疗

（1）药物治疗原则：社交焦虑障碍药物治疗应遵循以下原则。

1）个体化原则。选用药物前要评估患者的症状严重程度及病程、是否共病其他精神障碍、是否合并躯体疾病、经济状况、既往的治疗及对治疗的反应、药物相互作用、药物耐受性等。合理选用药物，提高治疗依从性。

2）药物选择应参考适应证和临床指南。目前推荐使用选择性5-羟色胺再摄取抑制剂（SSRIs）和5-羟色胺和去甲肾上腺素再摄取抑制剂（SNRIs）类药物作为社交焦虑障碍的一线治疗药物，我国国家药品监督管理局批准的治疗社交焦虑障碍的药物包括帕罗西汀、丁螺环酮及多塞平，适用于治疗各种焦虑障碍，曲唑酮可用于伴有抑郁症状的焦虑障碍。经美国FDA批准的治疗社交焦虑障碍的药物包括帕罗西汀、氟伏沙明、舍曲林、文拉法辛、普瑞巴林、氯硝西泮和阿普唑仑。临床实践中，医师可能会根据患者表现及循证医学证据，选择未在中国批准该适应证的抗焦虑药物，见表 4-1。

表 4-1　社交焦虑障碍的常用药物治疗剂量

药物	起始剂量/($mg \cdot d^{-1}$)	最高剂量/($mg \cdot d^{-1}$)	常见不良反应
社交焦虑障碍			
SSRIs 类			头痛、胃肠道反应、失眠、性功能障碍、镇静、出汗、戒断综合征，儿童青少年可能出现自杀意念
舍曲林	50	50~200	
帕罗西汀	10~20	20~60	
帕罗西汀肠溶缓释片	12.5	50.0	
氟伏沙明	50	100~300	
艾司西酞普兰	5	10~20	
西酞普兰	20	20~40	
氟西汀	20	20~60	
SSNIs 类			不良反应类似 SSRIs 类，以及高血压
文拉法辛缓释剂	75	75~225	
抗癫痫药			口干、镇静、共济失调、恶心、头晕、乏力、腹胀、性欲减退
普瑞巴林	150	600 常分 2~3 次	
加巴喷丁	300	900~3600	
苯二氮䓬类			镇静、认知损害、共济失调、戒断综合征

续表

药物	起始剂量/（mg·d^{-1}）	最高剂量/（mg·d^{-1}）	常见不良反应
氯硝西泮	0.25	0.50~4.00 每日1次或分2次	
阿普唑仑	0.4	0.4~4.0	
劳拉西泮	0.5	0.5~2.0	
MAOIs类			低血压、体重增加、镇静、失眠
苯乙肼	15	15~90 常分3次	为避免高血压反应需采用低酪胺饮食
			为避免5-羟色胺综合征，禁止与SSRIs、SNRIs合用
β受体阻断剂			低血压、心动过缓
普萘洛尔	按需	按需	
	10	10~40	

注：SSRIs. 5-羟色胺再摄取抑制剂；SSNIs. 5-羟色胺和去甲肾上腺素再摄取抑制剂；MAOIs. 单胺氧化酶抑制剂。

3）小剂量开始，根据治疗反应滴定药物剂量。治疗药物应从小剂量开始，并在1~2周内逐渐增至推荐的剂量范围。这有助于将不良反应减至最小，提高患者依从性，以控制症状的最小剂量为宜。如需快速改善症状或睡眠障碍严重时，可短期合并使用苯二氮䓬类药物。

4）治疗前及治疗时应与患者及家属保持沟通。用药前充分告知，用药后及时了解患者的不良反应与药物使用问题，争取患者主动配合，提高治疗依从性。

5）联合使用心理治疗。研究表明，CBT与SSRIs联合在治疗社交焦虑障碍方面有效，联合治疗有助于提高临床预后。治疗方案是联合治疗还是单独使用药物治疗或心理治疗，根据治疗的成本-效益及治疗措施的可及性而定。

6）药物治疗应按照足剂量、足疗程的策略，剂量以不超过药物说明书中最高剂量为限。

7）抗抑郁药物治疗通常需 4～12 周见效，如果效果不明显，可换用同类另一种药物或作用机制不同的另一种药物。如一线药物治疗无效，可换用二线药物或其他有效药物，必要时可短期联合苯二氮䓬类药物。应充分注意药物间相互作用带来的影响。

8）不宜立即停药，停药时应逐渐减少剂量。防止停药过快，出现停药反应，减药后至少需要观察 2～3 个月的病情变化。

9）治疗期间应密切观察病情变化和不良反应，及时处理不良反应和积极治疗与社交焦虑障碍共病的其他躯体疾病、物质依赖和抑郁障碍等。

（2）治疗药物

1）一线治疗药物

抗抑郁药：多项荟萃分析证明，SSRIs 和 SNRIs 类药物治疗社交焦虑障碍的效果明显优于安慰剂。随机对照试验证据支持 SSRIs 类的帕罗西汀、舍曲林、艾司西酞普兰、氟伏沙明，以及 SNRIs 类的文拉法辛控释片，均为社交焦虑障碍的一线用药。虽然探讨 SSRIs 治疗社交焦虑障碍的随机对照研究质量高低不等，但近期一项荟萃分析显示，高质量研究与低质量研究所报道的治疗有效率相仿。加拿大焦虑障碍指南及新加坡焦虑障碍指南也均建议将文拉法辛及 SSRIs 类视为一线药物。

帕罗西汀的起始剂量为 10～20 mg/d，最大剂量为 60 mg/d；舍曲林的起始剂量为 25～50 mg/d，日剂量为 100～200 mg/d；艾司西酞普兰的起始剂量为 5～10 mg/d，日剂量为 15～20 mg/d；氟伏沙明的起始剂量为 50 mg/d，最大剂量为 300 mg/d；文拉法辛的起始剂量为 75 mg/d，最大剂量为 225 mg/d。

2）二线治疗药物

抗抑郁药物：在随机对照试验中，西酞普兰比安慰剂更有效。虽然在社交焦虑障碍的治疗研究中证据有限，但西酞普兰与其他SSRIs类药物一样有效。西酞普兰的一般剂量为20~40 mg/d。

苯二氮䓬类药物：在随机对照试验中，阿普唑仑、氯硝西泮在治疗社交焦虑障碍方面均有效，且有荟萃分析发现，苯二氮䓬类药物与SSRIs类药物一样有效，但因为苯二氮䓬类药物对于社交焦虑障碍常见的共病治疗效果有限，且对于既往有物质滥用病史的患者有潜在药物依赖及滥用风险，故被推荐作为二线治疗方案。对于需要快速缓解症状的患者，苯二氮䓬类药物可用作初始或辅助治疗手段。

3）三线治疗药物

抗抑郁药：氟西汀在Davidson等2004年的一项大型随机对照试验中疗效显著优于安慰剂，但有两项小型随机对照试验未发现氟西汀相对安慰剂有更多益处，提示氟西汀可能治疗社交焦虑障碍不如其他SSRIs类有效。同样在随机对照试验中疗效不显著的还有米氮平和度洛西汀。小型、开放试验表明，安非他酮及氯米帕明可能对社交焦虑障碍有效。

抗癫痫药物：有多项随机对照试验证明普瑞巴林在较高剂量（600 mg/d）时治疗效果明显优于安慰剂，加拿大焦虑障碍指南也将普瑞巴林推荐为焦虑障碍的一线药物。然而有研究提示，普瑞巴林的有效率仅为30%~43%，略高于安慰剂的20%~22%。一项关于加巴喷丁的随机对照试验也显示相似结果，有效率仅为38%，安慰剂为14%。

奥氮平、司来吉兰、阿托西汀等在小型随机对照试验中显示出一定疗效。虽然苯乙肼的疗效已在多项随机对照试验中得到证实，但考虑到其使用的复杂性（药物相互作用及饮食的限制）和严重不良反应如高血压危象，苯乙肼不作为治疗首选的推荐药物。

以上药物被推荐为三线选择，在一线和二线的单一治疗及辅助治疗失败后可能对难治性患者有用，详见表 4-2。

表 4-2 社交焦虑障碍治疗推荐的药物

推荐级别	药物
一线	艾司西酞普兰、舍曲林、帕罗西汀、帕罗西汀控释剂、氟伏沙明、文拉法辛缓释剂
二线	西酞普兰、阿普唑仑、氯硝西泮
三线	氟西汀、氯米帕明、米氮平、度洛西汀、安非他酮、奥氮平、阿托西汀、司来吉兰、苯乙肼、普瑞巴林、加巴喷丁
其他	阿立哌唑、利培酮、丁螺环酮

4）β 受体阻断剂：虽然随机对照试验中 β 受体阻断剂的疗效结果为阴性，加拿大焦虑障碍指南也不推荐，但 β 受体阻断剂如普萘洛尔常用于治疗表演性焦虑（如音乐家、演员、公共演讲者等）。服用 1 h 后，此类药物可减轻震颤、出汗及心动过速、自主神经症状等。苯二氮䓬类药物也可根据需要治疗表演性焦虑，但可能导致过度镇静，故临床使用苯二氮䓬类药物之前，可先小剂量试用并观察其不良反应。

5）其他治疗：对于抗抑郁治疗效果不佳或者耐药性较高的患者，可以考虑使用其他治疗方式。开放性研究和病例报道系列研究表明，难治性社交焦虑障碍患者使用阿立哌唑、利培酮、丁螺环酮等药物会有所获益。

（3）社交焦虑障碍共病其他疾病的治疗：社交焦虑障碍患者共病其他疾病包括躯体疾病和精神障碍的比率很高。最常见的共病是伴单纯恐惧障碍和场所恐惧障碍，此外共病酒精滥用和抑郁障碍的比例也很高。在首次发病年龄小于 15 岁的社交焦虑障碍患者中，70%的患者共病抑郁障碍，40%的患者共病酒精滥用。对共病患者的治疗常具有挑战性，且目前有关这类共病的治疗策略的研究数据相对较少。

1）社交焦虑障碍共病抑郁障碍的治疗：社交焦虑障碍患者共病抑郁障碍风险极高，女性共病风险高于男性，特别是发病早者，且早发社交焦虑障碍共病抑郁症者是发展为物质滥用的高危人群。社交焦虑障碍可在诊断抑郁症之前，也可能发生在抑郁症之后。抑郁发作还常同时共病其他焦虑障碍，这类患者物质滥用和自杀的风险更高，对药物治疗的反应也更差。对于共病抑郁症的社交焦虑障碍患者，建议采用综合治疗策略，即药物治疗合并心理治疗。

由于常用的治疗社交焦虑障碍的药物为抗抑郁药物，因此，共病的轻中度抑郁症会随着药物治疗逐渐改善。合并针对抑郁症的心理治疗，可以明显改善共病的抑郁症状。一项针对社交焦虑障碍共病抑郁症患者的 24 周开放性研究，观察了艾司西酞普兰的疗效，发现艾司西酞普兰（10～20 mg/d）对抑郁症有效率达 75%，对社交焦虑障碍有效率为 45%。这一结果提示，艾司西酞普兰的疗效有限，但剂量增加可能会进一步改善疗效。

建议选择对抑郁症状和焦虑症状均有效的药物，以小剂量起始，逐渐增加到治疗剂量，治疗剂量可能高于治疗单纯抑郁症的平均有效剂量。合并 CBT 等心理治疗，有助于全面缓解症状，改善患者功能及预后。

2）社交焦虑障碍共病物质滥用的治疗：社交焦虑障碍患者共病酒精、尼古丁、大麻、可卡因和其他精神活性物质滥用的风险极高。几乎所有的研究结果都发现患者先存在社交焦虑障碍，然后出现物质滥用，这可能是因为社交焦虑障碍患者发病年龄较小，也导致其社会功能损害更加严重。共病酒精滥用的社交焦虑障碍患者，大多还共病其他焦虑障碍，抑郁症等，男性社交焦虑障碍共病酒精滥用患者的自杀风险明显增高。

关于社交焦虑障碍共病酒精滥用患者的药物治疗临床研究

非常有限，一些小样本研究发现，这些患者往往对 CBT、药物治疗或酒精脱毒治疗预后差。例如，Book 等在 2008 年的一项小样本双盲安慰剂对照研究中评价了帕罗西汀治疗社交焦虑障碍共病酒精滥用患者的疗效，结果显示，帕罗西汀（20~50 mg/d）可以有效治疗社交焦虑障碍的症状及其共病的酒精滥用。从临床疗效总评量表-疗效总评（CGI-GI）评分来看，帕罗西汀治疗组社交焦虑障碍症状改善的患者比例是 67%，而安慰剂组症状改善的患者比例只有 22%；帕罗西汀治疗组酒精摄入量减少的患者比例是 50%，而安慰剂组酒精摄入量减少的患者比例只有 11%。

因此，治疗社交焦虑障碍共病物质滥用患者时，需要选择有效的治疗药物，且要针对物质或酒精滥用的治疗计划，方能更有效地控制患者的相关症状。治疗过程中，应注意以下几个方面：①长期饮酒或滥用活性物质的患者可能存在肝脏功能损害，导致药物代谢能力下降，机体对药物的代谢清除速度降低，建议从小剂量起始，逐渐缓慢增加到治疗剂量。②由于苯二氮䓬类药物的药理作用与酒精相似，因此，该类药物的效果对于酒精滥用患者来讲也可能会成为一种诱发信号，触发患者对酒精的渴求。长期使用苯二氮䓬类药物可能会加重患者的酒精滥用风险，因此，应尽可能避免使用苯二氮䓬类药物。③研究显示，治疗社交焦虑障碍的药物如帕罗西汀，可以缓解物质或酒精滥用患者的焦虑或抑郁情绪，并且有助于患者减少对活性物质或酒精的使用。但是患者未停用活性物质时，应当评估抗抑郁药物或抗焦虑药物与活性物质或酒精之间的相互作用，尤其是药代动力学和药效学方面的相互作用，如药物可能会降低癫痫发作阈值，因此，治疗这类患者时应当谨慎，并进行密切监测。④采用综合治疗策略，并定期评价药物的疗效和患者的耐受性，根据患者的具体表现，给予个体化治疗方案。

3）社交焦虑障碍共病躯体疾病的治疗：社交焦虑障碍常与

躯体疾病共病，如良性实体瘤、消化性溃疡、肠易激综合征和帕金森病等，有资料提示，病理性肥胖和烧伤患者也常发生社交焦虑障碍。因此，治疗前应当仔细评估患者是否伴有躯体疾病。对共病社交焦虑障碍和躯体疾病的患者，应首先评估两者的关系。

如果患者的社交焦虑障碍为继发于躯体疾病或者躯体疾病的治疗过程中，影响躯体疾病的治疗康复，则应当在治疗躯体疾病的过程中酌情考虑相关因素，对社交焦虑障碍进行针对性治疗。如果躯体疾病与社交焦虑障碍共病（非因果关系），则需要尽早开始针对社交焦虑障碍的治疗。关于社交焦虑障碍共病躯体疾病的治疗研究较少。病例观察提示，共病躯体疾病的社交焦虑障碍患者对药物的疗效反应与无躯体疾病共病的该病患者相似。一般来讲，对伴有躯体疾病的社交焦虑障碍患者的治疗与无躯体疾病共病患者的治疗是一致的，但应注意几点：①躯体疾病患者往往耐受性较差，尤其有肝肾功能损害的患者，心血管疾病患者选择对心率、血压等影响小的药物进行治疗，均建议药物以小剂量起始，逐渐加至患者合适的治疗剂量；②选择药物时，应考虑药物间相互作用，选择药物相互作用风险小的药物。③对呼吸系统疾病患者，避免将苯二氮䓬类药物作为一线药物使用。④多数抗抑郁药物可能会降低癫痫发作的阈值，对脑部疾病患者或脑外伤者，应注意药物剂量及滴定或递减速度。

2. 社交焦虑障碍的心理治疗 社交焦虑障碍的治疗与其他焦虑障碍的治疗相似，药物治疗与心理治疗相结合比单用药物治疗有更好的治疗效果和更低的复发率；心理治疗能改善患者特征性的负性思维等不良认知模式，以及条件反射式的恐惧情绪及回避，对患者的长期预后较好。多个荟萃分析证实了心理治疗，尤其是认知行为治疗（CBT），对社交焦虑障碍治疗的有效性。因此，心理治疗，特别是 CBT，应作为社交焦虑障碍的一线治疗。

相关研究提示 CBT、精神动力性治疗、基于正念的治疗、人际心理治疗等多种心理治疗方法对社交焦虑障碍的治疗效果。

（1）社交技能训练：社交技能训练（social skills training，SST）是一种行为治疗，通过对特定社交情境的行为训练，可提升社交焦虑障碍患者的社交技能，减轻患者临床症状，提高生活质量。

社交技能训练是指对在与他人见面、进行交流、聚会和面谈等社交场合下恰当地表现和建立人际关系的过程中，所涉及的技能的训练，其目的是提升患者的社交能力。该方法是焦虑障碍的 CBT 中常被使用的行为治疗技术，适用于社交技能不足的患者，如社交焦虑障碍患者。社交技能不足的表现包括：无法应对社交情境下的一般交往任务；无法应对他人的伤害、无理要求或控制；无法主张自己的正当权力或表达不同意见；人际效能差，即社交的结果与初衷不符等。

社交技能训练的内容可以分为基础和进阶两个部分。其中，基础内容包括社交场合中的眼神接触、自我介绍、短暂交流、发起会谈、积极倾听、表达共情等。进阶内容包括建立和维持友谊、表达主张或不同意见、提出自己的合理要求或拒绝他人的无理要求、公众演讲、提高沟通技巧等。

社交技能训练包括评估、示范、演练和实践 4 个步骤。评估是指评估患者的社交技能缺陷，明确社交技能训练的目标；示范是指治疗师与患者进行角色扮演，治疗师在角色扮演中示范患者所缺乏的社交技能；演练是指患者在与心理治疗师的角色扮演中练习自己所缺乏的社交技能；实践是指患者在现实生活中实践社交技能。其中，心理治疗师在示范中需要对某个社交技能如何操作进行讲解。例如，若患者缺乏维持人际关系的技能，治疗师需要在讲解如何维持人际关系后再进行示范，具体包括态度友善和轻松、尊重对方、用心倾听、理解他人的感受和行为等。

对社交焦虑障碍的 CBT 通常由认知疗法、暴露治疗和社交技能训练等行为治疗组成。CBT 和药物治疗（SSRIs 和 SNRIs）对社交焦虑障碍的治疗效果都优于安慰剂治疗，且二者疗效近似。有研究提示在治疗结束后，CBT 的疗效比药物治疗更为持久。Mayo-Wilson 等在 2014 年的一项纳入了 101 项对社交焦虑障碍心理治疗和药物治疗临床研究的荟萃分析提示，对社交焦虑障碍的 CBT 优于精神动力性治疗、人际心理治疗（interpersonal therapy，IPT）、正念治疗和支持性心理治疗。

CBT 可采用个别心理治疗或团体心理治疗的形式。尽管一些研究提示，个别 CBT 的疗效会优于团体心理治疗，但在荟萃分析中还未发现二者在疗效方面的显著区别。

基于互联网的认知行为治疗（ICBT）可改善心理治疗的可获得性。多个随机对照研究显示，对社交焦虑障碍患者采用 ICBT 效果优于对照组，能显著改善社交焦虑症状，且性价比更高。有研究提示，使用虚拟现实暴露（virtual reality exposure，VRE）的 CBT，与采用想象暴露或现场暴露的 CBT 疗效近似，但在国内还需更多的研究以证实其疗效。

（2）其他心理治疗：也有其他种类心理治疗对社交焦虑障碍疗效的研究报道。人际心理治疗（interpersonal therapy，IPT）对社交焦虑障碍的疗效优于对照组，但比传统的 CBT 逊色。基于正念的治疗（mindfulness-based therapy，MBT）可改善社交焦虑障碍症状，并与传统 CBT 疗效相近。对精神动力性治疗的荟萃分析提示了治疗社交焦虑障碍的有效性。支持性心理治疗与对照组相比，无统计学显著差异。

（3）对儿童青少年的心理治疗：对于儿童青少年社交焦虑障碍的治疗，建议首选个别或团体 CBT。治疗可包括心理教育、对恐惧或回避情景的暴露、社交技能训练，以及在真实社交情境中反复训练等内容。在心理教育和社交技能训练部分，建议邀请家长参加，以更好地促进患者的社交技能发展。同时，建议治疗由训练有素的心理治疗师进行，并考虑儿童青少年社交焦虑障碍患者的认知水平和领悟力。

四、社交焦虑障碍治疗的规范化治疗程序

社交焦虑障碍治疗的规范化治疗程序见图4-1。

五、特殊人群社交焦虑障碍

（一）儿童青少年社交焦虑障碍

1. 流行病学特点　一般认为，儿童青少年社交焦虑障碍的患病率与成人相仿。根据DSM-5，美国国家共病调查-青少年补充部分（NCS-A）显示13～18岁社交焦虑障碍年患病率为8.2%，终身患病率为9.1%。在美国，75%的个体起病于8～15岁。国内郑毅教授团队2022年在《儿童心理学和精神病学杂志》上发表的最新报道显示，我国儿童青少年社交焦虑障碍的患病率为0.8%。

2. 临床特征　社交焦虑障碍的基本特征是对社交情境的显著或强烈的害怕，儿童社交焦虑障碍的焦虑必须出现在与同伴交往时，而非仅仅与成人交往时。害怕、恐惧也可表现为社交场合的哭喊、发怒、惊吓、依赖或退缩。回避是常见的，且较成人范围广，除了学校外，还可表现为回避约会。有些儿童青少年回避现象较为严重，甚至拒绝上学；有些较轻，表现为过度准备应付可能的课堂提问和同学交流话题与用语，或转移注意力、减少目光接触等。2/3的社交焦虑障碍可与其他焦虑障碍如特定恐惧症、惊恐障碍共病，部分可共病抑郁障碍。

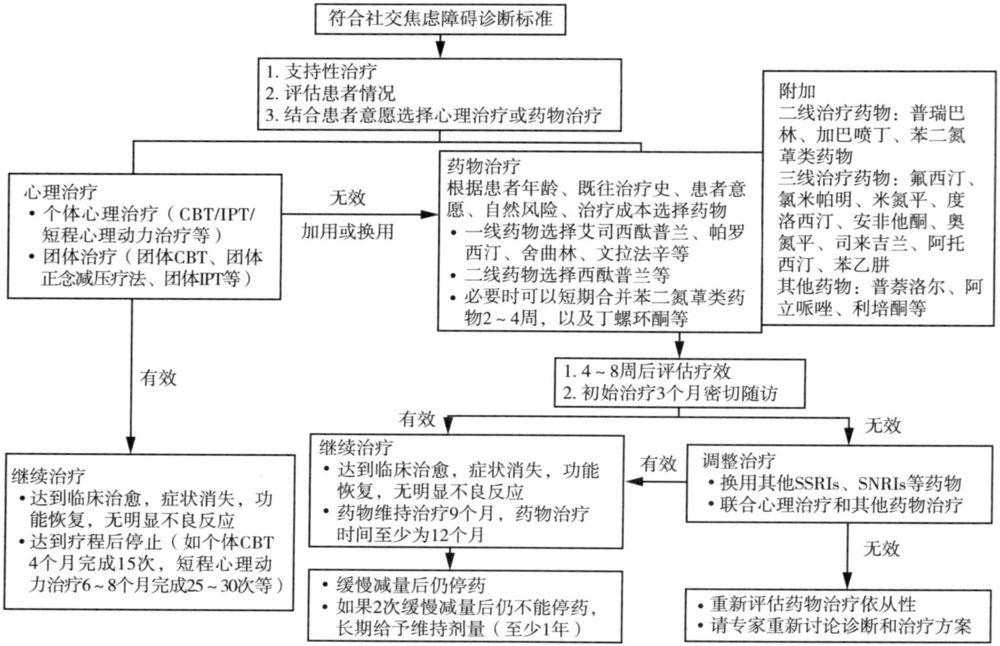

图4-1 社交焦虑障碍治疗的规范化治疗程序

注：治疗社交焦虑障碍时要平衡疗效和风险，具有抗焦虑作用的新型抗抑郁药物常作为一线治疗药物。一旦患者确诊后，根据患者年龄、既往治疗反应、自杀/自伤风险、药物耐受性、患者对治疗药物的偏好、药物的可获得性、药物的费用等因素，选择适当的药物进行治疗。及早开始药物和心理联合治疗。

3. 诊断　按照 DSM-5 社交焦虑障碍的诊断标准，有关社交情境，特别注明儿童的焦虑症状必须是在与同伴交往时产生；焦虑的表现可以为哭闹、发脾气、惊呆、依恋他人、畏缩或不敢在社交情况中讲话。无论几岁，均要求这种害怕、焦虑或回避通常持续至少 6 个月。儿童中短暂的社交恐惧不少见，但不一定是社交焦虑障碍。

4. 鉴别诊断

（1）场所恐惧症：此类患者也可表现为回避某些社交场合，但其关注的是在某些特定场所会产生急性焦虑症状，怕“晕过去”、没人救自己；而社交焦虑障碍患者主要担心别人对自己的负性评价而不敢去某些地方。场所恐惧症患者不敢一个人待在某个场所，而社交焦虑障碍一个人时则没有焦虑恐惧感。

（2）分离焦虑障碍：此类患者可以表现为拒绝去学校，但其主要担心的是和依恋对象的分离，不是他人的负性评价，如依恋对象在场，患者和他人的社交不受影响；而社交焦虑障碍患者无论依恋对象是否在场，和他人的社交都可能产生焦虑回避现象。

（3）选择性缄默症：此类患者表现为在被期待讲话的特定社交场合中持续地不能讲话，可能有怕他人的负性评价因素存在，但在不需要讲话的场合，如非语言性游戏时，可以和其他儿童一起玩，此时并不害怕负性评价。

（4）孤独症谱系障碍：社交焦虑障碍和社交交流障碍是孤独症谱系障碍的重要特征，但此类患者还有受限的、重复的行为模式、兴趣或活动；社交焦虑障碍患者具有和年龄相匹配的足够的社交能力，尽管在与他人交往中，特别是首次交往时会显示受损。

5. 治疗

（1）心理治疗：心理治疗方法的选择要考虑和儿童青少年的心理发展匹配，且常需要父母的配合、参与。对儿童青少年来说，对父母、患者的健康教育显得尤为重要，父母、学校教育方式的调整或阳性强化其社交行为等心理治疗方法可能比药物的效果更好。迄今，证据充分的主要是 CBT。Scaini 等在 2016 年的一项荟萃分析结果证实，CBT 能减轻社交焦虑症状，不论是在诊所还是在学校；治疗前后的平均效应值为 0.99，随访 6~12 个月的效应值为 1.18；干预始终有效，且在随访过程中疗效进一步提高。相关因素中，"治疗的次数"具有中等程度的效应值，"社交技巧训练"具有更大的效应值，表明增加社交技巧训练是有益的。

（2）药物治疗：迄今，美国 FDA 没有批准可用于儿童社交焦虑障碍的药物。基于临床研究证据，一线药物为 SSRIs。没有头对头研究来证明哪种 SSRIs 治疗社交焦虑障碍效果更好。选药往往基于家庭的信息，如家人对某种药物效果好则子女效果也好；此外，还需考虑药物的特点，如不良反应、半衰期、药物相互作用等。药物从小剂量开始，根据疗效和不良反应慢慢加量。Beidel 等 2007 年一项纳入 80 例 7~17 岁患者的为期 12 周的随机对照研究，分别用氟西汀（最大剂量为 40 mg/d）、安慰剂、社交效能训练治疗，有效率分别为 30.1%、6.3% 和 72.7%。Wagner 等 2004 年一项更大的企业支持的纳入 322 例 8~18 岁患者为期 16 周的双盲、多中心研究，分别用帕罗西汀（最大剂量为 50 mg/d）、安慰剂治疗，有效率分别为 77.6% 和 38.3%。对 SSRIs 以外的研究较少，March 等 2007 年有一项纳入 293 例8~17 岁患者为期 16 周的研究，分别用文拉法辛缓释剂（最大剂量为 225 mg/d）、安慰剂治疗，有效率分别为 56% 和 37%。

若第一个 SSRIs 治疗无效，可以加用 CBT，或增加药物剂量，或使用更长时间，或换成另外一种 SSRIs，或加用其他的药物增效。

常见药物不良反应为上腹痛、精神运动性兴奋、失眠。精神运动性兴奋在儿童比青少年更常见，与服药剂量相关，往往发生在治疗早期。

（二）老年社交焦虑障碍

1. 流行病学特点　迄今，缺乏老年社交焦虑障碍的流行病学资料。

2. 临床特征　老年首次发病者较少；少数年轻社交焦虑障碍患者症状可能延续到老年期，但症状往往较年轻时减轻。临床表现方面，焦虑水平低，但范围可能广一些。老年患者担心的负性评价源于失能的情况，如听力、视力下降所致的残疾，帕金森病所致的震颤，躯体疾病所致的活动不便，二便失禁，认知障碍等。老年社交焦虑障碍患者难于被发现，主要原因是过分关注了躯体疾病、自知力不佳、社会环境和角色的改变等，这些都可能掩盖社交功能的损害或让患者不太描述心理痛苦。

3. 诊断　老年人的社交焦虑障碍诊断标准同成人。老年首次发病者，应先考虑器质性、继发性。可以根据病史，结合实验室及影像学辅助检查、认知评估等结果来做出诊断和鉴别诊断。

4. 治疗　老年人和年轻人的治疗没有本质的不同。但考虑到老年人躯体疾病多、长期服用多种药物治疗，社交焦虑障碍的症状又往往不是很严重，所以优先考虑生活方式的改变、心理治疗（如 CBT），必要时合并或转为药物治疗（首选 SSRIs），但没有发现心理治疗和药物治疗的组合优于单独的心理治疗或药物治疗。具体药物治疗参见社交焦虑障碍治疗原则。

（三）围产期和哺乳期妇女社交焦虑障碍

1. 流行病学特点　焦虑症状和焦虑障碍在妊娠期间很常见，自我报告的焦虑症状估计患病率为 18%~25%，任何焦虑障碍的临床诊断患病率约为 15%；产后任何焦虑障碍的估计患病率约为10%。但大样本调查并未发现妊娠期焦虑障碍的患病率明显升高。缺乏围产期和哺乳期妇女社交焦虑障碍的流行病学资料。

2. 临床特征 围产期和哺乳期妇女一般不会单纯因为社交焦虑障碍而就诊，极有可能是合并严重抑郁、广泛性焦虑障碍而就诊，故其临床表现往往以抑郁、焦虑症状更突出。

3. 诊断 围产期和哺乳期妇女的社交焦虑障碍的诊断和鉴别诊断见本章概述。

4. 治疗 围产期和哺乳期妇女中单纯社交焦虑障碍比较少见，多以抑郁障碍、广泛性焦虑障碍共病而就诊，这时应参见抑郁障碍、广泛性焦虑障碍的治疗指南。围产期和哺乳期妇女社交焦虑障碍的治疗，参见本章概述相关内容。在充分权衡收益-风险的前提下，做好知情告知。

六、社交焦虑障碍的康复和预防

社交焦虑障碍及时就诊率低、识别率低、有效治疗率低，因此，有必要对社会人群及患者进行相关的康复和预防工作。原则上主要按照国家对于精神障碍的康复和预防的指导进行三级预防：一级预防旨在消除或减少致病因素，防止或减少社交焦虑障碍的发生；二级预防倡导早期发现、早期诊断、早期治疗社交焦虑障碍，并防止疾病复发；三级预防旨在消除或减少因社交焦虑障碍带来的失调，提高患者的生活质量。

（一）人群的健康教育及实施

在人群健康教育方面，对人群进行健康教育，以便于早期识别疾病，使患者得到及时有效的干预和治疗，降低患病率，提高生活质量。

大多数人在某些社交活动前都会感到紧张。但对患者而言，在这些类型的社交场合所产生的感觉超越了单纯的紧张，表现十分焦虑，无法在公众场合克服他们的尴尬，以致扰乱了其正常生活。严重者出现回避一些特定的场合，从而影响其社会功能。关键要素是对他人的负面评价感到极其的焦虑。

社交焦虑障碍也不同于害羞。害羞的人可能在他人面前感到十分不自然，但不像社交焦虑障碍患者那样具有破坏性的预期性焦虑、回避行为和躯体敏感症状。

多数十几岁的少年都有一段害羞的时期，处在陌生人中有时可能会感到不自在。但是在这个过程中，有些人想要回避陌生人包括同龄人的愿望变得非常强烈，以致干扰了其正常社交发展。与个体年龄不相称的极端害羞提示可能患有社交焦虑障碍。患有社交焦虑障碍的青少年通常和家人及其他熟人保持很好的关系，并且在无威胁的情境中有正常的社交活动，但是他们害怕扩大自己的社交圈。如果障碍持续存在，这些青少年就难发展与其年龄相符的社交技能，最终导致孤立感和/或抑郁。与之有关的一个问题是选择性缄默，表现为儿童不能在一定的社交场合中说话，但该类患儿如果没有被要求发言则并不担心被负性评价。也有些研究者认为选择性缄默是社交焦虑障碍一种形式。选择性缄默通常发生于幼儿期，若未得到治疗可能会持续至青少年期。

1. 人群健康教育的特点

（1）面向所有社会人群普及疾病知识。

（2）提供多层次、不同形式、针对不同社会人群的综合宣教。

（3）方便患者及其家属就近诊治，有利于早期发现、及时治疗、预防复发。

（4）鼓励群众、高危人群、患者及其家属的积极参与。

（5）发动与精神卫生工作相关的力量和资源，开展多级防治工作。

2. 人群健康教育的主要内容　主要包括对社交焦虑障碍的

疾病知识宣教，使社会大众了解该病的性质、发病机制、临床表现、治疗方法及预防康复措施，早期发现疾病并给予及时适当的干预、治疗，减少不必要的医疗资源浪费，缓和疾病给患者带来的心理负担；对高危人群进行健康宣教、提供心理咨询、危机干预、康复指导、追踪随访等，充分动员相关的社会力量和资源，建立完善的健康教育网络体系。

3. 人群健康教育的主要实施方法 开展以精神卫生工作人员为主要实施者的综合性、全方位的社交焦虑障碍疾病知识的健康教育。主要方法包括以下几点。

（1）借助媒体进行社交焦虑障碍疾病知识宣传，如互联网、电视、小册子等多种途径使老百姓了解此病。

（2）在教育机构开设课程，使学生了解社交焦虑障碍疾病知识。

（3）深入社区和企事业单位，举办社交焦虑障碍疾病知识讲座。

（4）在医疗机构摆放社交焦虑障碍疾病知识小册子，开设专病门诊。

（5）加强患者和家属的疾病知识教育，对高危人群和家属提供专业咨询服务和临床随访。

（二）高危人群的预防

1. 社交焦虑障碍的危险因素 通常认为社交焦虑障碍是生物因素、心理因素和社会因素共同作用的结果。但这些因素相互作用的模式目前还不清楚。有研究提示，遗传因素决定了社交焦虑障碍的易感性，其他因素包括条件反射、观察性学习（如通过观察父母学习）、父母的行为方式等影响其发生和进展。

研究中发现过去的创伤事件是特定处境的社交焦虑障碍的风险因素，而害羞特质对广泛性社交焦虑障碍的发生有更大风险。此外，内向、神经质也是社交焦虑障碍的影响因素。

Arkowitz等在2009年、Halford等在1999年的研究等认为社交技能缺乏会导致社交焦虑障碍的发生，也有人认为是由于否定性的自我评价引发了社交焦虑障碍。另有Jeffrey等在2009年的研究认为社交焦虑是由于认知失调而对他人的信赖产生困难而引起的。De Wit等在2011年的研究认为社交挑战及学校对于青少年的学业期待也是社交焦虑障碍的致病因素。社交焦虑障碍患者具有特征性的认知模式，即负性的思维、负性的自我评价、自我意识与自我关注。患者出现主观焦虑体验与客观回避行为均与其惧怕否定的负性认知相关联。Clark和Well在2012年的研究指出，以自我为焦点的注意是社交焦虑障碍长期存在的重要因素，因为它也增加了患者对负性思维和感情的注意，使个体过分注意到了与自身恐惧不符的外部信息。MacLeod在2007年的研究发现，社交焦虑障碍患者和广泛性焦虑障碍患者都对威胁性词语表现出注意偏好。陈曦等在2007年针对社交焦虑障碍患者的注意偏差进行的实验研究发现，只有在非威胁性情境中，高社交焦虑个体才表现出对威胁性词语的回避，而特质焦虑个体对注意偏差的影响不显著。患者常见的害怕与人交往的因素：①害怕在与人交往中失去自我良好的形象，不能获得满意的人际关系；②患者有自卑感，与人交往无信心；③患者想与他人交往，但缺乏交往的技巧。

特殊的生活事件常被形容为诱发儿童社交焦虑的“扳机”，父母的过度管教和批评、同伴的拒绝、被欺辱的经历、社交场合被伤害的经历等都可能潜移默化地影响个人的社会能力，使儿童缺乏社交技能，形成消极的反馈模式如回避行为和焦虑。旷课、失业、父母离异、酒精和物质依赖，以及不良行为和冒险行为的增多都是社交焦虑障碍的预测因素。Bruch等在1995年的一项关于儿童成长的回顾性研究报道中指出，社交焦虑障碍患者的父母更趋向于鼓励孩子逃避参加亲属、朋友的社交活动。Muris 等在 2007 年的研究中发现，家庭的社交性低、认知的过分封闭都会使儿童更易罹患社交焦虑障碍。以上均提示早年进行科学的家庭教育、塑造良好的个性，对预防社交焦虑障碍的发生有重要的意义。Calder 等在 2010 年的研究中指出进行成熟感和责任感的灌输教育也对青少年具有重要意义。林雄标等在 2002 年的研究中也提出有必要对社交焦虑障碍患者开展分析性及家庭心理治疗，以帮助他们达到重塑个性、改变行为、促进心理成熟的目的。另有研究显示，儿童期创伤是个体社交焦虑障碍的危险因素之一。

在父母的教养方式中，父亲的角色更重要，传统文化中，父亲扮演着强者的角色，在家庭和社会中承担主要的责任。父亲的严厉、惩罚，会使孩子变得胆怯、小心翼翼，在社交中过分担心自己的言行，唯恐遭人指责。当个体过多注意自己的言行举止和心理状态来刻意表现自己，渴望得到外界的认可时，反而在社交中显得更紧张、局促和笨拙。吴薇莉、张伟等在 2005 年的研究中发现，社交焦虑障碍的发生与父母偏爱及父亲、母亲对当事者的消极否定有关。陈建国等在 2013 年的研究中对 226 例社交恐惧障碍患者的临床观察发现，早年经历中 92.7%的患者受到过陈规旧习教育的影响；98.7%的患者自幼娇生惯养，被家人盲目溺爱、过度保护；96.4%的患者早年封闭，家长不让其与同年儿童接触，怕受伤害及染上不良习气。

Wonnie 在 2011 年对 118 例社交焦虑障碍患者进行的研究发现，与安全型依恋的患者相比，焦虑型依恋的患者表现出更加严重的社交焦虑和回避、更严重的抑郁和功能受损，以及更低的生活满意度。社交焦虑在不安全的依恋模式和抑郁中起了中介作用。吴薇莉、张伟等在 2005 年的研究中发现，根据成人依恋类型可以将社交焦虑障碍患者分为安全型、先占型、拒绝型和恐惧型。4 种类型的社交焦虑障碍在认知、行为、情感表达等方面构成其特有的成人依恋类型的内部工作模式，它们有共同的核心特质和共同的表征模型，同时 4 种类型又分别有各自的“扳机点”和治疗通道。

Kagan 在 1987 年的研究中用“行为抑制”（behavioral inhibition）来描述婴儿和儿童在面对新的环境、新的人群、新的事物时的退缩行为。一方面，“行为抑制”儿童的生理反应阈值较低，同时，他们对环境存在较高的负性评价。正是由于低的反应阈值才使儿童在新的环境中与人群中有担心、不安等反应过度的情况。另一方面，防止逃避行为的正性影响不足。Schwartz 等在 2008 年的研究中发现，大约 34%具有“行为抑制”的儿童在青春期被诊断为社交焦虑障碍。

对于有家族史、幼年创伤、管教严厉以及过度内向、害羞、行为抑制的儿童青少年，父母应调整教养方式，父母、教师应创造良好的社交环境鼓励他们进行社交活动，对他们的进步及时进行强化、肯定，避免打击、否定。

2. 高危人群预防的主要途径　预防重点在于高危人群的积极参与、精神卫生工作者的专业干预、患者家属的配合协作及必要的社会支持。主要途径包括：①健康宣教，提供疾病信息，使患者认识疾病、了解自我、主动配合治疗；②医疗团队的介入，提供专业的疾病预防、随访干预、生活指导服务，通过开设门诊随诊、电话信件随访，召开患者及其家属的座谈会，开展集体、家庭心理治疗，督促就诊，指导服药问题，及时了解患者病情波动情况，提供必要的生活指导，帮助其提高应对生活事件的能力，减少应激反应等；③将患者家属纳入疾病预防的全过程，让他们积极参与观察患者的病情变化、督促就医、缓和患者情绪、提供心理支持等治疗过程，从而协助医疗机构的全程治疗；④取得社会对疾病的理解，减少歧视，避免对患者不恰当的评判及不公正待遇，减轻疾病对患者造成的经济和心理负担，提供一定的社会资源和支持服务系统。

3. 高危人群预防的主要方法

（1）针对父母的健康教育及教养方式调整。

（2）针对幼儿园、小学、中学、大学教师的健康教育及正确的心理施教。

（3）针对高危人群的团体心理辅导及健康教育。

（4）针对高危人群的自信心训练及社交技巧训练。

（5）针对高危个体的 CBT 或药物治疗。

另外，患者的年龄、性别、受教育程度、个人经历、遗传因素、精神疾病家族史都会影响疾病的治疗和康复，临床工作者、社会、学校及法律应做到因人而异，灵活地制定适合个体的防治方案。

（三）患者康复期的心理保健

1. 心理保健的作用 心理保健能够起到重建认知、缓解焦虑、改善情绪、减慢疾病的进程、有效预防复发的作用。

2. 康复期心理保健的主要方法 首先，心理治疗尤其是 CBT 适用于康复期患者。研究表明，CBT 的优势在治疗后 6~12 个月随访中依旧存在，并且在治疗后 5 年仍然报道存在改善。长期的基于互联网的 CBT 后评估显示在 1~5 年的随访中病情改善持续存在。在治疗终止后，心理治疗的长期效果较药物治疗保持得更好。患者可通过心理咨询或阅读相关的书籍，来认识自身疾病及自身认知结构中存在的缺陷，并进行逐步改善。其次，患者要善于在人际交往中调节自己的情绪和感受，可采用如下几种方法。

（1）换位思考法：即将自己想象成对方，站在对方的角度考虑问题、看待事情。

（2）自我定位：知己才能知彼，正确、恰当的定位才能在社会交往中不卑不亢，展示真实的我，而非镜像中的我或他我。

（3）运用“黄金法则”：像你希望别人如何对待你那样去对待别人。不要运用“反黄金法则”，即我对别人怎样，别人就要怎样对我；人人都要喜欢我。

（4）理智法：这个方法建立在患者有了一定的认知基础上，能够认识到自己在其中起到了什么作用，并可以告诉自己现在的焦虑只是自己的一个感受，不是真的，并且自己有能力控制它，战胜社交焦虑。这时，主观意识游离于自己的身体之外，自己是一个清醒的旁观者。

（5）学会做自己的心理治疗师：就像在 CBT、理性情绪疗法中学到的一样，运用所学成为自己的心理治疗师，要自我觉察、自我调整，这样才能在社会生活中不断成长、完善。

另外，呼吸及放松训练同样适用于康复期的患者，保持愉快轻松的心情，理智平和地生活和工作，可使患者战胜疾病、回归社会、保持良好的社会功能。

随着科学技术的发展，一些新的技术也开始应用于社交焦虑障碍的治疗及康复。研究发现，基于虚拟现实的暴露治疗对于社交焦虑障碍的患者显著、长期有效。互联网与移动设备的运用，也被证实能有效改善社交焦虑障碍症状，使得自助干预能够惠及更多患者。

分离焦虑障碍

第 5 章

潘集阳　郑　毅

一、分离焦虑障碍概述

分离焦虑障碍（separation anxiety disorder，SAD）是焦虑障碍的主要亚型之一，好发于儿童青少年，也可发生于成年期，随着年龄的增长，发病率呈下降之势；在 ICD-11 和 DSM-5 中的主要诊断标准为个体对与特定的依恋对象分离而出现显著的、过度的恐惧或焦虑症状。

分离焦虑障碍的主要特征为个体与其依恋对象分离或离开熟悉的环境时，产生与其发育水平不相符、与现实环境不相称的过度害怕或焦虑，从而影响个体日常学习、生活、正常的生长发育及职业功能。未成年人的依恋对象多为其母亲，也可以是祖父母、父亲或其他照料者，成年人的依恋对象多为配偶、子女等。未成年人症状至少持续 1 个月，成年人则至少持续 6 个月。当与依恋对象分离或离开其熟悉的环境时，表现出过度的焦虑，担心亲人发生意外或自己被拐卖，担心依恋对象一去不复返；持久而不恰当地害怕独处，因害怕分离而不愿去学校或幼儿园；当预料将与依恋者分离时，马上会表现出过度的情感反应，如哭叫、发脾气、淡漠或社会退缩，部分患者甚至会表现出一些躯体症状，如恶心、呕吐、头痛、胃痛、浑身不适等。其焦虑的严重程度明显超过正常的离别情绪反应，社会功能也会受到明显的影响。

Shear 等 2006 年发表的美国国家共病调查复制（NCS-R）的数据显示，儿童期分离焦虑障碍（childhood separation anxiety disorder，CSAD）的终身患病率为 4.1%，但成人分离焦虑障碍（adult separation anxiety disorder，ASAD）的终身患病率为 6.6%。36.1%的儿童期发病病例可持续到成年期，多达 77.5%的成人病例报告在 18 岁之后首次发病。同样，WHO 的调查表明，分离焦虑障碍的终身患病率为 4.8%，其中 43.1%的分离焦虑障碍发生在 18 岁之后。Kessler 等 2007 年报道的加拿大流行病学调查发现，6~8 岁儿童 6 个月发病率大约为 4.9%，12~14 岁青少年发病率约为 1.3%，且男童的发病率低于女童，大约1/3的患儿症状可持续至成年期。成年期发病率的性别差异不明显。Silove 等的 2015 年世界精神卫生调查（WMHS）显示，澳大利亚及新西兰的研究发现，青春前期未成年人分离焦虑障碍的年患病率为 3.50%~4.90%，中国分离焦虑障碍的患病率低于上述国家，大约为 1.24%，各国平均患病率为 4.00%~5.00%。

依据其临床特征，分离焦虑障碍可分为儿童分离焦虑障碍与成人分离焦虑障碍。成人分离焦虑障碍依据发病时间又可分为两大类，即起病于成年期的成人分离焦虑障碍及起病于未成年期症状持续至成年期的分离焦虑障碍。

二、分离焦虑障碍的临床评估和诊断分类

（一）分离焦虑障碍的临床表现及疾病特点

（1）分离焦虑障碍的患儿在与父母分离或离开家时，表现出不恰当的过度的影响功能的焦虑。年龄较小的孩子可能重复做被绑架、被伤害或父母死亡的噩梦；年龄大的孩子则可能出

现亲人离开后自己会发生危险、发生意外的事故、会有大祸临头使自己与亲人失散或自己被拐骗等幻想。因此，表现出不愿意离开亲人，不去幼儿园或拒绝上学，即使勉强送去，也表现出哭闹、挣扎，出现自主神经系统功能紊乱症状（如呕吐、腹痛等）。病程可持续数月至数年。

（2）分离焦虑障碍较早的起病年龄为 7~8 岁，如果它与正常发展中的分离性焦虑一起出现则为早发性的分离焦虑障碍。分离焦虑障碍通常起病缓慢，也有急性起病的。可在诱因下起病，如搬迁、转学、亲人生病或去世等。症状一般从轻度发展为重度，例如，开始只是上学时感到身体不适或偶尔不去上学，以后发展至每天上学时发脾气或出现躯体症状，甚至拒绝上学。

（3）分离焦虑障碍的患儿还常共患其他类型的焦虑障碍和抑郁障碍，最常见的是与广泛性焦虑障碍共病。在学龄儿童中不愿上学和拒绝上学的现象十分常见，但导致的原因多种多样，不全是因为分离焦虑障碍而致。

（4）分离焦虑障碍可发生在不同的年龄阶段。据美国 Shear 等 2006 年的调查资料显示，儿童分离焦虑障碍的患病率为 4.1%，而成人为 6.6%。约有 1/3 儿童期的分离焦虑障碍持续至成年期，77.5%的成年期的分离焦虑障碍首发于成年期。Dogan 等 2021 年的研究表明，在成年期持续的分离焦虑障碍可能与广场恐怖症患者惊恐障碍的严重程度有关。因此，不要忽视了发生于成年期的分离焦虑障碍。

（二）分离焦虑障碍的诊断标准和分类

分离焦虑障碍的诊断过去只适用于儿童，但在 2013 年扩大到包括成人在内，纳入了 DSM-5 中。与先前的诊断分类不同，DSM-5 将分类于“特发于儿童和青少年期的情绪障碍”中的“分离焦虑障碍”取消，归入“焦虑障碍”，取消了儿童青少年与成人的界限。符合分离焦虑障碍在儿童青少年和成人中都很常见这一临床特点。

1.《国际疾病分类》(第 10 版)(ICD-10) ICD-10 中分离焦虑障碍的诊断要点如下。

(1)症状标准：至少有下列中的 3 项。

1)过分担心依恋对象可能遇到伤害或害怕依恋对象一去不复返。

2)过分担心自己会走失、被绑架、被杀害，或住院，以致与依恋对象离别。

3)因不愿离开依恋对象而不想上学或拒绝上学。

4)非常害怕一人独处，或没有依恋对象陪同绝不外出，宁愿待在家里。

5)没有依恋对象在身边时不愿意或拒绝上床就寝。

6)反复做噩梦，内容与离别有关，以致夜间多次惊醒。

7)与依恋对象分离前过分担心，分离时或分离后出现过度的情绪反应，如烦躁不安、哭喊、发脾气、痛苦、淡漠或退缩。

8)与依恋对象分离时反复出现头痛、恶心、呕吐等躯体症状，但无相应躯体疾病。

(2)严重标准：日常生活和社会功能受损。

(3)病程标准：起病于 6 岁前，符合症状标准和严重标准至少已 1 个月。

(4)排除标准：不是由于广泛发育障碍、精神分裂症、儿童恐惧症及具有焦虑症状的其他疾病所致。

2.《国际疾病分类》(第 11 版)(ICD-11) ICD-11 中分离焦虑障碍的诊断要点如下。

(1)个体与其依恋对象(即与个体存在深厚情感联结的人)分离时出现显著且过度的恐惧或焦虑。对于儿童青少年而言，最常见的分离焦虑对象包括父母照料者及其他家庭成员；对于成人而言，分离焦虑最常见的对象包括配偶、伴侣或子女。

分离相关恐惧或焦虑的表现取决于个体的发育水平，但可能包括以下几点。

1）持续担心伤害或某些其他不良事件（如被绑架）会导致与依恋对象分离。

2）不愿或拒绝去上学或工作。

3）在与依恋对象分离相关的反复过度的痛苦（如发脾气、社会退缩）。

4）依恋对象不在附近时，不愿或拒绝睡觉。

5）在与依恋对象分离的场合（如离开家去上学或工作）出现躯体症状，如恶心、呕吐、腹痛、头痛。

（2）症状非一过性，已持续存在较长时间（如至少数月）。

（3）症状无法用另一种精神与行为障碍更好地解释（如广场恐怖症）。

（4）症状足够严重，以至于持续存在的焦虑症状已导致显著痛苦或导致个人、家庭、社会、教育、职业或其他重要领域功能的显著受损。

3. 美国《精神障碍诊断与统计手册》（第 5 版）（DSM-5）

DSM-5 中分离焦虑障碍的诊断标准如下。

（1）个体与其依恋对象分离时，会产生与其发育阶段不相称的、过度的害怕或焦虑，至少符合以下表现中的 3 种。

1）当预期或经历与家庭或主要依恋对象分别时，产生反复的过度的痛苦。

2）持续性和过度的担心会失去主要依恋对象，或担心他们可能受到诸如疾病、受伤、灾难或死亡的伤害。

3）持续的、过度的担心会经历导致与主要依恋对象离别的不幸事件（如走失、被绑架、事故、生病）。

4）因害怕离别，持续表现出不愿或拒绝出门，拒绝离开家、去上学、去工作或去其他地方。

5）持续和过度的害怕或不愿独处或不愿在家或其他场所与

主要依恋对象不在一起。

6）持续的不愿或拒绝在家以外的地方睡觉或不愿在家或其主要依恋对象不在身边时睡觉。

7）反复做与离别相关的噩梦。

8）当与主要依恋对象离别或预期离别时，反复地抱怨躯体性症状（如头痛、胃痛、恶心、呕吐）。

（2）这种害怕、焦虑或回避是持续性的，儿童青少年至少持续 4 周，成人则至少持续 6 个月。

（3）这种障碍引起有临床意义的痛苦，或导致社交、学业、职业或其他重要功能方面的损害。

（4）这种障碍不能用其他精神障碍来更好地解释，例如，像孤独谱系障碍中的因不愿过度改变而导致拒绝离家，像精神病性障碍中的因妄想或幻觉而忧虑分别，像广场恐怖症中的因没有一个信任的同伴陪伴而拒绝出门，像广泛性焦虑障碍中的担心疾病或伤害会降临到其他重要的人身上，或像躯体症状障碍中的担心会患病。

4. 分类与共病 随着时间的推移，分离焦虑障碍对后期精神病理学变化的风险一直备受关注。在临床观察的基础上，Klein 和 Gittelman-Klein 首次提出了儿童分离焦虑障碍与恐惧症、广场恐怖症之间有着纵向关系。来自由 25 个独立研究组成的荟萃分析数据和全球约 15 000 个受试者提供的数据显示，儿童分离焦虑障碍与恐怖症/广场恐怖症的发展之间存在紧密联系。这证实了先前的发现，分离焦虑障碍与恐怖症/广场恐怖症的家族史一起预测了恐怖症/广场恐怖症的早期发作。同样的荟萃分析未发现分离焦虑障碍与晚期抑郁发展或物质使用的显著关系，而恐怖症/广场恐怖症对除分离焦虑障碍以外的焦虑障碍合并在一起的发生率低于 2.19%。这也支持分离焦虑障碍和恐惧症之间的特定关系。因此，在分类和诊断上要关注各型焦虑障碍之间的共病情况和亚型之间的纵向发展。

（三）分离焦虑障碍的鉴别诊断

1. 正常分离性焦虑 部分幼儿初次与依恋对象分离时，会产生焦虑和回避行为，但经过一段时间会自行缓解。

2. 广泛性焦虑障碍 广泛性焦虑障碍患儿焦虑的范围大，主要是对自己的能力、外貌及所做的事过分担忧，而分离焦虑障碍却主要因分离而产生焦虑。

3. 强迫症 强迫症患儿在离家时也可有焦虑，但这常是一种特殊的强迫或仪式样症状。这类患儿因此不愿离开家庭。此外，强迫症患儿也有担忧父母安全的焦虑，但这种想法是非理性的，即使父母在眼前也不能解脱，而且患儿还会害怕自己对父母有侵犯性的冲动行为。

4. 学校恐惧症 儿童在学校中有意外创伤后，产生害怕学校环境而拒绝上学，这与年幼儿童因分离焦虑障碍而拒绝上学是有区别的，后者是因为害怕分离所致。

5. 儿童孤独症 患儿同时具有交往障碍、语言障碍和刻板重复的言行。

（四）分离焦虑障碍的临床量表评估

除了病史收集，躯体、精神检查，生理学指标测量，观察，日记法外，量化工具的应用是分离焦虑障碍评估的重要辅助手段。量化工具主要为量表评估，目前已有的儿童分离性焦虑量表（separation anxiety scale for children，SASC）可分为他人（父母等成人）报告版评定量表及儿童自我评定量表2种。

1. 他人报告版评定量表 常用的儿童分离焦虑障碍量表-父母报告版为分离焦虑量表-父母报告版（separation anxiety inventory，SAI-P）、分离焦虑评估量表-父母报告版（separation anxiety assessment scale，SAAS-P）及Spence儿童焦虑量表-父母报告版（spence children's anxiety scale，SCAS-P）中的分离焦

虑维度。对于认知能力有限或语言表达、行为受限的患儿，他人报告是一种重要的方法，但报告人本身的性格特点及对孩子的了解程度不一决定了使用该方法测量结果会存在一定的偏倚。

2. 儿童自我评定量表　国外心理学领域的学者认为，自我报告是儿童心理测量中最为常用的方式，其具有易于操作、需要时间短、耗费精力少的优点。儿童自我评定量表主要有儿童多维度焦虑量表（multidimensional anxiety scale for children，MASC）、Spence 儿童焦虑量表-儿童版（spence children's anxiety scale，SCAS-C）、分离焦虑评估量表-儿童版（SAAS-C）、儿童分离焦虑量表（children's separation anxiety scale，CSAS）、分离焦虑症状量表-儿童版（separation anxiety symptom inventory，SASI-C），这些量表常用来测量儿童的一般焦虑情况，都包含分离焦虑的相关条目，具有良好的信效度。SASC 是用来测量 8～11 岁儿童分离焦虑程度的特异性量表，包含了 3 个维度 26 个条目，主要分为分离时的不适、担心分离及分离时的平静程度。因为不同维度的划分，可用来分析引起焦虑的主要问题及为治疗计划的制订提供方向。

3. 分离焦虑回避量表-儿童版和父母报告版（separation anxiety avoidance inventory，SAAI-C/SAAI-P）　目的是评估与分离焦虑障碍有关的回避情况。

三、分离焦虑障碍的治疗

（一）治疗目标

1. 缓解临床症状，改善社会功能　分离焦虑障碍常在儿童时期出现，但也可以发生于其他任何年龄阶段，会严重影响患者生活、工作、学习等，及时缓解临床症状对改善患者社会功能、提高生活质量可产生极大帮助。

2. 防止复发 分离焦虑障碍是一种高复发率的精神障碍，常反复发作。临床实践表明，过早停药会加大病情复发可能。治疗的目标并非仅为了控制急性症状，还必须进行巩固和维持治疗（即全程治疗），以防止和减少复发。

3. 预防症状呈慢性化延续至成年期，降低其他精神障碍共病。

4. 降低社会功能受损。

（二）治疗原则

1. 全程综合治疗原则 应以心理治疗为主，药物治疗为辅，早期识别及全程干预。

2. 个体化的治疗原则 根据患者的年龄、性格特点、疾病特点、躯体状况、既往药物治疗史、有无并发症、有无家族遗传史等，进行个体化的治疗。

3. 共同参与原则 要把对患者家人（儿童患者主要为父母）、学校的心理教育纳入治疗计划中来。

（三）治疗策略

分离焦虑障碍是慢性高复发性疾病，治疗倡导全程综合治疗，包括急性期治疗、巩固期治疗和维持期治疗 3 期，以降低疾病复发风险。

1. 急性期治疗 控制症状，尽量达到临床痊愈。药物治疗可因作用机制不同其起效时间有较大差异，SSRIs 一般 1～2 周开始起效，苯二氮䓬类药物起效较快，一般 10～30 min 起效。症状改善 50%的平均治疗时间为 2～4 周，如果患者用药治疗 4～6 周无效，改用其他作用机制不同的药物可能有效，也可联合使用两种不同作用机制的药物以尽快控制症状。急性期治疗 3 个月。

2. 巩固期治疗 巩固期治疗至少 3~6 个月，在此期间患者病情不稳定，复燃风险较大。

3. 维持期治疗 维持治疗至少 12 个月以防止复发。维持治疗结束后，如果病情稳定，可缓慢减药直至终止治疗，但应密切监测复发的早期征象，一旦发现有复发的早期征象，迅速恢复原治疗。

治疗过程中心理健康教育应与支持性心理治疗相配合，提高患者对治疗的依从性很关键。

（四）治疗方法

分离焦虑障碍的主要治疗措施包括心理治疗和药物治疗。目前关于成人分离焦虑障碍的治疗研究较为罕见，而对于儿童群体的治疗研究主要针对所有好发于儿童青少年的各类焦虑障碍，也极少有单独针对分离焦虑障碍的研究报道。有限证据表明，心理治疗联合药物治疗疗效优于单一心理治疗或药物治疗。

1. 药物治疗 对于心理治疗无效的分离焦虑障碍患者或焦虑、恐惧症状较严重者可予以药物治疗，同时成年分离焦虑障碍患者常共病其他类型的焦虑障碍及情感障碍，需要加强共病治疗效果时可以使用药物治疗。常用药物有 SSRIs、SNRIs 及苯二氮䓬类药物。SSRIs 类药物可作为分离焦虑障碍的一线治疗药物，美国儿童与青少年精神病学会（American Academy of Child and Adolescent Psychiatry，AACAP）2018 年发布的儿童青少年焦虑障碍评估及治疗临床实践指南推荐（1B 类证据）使用 SSRIs 治疗 6~18 岁患者的分离焦虑障碍。氟伏沙明、舍曲林可能对分离焦虑障碍有效，可作为首选药物。

多项研究显示，舍曲林可有效治疗儿童青少年分离焦虑障碍，剂量范围为 50~200 mg/d，疗效显著优于安慰剂，不良反应较少，耐受性较好。2014 年英国精神药理协会（British

Association for Psychopharmacology，BAP）发布的《焦虑障碍、创伤后应激障碍和强迫障碍的循证药物治疗指南》中指出 SSRIs 可有效治疗儿童青少年分离焦虑障碍（1 级证据），舍曲林治疗儿童青少年分离焦虑障碍疗效较好。在一项随机双盲安慰剂对照研究中，共有 488 例 7～17 岁符合 DSM-Ⅳ的分离焦虑障碍、广泛性焦虑障碍及社交焦虑障碍诊断标准的儿童青少年患者参加研究，随机接受为期 12 周的认知行为治疗（CBT）、舍曲林（最大剂量为 200 mg/d）、CBT+舍曲林、安慰剂治疗，以 CGI-I 评分作为疗效标准，研究发现，CBT 及舍曲林治疗均可缓解患者的焦虑症状，联合治疗组的有效率更高。

过去临床医师对成人分离焦虑障碍的认识不足，认为分离焦虑障碍只见于儿童青少年，在成人人群中较少见，因此，少见有关成人分离焦虑障碍的药物治疗研究。在成人中，分离焦虑障碍常与其他类型的焦虑障碍及情感障碍共病，共病现象使得症状更为严重、病程迁延、社会功能受损更为严重。一项关于抑郁症与成人分离焦虑障碍的研究发现，无论人际关系治疗单独治疗，还是与 SSRIs 类药物联合治疗，共病组的治疗有效率均明显低于抑郁症组，分离焦虑障碍的核心症状使有效率从 68.0%下降至 43.5%，而反应时间从 10.3 周延长至 18.1 周。因此，成人分离焦虑障碍的治疗仍然是一个难题，有待进一步研究。

2. 心理治疗 心理治疗是分离焦虑障碍的主要治疗方式，对于处于分离敏感期的幼儿不提倡药物治疗。心理治疗方式有 CBT、亲子关系训练和家庭干预等。目前，CBT 是公认的治疗分离焦虑障碍循证依据最多的方法，且在改善患儿焦虑水平的同时也对其母亲的焦虑及抑郁情绪有帮助。除此之外，积极育儿计划（Triple P）是一项行为家庭干预计划，在改善分离焦虑障碍儿童及其父母的情绪问题、同伴关系、焦虑水平和症状严重程度方面有显著效果。除上述治疗方式外，有效率高的治疗方法有交感互动疗法（parent-child interaction therapy，PCIT），可改变依恋对象与患者之间的互动方式，从而减轻分离焦虑行为，增强自控能力，同时减少依恋对象的焦虑。

成年分离焦虑障碍可采取暴露疗法，提高患者对分离焦虑的耐受能力及自控力。家庭干预主要从家庭角色的视角出发，改善家庭结构模式及家庭关系，可用于儿童及成年患者。

四、分离焦虑障碍的规范化治疗程序

分离焦虑障碍是慢性高复发性疾病，治疗倡导全程综合治疗。包括急性期治疗、巩固期治疗和维持期治疗，以减少疾病复发风险，见图 5-1。

五、特殊人群的分离焦虑障碍

（一）儿童青少年分离焦虑障碍

1. 流行病学特点　儿童分离焦虑障碍起病年龄比较早，高峰期为 7~9 岁。一般认为分离焦虑障碍在儿童青少年中的患病率为 3%~5%，并随年龄的增长而降低。有研究报道，约有 50% 的 8 岁儿童存在分离焦虑的症状，但并不会导致明显的社会功能受损。WHO 的一项针对 18 个国家 38 993 名成人中的调查发现，各国分离焦虑障碍的终身患病率平均为 4.8%，其中 43.1% 的发作发生在 18 岁以后。年龄越小，症状可能越丰富。常见共病有抑郁障碍（约 30%）及强迫障碍（约 10%）。共病常导致分离焦虑障碍的治疗难度加大。目前认为儿童分离焦虑障碍与多种因素有关，常是多种因素综合作用的结果，包括遗传因素、家庭养育及社会环境、气质特征等。

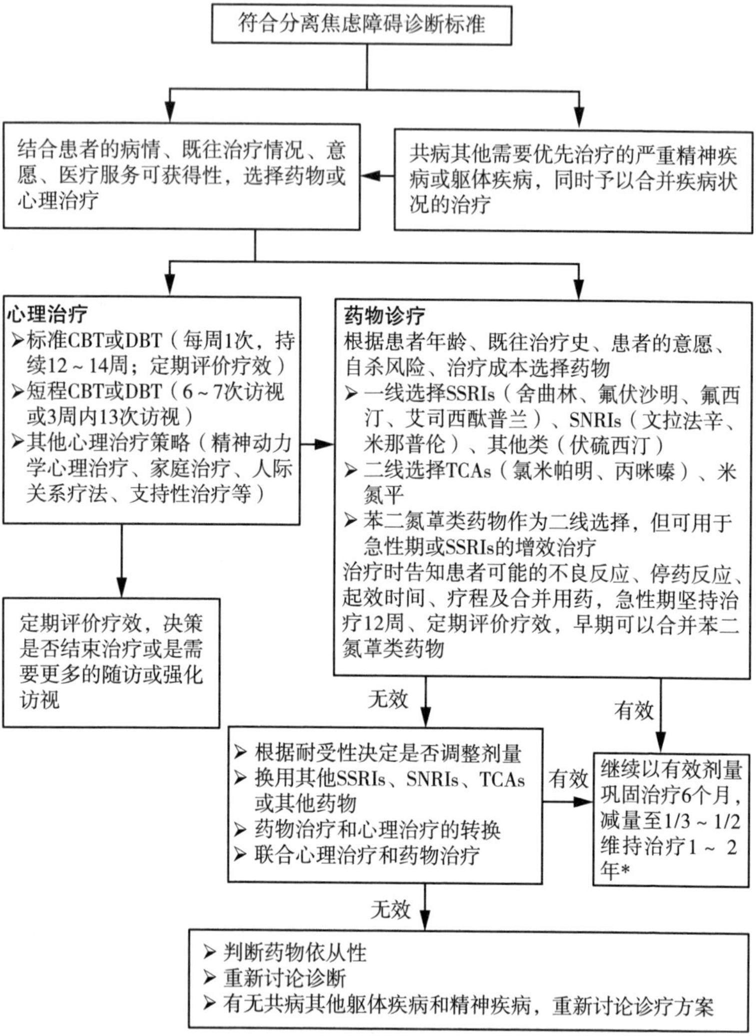

图 5-1 分离焦虑障碍的规范化治疗程序

注：CBT. 认知行为治疗；DBT. 辨证行为治疗。

* 如果需要减药，应逐渐减药，防止因减药过快而出现停药反应；减药时间至少需要 2~3 个月。

2. 临床特征　主要表现为儿童青少年在与父母、监护人或熟悉场合分离或离家时，表现出不恰当的、过度的、影响功能的焦虑。孩子担心他的父母可能会发生某些事情（如父母会消失、迷路或遗忘自己），年龄较小的孩子可能重复做被绑架、被伤害或父母死亡的噩梦；年龄大的孩子则可能出现担心亲人离开后自己会发生危险、发生意外的事故，会有大祸临头，使自己与亲人失散或自己被拐骗等。因此，表现出不愿意离开亲人，不去幼儿园或拒绝上学，即使勉强送去，也表现哭闹、挣扎。可出现躯体症状类似于惊恐发作或躯体化障碍，如头痛、腹痛、晕眩、头晕、梦魇、睡眠困难、恶心，呕吐、痉挛、肌肉疼痛、心悸和胸痛等。严重影响正常的上学、日常生活等。病程可持续数月至数年，甚至延续到成年期。

3. 诊断

（1）当与主要依恋对象分离时，有分离焦虑的儿童可能显示出社交退缩、冷淡、悲伤或难以集中注意力于学习或玩耍中。根据不同年龄，个体可能害怕动物、怪物、黑暗、抢劫犯、盗窃犯、绑架者、汽车意外事故、飞机旅行和被感觉到能给家庭或他们自己带来危险的其他情境。

（2）当对预期中的分离感到极端心烦意乱时，儿童可能会显示出愤怒或偶尔攻击那些强迫其分离的人。当独处时，尤其在晚上或黑暗环境中，少儿可能报告不寻常的感性体验（例如，看到有人向他们房间偷窥，害怕有生物接近他们，感到有眼睛盯着他们）。有该障碍的儿童可能被描述为苛求的、侵犯性的，而且需要得到持续的关注，而有该障碍的成人则可能显得依赖和需要过度保护。

（3）有分离焦虑障碍的儿童可能拒绝上学，进而造成学业困难和社会隔离。个体过度的需求通常变成家庭成员挫折的来源，引起家庭内部的怨恨和冲突。

（4）分离性焦虑要持续 1 个月以上。

4. 治疗 儿童分离焦虑障碍在治疗之前应对患儿的病情做全面的评估，充分了解病史、临床表现、家族史、心理发育、既往的治疗、家庭结构等重要信息，制定个体化的治疗方法。年幼患儿应采用心理治疗，年长患儿或症状较重的患儿可加用药物治疗。总体说来，对于儿童分离焦虑障碍的治疗多采取生物-心理-社会模式相结合的综合干预治疗方案。

（二）老年分离焦虑障碍

儿童和年轻人分离焦虑障碍现已引起重视，并开展了部分研究，但对于老年人分离性焦虑障的研究较少。现有研究表明，老年人分离焦虑障碍得分与青少年时期所患分离焦虑的严重程度、特质性焦虑得分、状态性焦虑得分，以及年龄较轻呈中度相关。此外，还与患有任何一种焦虑障碍或情感障碍的终身患病史有关。值得注意的是，老年人分离焦虑障碍与年龄增长、丧偶、独居或身体健康状况较差无关。老年人分离焦虑障碍的表现形式与儿童分离焦虑障碍不一样，老年人分离焦虑障碍的表现形式更加复杂多样，并且需要特定形式的干预，因此，临床医师需要格外注意辨别。

（三）孕妇分离焦虑障碍

与成年男性相比，成年女性分离焦虑障碍患病率更高，而妊娠期妇女因为对胎儿安全和健康的担心致使恐惧更为加剧。有研究表明，44%的女性在妊娠期间表现出明显的分离焦虑障碍症状，产后 3 个月的发病率为 26%。孕妇分离焦虑障碍症状在低收入和中等收入国家的年轻女性中更为常见，且具有文化差异。暂未发现妊娠次数与孕妇分离焦虑障碍发病率之间存在关系，但孕妇在妊娠早期和妊娠晚期的焦虑程度更高。研究还发现，早孕是女性出现焦虑症状的一个危险因素，有分离焦虑的孕妇的平均年龄高于无分离焦虑的孕妇。此外，产后催产素水平较低与妊娠期分离焦虑和抑郁症状之间存在关联。

孕妇分离焦虑障碍的核心症状包括预期与家人分离时的痛苦、担心失去依恋对象、因害怕分离而不愿冒险远行、做噩梦和与分离有关的身体不适，当暴露于特定的创伤模式和持续的压力源时上述症状更为严重。此外，大多数孕妇将不止一名直系亲属（包括胎儿、婴儿、儿童、母亲、父亲和兄弟姐妹）确定为他们焦虑的根源。焦虑症状不仅对婴儿护理有负面影响，还扰乱了母婴之间的互动。对不确定性的不容忍在内的 CBT 可能对治疗孕妇妊娠期分离焦虑障碍有效。

六、分离焦虑障碍的康复和预防

（一）人群的健康教育及实施

分离焦虑障碍患病率高，约 1/3 儿童期的分离焦虑障碍持续至成年。分离焦虑障碍与其他焦虑障碍的流行病学和病因学之间存在密切关系。早期严重的分离焦虑障碍会降低儿童智力活动，影响儿童创造力和社会适应能力的发展，影响青少年时期的心理行为发育，损害其社会功能和人际关系，导致病程迁延、严重的心理负担和精神残疾。因此，有必要对社会人群进行健康教育，不仅能早期识别疾病，使患者得到及时有效的治疗，降低患病率及复发率，更有助于节约医疗成本，减轻个人及社会医疗负担。

在原则上，主要按照国家对于精神障碍的康复和预防的指导进行三级预防：一级预防旨在消除或减少致病因素，防止或减少精神障碍的发生；二级预防倡导早期发现、早期诊断、早期治疗分离焦虑障碍，并防止疾病复发；三级预防旨在消除或减少因分离焦虑障碍带来的失调，提高患者的生活质量。

1. 人群健康教育的特点

（1）面向所有社会人群，普及疾病知识。

（2）提供多层次、不同形式、针对不同社会人群的综合宣教。

（3）方便患者及其家属就近诊治，有利于早期发现、及时治疗、预防复发。

（4）鼓励群众、高危人群、患者及其家属的积极参与。

（5）发动与精神卫生工作相关的力量和资源，开展多级防治工作。

2. 人群健康教育的主要内容 主要包括对分离焦虑障碍的疾病知识宣教，使社会大众了解该病的性质、发病机制、临床表现、治疗方法及预防康复措施，早期发现疾病并给予及时、适当的治疗，减少不必要的医疗资源浪费，减轻疾病带来的心理负担；对高危人群进行健康宣教、危机干预、康复指导、追踪随访，提供心理咨询与治疗等，充分动员相关的社会力量和资源，建立完善的健康教育网络体系。

3. 人群健康教育的主要实施方法 开展以精神卫生工作者为主要实施者的综合性、全方位的全民健康教育。主要包括以下几点。

（1）借助媒体进行疾病宣教，如报纸、刊物、电视讲座、广播、宣传小册子、社区板报等多种途径，使社会了解该疾病。

（2）通过网络宣教，提供基本知识、在线咨询、就医指导等。

（3）在中小学校及高等教育机构开设课程。

（4）举办精神卫生知识讲座，深入社区、各级企事业单位。

（5）在医疗机构提供宣传册、专业咨询及便捷的就医渠道、完善的随诊制度。

（6）对患者及高危人群提供个别及全程治疗、预防及康复服务，积极干预，提供必要的心理支持和指导，加强包括门诊、书信、电话、电子邮件、微信公众号等医疗随访。

(7) 加强对患者家属的教育，讲明病情及性质，指导其提供必要的家庭支持，观察患者病情变化，督促其就医等。

总之，要做到多方位、多形式、点面结合、灵活便捷、全面综合的人群健康教育，切实有效地推动精神卫生工作的开展。

（二）高危人群的预防

1. 高危人群的定义及意义　分离焦虑障碍的危险因素包括既往的生活应激事件，自身的焦虑敏感遗传生理特质，与文化、性别相关的因素，那些具有焦虑性格、长期处于应激状态、对生活事件倾向于负性释义，以及曾有过分离焦虑障碍或已康复的个体都可被视为高危人群。做好高危人群的预防工作不仅能减缓分离焦虑障碍病程的进展，降低伴发其他心理疾患的概率，也能有效防止疾病复发，减轻疾病对个人和社会造成的沉重负担。

2. 高危人群预防的主要途径　预防重点在于高危人群的积极参与、精神卫生工作者的专业干预、患者家属的配合协作，以及必要的社会支持。主要途径包括：①健康宣教，提供疾病信息，使患者认识疾病，了解自我，主动配合治疗；②医疗团队的介入，提供专业的疾病预防、随访干预、生活指导，通过开设门诊随诊、电话、信件、微信随访，召开患者及其家属座谈会，开展集体、家庭心理治疗，督促就诊，指导服药问题，及时了解患者的病情波动情况，提供必要的生活指导，帮助患者提高应对生活事件的能力，减少应激反应等；③将患者家属纳入预防疾病全程，让他们积极参与观察患者病情变化、督促就医、缓和患者情绪、提供心理支持等过程，从而协助医疗机构的全程治疗；④取得社会对疾病的理解，减少歧视，避免对患者不恰当的评判及不公正待遇，减轻疾病对患者造成的经济和心理负担，提供一定的社会资源和支持服务系统。

3. 高危人群预防的主要方法 此预防工作除了药物维持治疗外，还包括以下几种方法。

（1）针对父母的健康教育及教养方式调整，改善家庭环境，降低亲子依恋程度。

（2）针对幼儿园、小学、中学、大学教师的健康教育及正确的心理施教，积极引导，形成新的依恋关系。

（3）针对高危人群的团体心理辅导及健康教育。

（4）针对高危人群的自信心训练及社交技巧训练。

（5）针对高危个体的心理治疗（如 CBT、松弛训练、正念减压）或药物治疗，具体内容参见第 2 章“惊恐障碍”中“高危人群预防的主要方法”。

（6）体育锻炼，具体内容参见第 2 章“惊恐障碍”中“高危人群预防的主要方法”。

（7）安全行为。回避或分散注意力可减轻患者对恐惧境遇的焦虑，称为安全行为。但长期回避和分散注意力可降低疗效，不利于预防再发。故可在短期内应用，并不提倡作为长期康复治疗的有效方法。

另外，患者的年龄、性别、受教育程度、个人经历、遗传因素、精神疾病家族史都会影响疾病的治疗和康复，临床工作者应做到因人而异，灵活地制定适合个体的防治方案。

（三）患者康复期的心理保健

1. 心理保健的作用 心理保健能够起到认知重建、缓解焦虑、改善情绪、减慢疾病进程、有效预防复发的作用。

2. 康复期心理保健的主要方法

（1）心理治疗。尤其是 CBT 适用康复期的患者。患者可通过心理咨询或阅读相关的书籍，来认识自身疾病及自身认知结构中存在的缺陷，并逐步进行改善。

（2）要善于在生活中调节自己的情绪。通常患者在感到焦虑或惊恐时，往往全神贯注于自己的异常感受，这样反而对焦虑情绪起到一个推波助澜的效果，此时如果把注意力予以转移则可以达到一定的效果，可选择与他人聊天、打电话、出去散步或看电影等，也可采用数数法、想象法、理智法、呼吸训练及肌肉放松训练等方法进行康复期的心理保健。使患者保持愉快、轻松的心情，维持良好的社会功能，理智、平和地生活和工作，回归社会。

第6章 躯体疾病所致焦虑障碍

许秀峰　李惠春　魏　镜　季建林　张　岚

一、躯体疾病所致焦虑障碍概述

躯体疾病所致焦虑障碍是指患者有明确的躯体疾病，同时伴有焦虑或惊恐症状，这些症状达到了广泛性焦虑障碍、惊恐障碍或其他焦虑障碍的诊断标准，并导致患者感到痛苦，对其生活、社交和职业等社会功能造成影响。

躯体疾病所致焦虑障碍是对躯体疾病的心理反应。当焦虑症状严重到需要特别的临床关注时，除了对原有障碍或疾病的诊断外，还应使用焦虑障碍这一诊断。

焦虑障碍是躯体疾病临床表现的一部分，即躯体疾病所致焦虑障碍。如甲状腺功能亢进时的焦虑症状，二尖瓣脱垂时的惊恐发作；或者焦虑障碍是中枢神经系统疾病的一部分，如系统性红斑狼疮侵犯中枢神经系统导致焦虑障碍，脑血管病、脑占位性疾病导致的器质性焦虑障碍等。

躯体疾病所致焦虑障碍十分常见。但多数临床流行病学研究的结果是躯体疾病伴发焦虑症状/障碍的患病率，如澳大利亚一项大样本的研究显示，躯体疾病伴发的焦虑障碍患病率约为46.0%，年发病率约为18.7%，调查的躯体疾病包括支气管哮喘、脑卒中、糖尿病、关节炎、恶性肿瘤等。近来对新型冠状病毒感染暴发流行的相关研究也没有将焦虑障碍和对疾病的焦虑反应与躯体疾病所致焦虑障碍分开。因此，在评估所有流行病学研究时应注意这个问题。

躯体疾病所致焦虑障碍常是躯体疾病先于焦虑发生，然后二者可以互为因果，交互影响；在临床表现上可出现焦虑或惊恐发作，或者二者均有；焦虑通常出现在躯体疾病严重时，但也可出现在躯体疾病的整个病程中。

躯体疾病所致焦虑症状/障碍常导致以下 3 种情况：①使躯体疾病的症状复杂化，导致对躯体疾病的过度检查和过度治疗，增加了诊断和治疗的难度，并使躯体疾病预后变差；②焦虑障碍患者常有认知功能的改变，这些改变可能影响焦虑症状及躯体疾病，长期的焦虑可能对脑功能和结构产生影响；③焦虑症状/障碍可使患者的社会活动和交往的兴趣、动力下降，导致社会功能下降和生活质量降低；故躯体疾病所致焦虑症状/障碍必须引起临床各科医师的高度重视，需要积极进行相关诊断和治疗。

通常，焦虑与躯体疾病的关系可有以下几类。

(1) 焦虑障碍与躯体疾病相互独立，是合并症，或称共病，但两者可称为相互影响的危险因素，在病程中交互影响。

(2) 焦虑是对躯体疾病的心理反应，躯体疾病先于焦虑发生，是焦虑的诱发因素，严重的躯体疾病常导致个体的焦虑反应，如患癌症及随后的焦虑；如对新型冠状病毒感染的恐惧，通常这些焦虑发作的持续时间和/或严重程度达不到焦虑障碍的诊断标准。如果达到诊断标准，则归为第一类。

(3) 焦虑是躯体疾病症状的组成部分，例如，系统性红斑狼疮出现的焦虑症状，肺性脑病出现的恐慌、焦虑。

二、躯体疾病所致焦虑障碍的临床评估和诊断分类

（一）躯体疾病所致焦虑障碍的临床表现及疾病特点

躯体疾病所致焦虑障碍的核心是患者患有躯体疾病，同时出现焦虑或惊恐症状，其严重程度符合焦虑/惊恐障碍的诊断标准。由于躯体疾病和焦虑障碍同时出现在一位患者身上，焦虑症状的严重程度常与躯体疾病的严重程度相关，可随躯体疾病的起伏和消解而变化。其临床表现及疾病特点为：①焦虑、惊恐和恐惧的症状增加了躯体疾病的特征，焦虑的内容常与躯体疾病相关，如怕自己的病是不治之症，怀疑医师的诊断不准确、检查不细致，并为此多方求治；认知聚焦于疾病，对周围的人和事漠不关心，谈话内容几乎不离开自己的疾病，向别人详述自己的病痛，寻求支持与同情。②焦虑的躯体症状除自主神经功能紊乱的相关症状外，这些躯体症状常与躯体疾病所致的症状叠加，使躯体症状的表现复杂化。区分躯体疾病的躯体症状与躯体疾病所致焦虑障碍的相关躯体症状十分重要，因为两者治疗的方式是不同的。

（二）躯体疾病所致焦虑障碍的诊断标准

1.《国际疾病分类》（第10版）（ICD-10） ICD-10中相关诊断要点：焦虑障碍在ICD-10中归在F40~F48神经症、应激相关的及躯体形式障碍中，分为F40恐怖性焦虑障碍和F41其他焦虑障碍。恐怖性焦虑障碍包括了广场恐怖、社交恐怖、特定的恐怖、其他恐怖性焦虑障碍和恐怖性焦虑障碍未特定。其他焦虑障碍包括了惊恐障碍、广泛性焦虑障碍、混合型焦虑和抑郁障碍、其他混合性焦虑障碍、其他特定的焦虑障碍和焦虑

障碍未特定。没有躯体疾病所致焦虑障碍分类。

2.《国际疾病分类》（第 11 版）（ICD-11）　ICD-11 中相关诊断要点：ICD-11 没有独立列出躯体疾病所致焦虑障碍。因此，躯体疾病所致焦虑障碍仍然按照焦虑或恐惧相关障碍中的标准进行诊断，但诊断的前提是躯体疾病是导致焦虑的主要原因。

此外，在 ICD-11 中，继发焦虑综合征（secondary anxiety syndrome）是指以突出的焦虑症状为特征的症候群，根据病史、体格检查或实验室检查发现，可判断焦虑症状是目前其他健康状况的直接病理生理学结果，不能归于精神和行为障碍。这些症状不是由谵妄或其他精神和行为障碍引起的，也不是对严重疾病的心理调节反应（例如，对危及生命的诊断产生的焦虑症状或惊恐发作）。当焦虑症状严重到足以引起临床注意时，除了对原有的疾病诊断外，还应对焦虑综合征做出诊断，这就涵盖了躯体疾病所致焦虑障碍。

焦虑综合征是基于病史、体格检查或实验室检查发现的证据，以存在突出的焦虑症状为特征的综合征，但不属于精神和行为障碍的直接病理生理学结果，不是由谵妄或其他精神和行为障碍引起的，也不是对严重医学状况的心理调节反应（例如，对危及生命的诊断产生的焦虑症状或惊恐发作）。当焦虑症状严重到足以引起临床注意时，除了对原有障碍或疾病的诊断外，还应使用焦虑障碍的诊断。

3. 美国《精神障碍诊断与统计手册》（第 5 版）（DSM-5）　美国 DSM-5 列出了由于其他躯体疾病所致的焦虑障碍（293.84）的诊断名称，具体诊断标准如下。

（1）惊恐发作或焦虑为主要临床表现。

（2）来自病史、体格检查或实验室检查的证据显示，该障碍是其他躯体疾病的直接病理生理学结果。

（3）不能用其他精神障碍更好地解释。

（4）并非仅出现于谵妄时。

（5）引起有临床意义的痛苦或导致社交、职业或其他重要功能方面的损害。

（三）躯体疾病所致焦虑障碍的鉴别诊断

1. 焦虑及相关障碍 在诊断躯体疾病所致焦虑障碍时首先要排除患者既往有焦虑及相关障碍，通常这些障碍发生发展在躯体疾病之前，其临床表现符合相应焦虑障碍的诊断标准，同时目前的躯体疾病相关的病理生理机制也无法解释患者的焦虑障碍，通常用共病的概念去理解和治疗这一类问题。

2. 谵妄 躯体疾病伴发焦虑障碍需与谵妄中的焦虑相鉴别。谵妄通常是躯体疾病发展至严重期，并出现意识改变时的一组综合征，此时，患者还伴有谵妄的其他症状，如意识清晰度下降、认知功能损伤、思维行为紊乱，以及昼夜节律紊乱等一系列症状，而焦虑仅是其中的一部分，并不是一个重要症状。

3. 躯体疾病伴发的其他精神障碍 需要排除躯体疾病伴发的抑郁障碍、躁狂、精神病性障碍等。

4. 精神活性物质或非成瘾性药物所致焦虑障碍 如果存在近期或长期药物（包括精神活性物质）使用，存在可能的中毒或撤药反应，要考虑精神活性物质或非成瘾性药物所致焦虑障碍。如果在服用某种药物的情况下产生焦虑（如类固醇、雌激素、甲氧氯普胺等），尽管很难区分这种焦虑是药物还是原发疾病引起的，应首先归因于药物所致焦虑障碍，将可疑的药物减量或停用（原发疾病治疗许可时），并明确焦虑症状是否好转。如果考虑焦虑症状由精神活性物质或非成瘾性药物引起，应做血/尿药物筛查等相关实验室检查。如果症状在中毒或撤药后的短期内发生（4 周内），并且症状与药物使用的剂型、剂量和时间有关，应诊断精神活性物质或非成瘾性药物所致焦虑障碍。

如果该障碍与躯体疾病和药物都相关，则应做两个诊断（例如，躯体疾病伴发焦虑障碍及精神活性物质或非成瘾性药物所致焦虑障碍）。注意在 45 岁以后发生的不典型惊恐发作，并伴或不伴躯体疾病相关症状（如眩晕、意识丧失、尿失禁、语音含糊、遗忘等），常提示躯体疾病伴发或药物所致惊恐症状。

5. 躯体忧虑障碍　躯体忧虑障碍（bodily distress disorder，BSD）是 ICD-11 精神与行为分类提出的一个新类别，在 ICD-10 中称为躯体形式障碍，是以患者反复陈述躯体症状，不断要求医学检查，无视反复检查的阴性结果和医师的再三保证，这些躯体症状对个体造成了痛苦，并导致个体对于这些症状过度关注。此时患者表现十分焦虑，但没有任何器质性躯体疾病作为焦虑的对象，或者患者存在的躯体疾病也不足以解释焦虑。

6. 疑病障碍　躯体疾病伴发焦虑障碍应与疑病障碍鉴别，疑病障碍以担心得某种严重疾病为主，患者的注意力会更多地指向其认为可能出现的潜在进行性的严重疾病及其不良后果，他们倾向于要求反复进行检查以确定或证实潜在疾病，并为实际并不存在的躯体疾病而感到十分焦虑。

7. 分离性障碍　分离性障碍（dissociative disorders）则是一类复杂的心理-生理紊乱过程，患者非自主地、间断地丧失部分或全部心理-生理功能的整合能力，在感知觉、记忆、情感、行为、自我（身份）意识及环境意识等方面的失整合，即所谓的分离状态，如自我身份不连续、失去的记忆不能用病理生理性遗忘解释、躯体功能障碍而无相应病理改变等。这种整合能力丧失的程度、持续时间表现不一。需要强调的是，分离性障碍的症状与药物或物质的直接作用无关，患者常为此焦虑不安，但分离性症状是患者的主要症状。

8. 应激及相关障碍　严重躯体疾病常对患者是重要的应激源，可能导致患者出现焦虑反应，这是急性应激反应的症状之一，并且部分患者可能出现创伤后应激障碍。患慢性伴有残疾疾病患者需要付出巨大努力去适应现实，适应不良者可能出现适应障碍，并伴发焦虑症状。

（四）躯体疾病所致焦虑障碍的分类

躯体疾病所致焦虑障碍可根据躯体疾病进行分类，分类意味着焦虑障碍与这些躯体疾病有可能的因果关系，更便于在临床实践中考虑相关疾病在致病危险因素、发病机制及疾病的交互作用、治疗过程中药物效应及交互作用、疾病预后等方面的影响。常见的躯体疾病包括内分泌系统疾病（如甲状腺功能亢进症、嗜铬细胞瘤、低血糖症、肾上腺皮质功能亢进症）、心血管系统疾病（如充血性心力衰竭、肺栓塞、心房颤动）、呼吸系统疾病（如慢性阻塞性肺疾病、支气管哮喘、肺炎）、代谢性疾病（如维生素 B_2 缺乏、卟啉病），以及神经系统疾病（如脑瘤、前庭功能障碍、脑炎、癫痫）等。

（五）躯体疾病所致焦虑障碍的病程及预后

如果躯体疾病所致焦虑障碍在病程上有一致性，焦虑症状通常随躯体疾病的好转而好转。但老年患者在长期慢性疾病影响下继发的焦虑障碍预后较差。

（六）临床评估

1. 病史采集 详细的病史采集包括以下几点。

（1）躯体疾病史：是否存在各系统躯体疾病，症状的严重程度，是否存在并发症，药物治疗情况等。

（2）症状特点：是否具有焦虑的主观体验和自主神经功能紊乱症状，有惊恐发作患者是否存在对发作的预期焦虑和回避行为，如不敢独处、回避出门等。上述焦虑相关症状的严重程度与躯体疾病严重程度是否相关。

（3）既往发作史：应了解患者既往是否具有类似的发作，同时要注意既往发作的临床特点、发病年龄、有无诱因等。

（4）既往诊治经过：既往的检查结果，采用何种治疗方法，药物的剂量、起效时间、疗程、治疗效果。

（5）既往史及个人史：既往是否有焦虑或惊恐发作。在个人史方面，要注意患者有无酗酒或滥用药物的情况。此外，了解患者的人格特点对于理解患者的发病及症状特点也有帮助。

（6）家族史：了解家族中是否有躯体疾病所致精神障碍史。

2. 体格检查　对怀疑为躯体疾病所致焦虑障碍者均应做全面的体格检查（包括神经系统检查），以验证所患躯体疾病。

3. 精神检查　应了解躯体疾病所致焦虑障碍患者的精神症状特点、持续时间、与躯体疾病的相关性，是否有惊恐发作，其惊恐症状是否继发于躯体疾病，并进行全面的精神检查。

（1）一般状况：一般意识清楚，时间、地点、人物定向力完整。常伴有紧张、焦虑表情，接触应当是主动合作的，日常生活表现相对正常，焦虑严重的患者可能有相应的回避行为。

（2）认知活动：包括感知觉、注意力、思维障碍、记忆力、智能。躯体疾病伴发焦虑障碍患者不存在错觉、幻觉；思维内容和形式正常，逻辑清晰；记忆力、智能一般正常。

（3）情感活动：焦虑不安、过度担心，惊恐发作时可表现为极度紧张、恐惧，有濒死感，并有严重的自主神经功能紊乱症状。发作间期可有预期焦虑。

（4）意志与行为：意志没有明显改变，可能因为担心病情发作而出现活动减少。

（5）自知力：主动叙述病情，求治心切，自知力完整。

4. 实验室检查　根据患者躯体疾病进行实验室及相关检查，以明确所患躯体疾病。根据患者可能患的躯体疾病，选择不同的实验室与相关检查。

（1）外周血检查：通常需要进行的外周血检查是血常规、

肝功能、肾功能、甲状腺功能、空腹血糖、血脂、血电解质、动脉血气分析等，必要时可进一步检查心肌酶、血淀粉酶、性激素、皮质激素及免疫相关的指标。

（2）脑脊液检查：是明确是否有炎症反应的重要检查手段，同时也是诊断某些特异性脑炎或脑变性疾病的重要指标。

（3）心电图：心电图是这类疾病的常规检查，并且在治疗过程中根据临床需要应该进行随访，必要时进行 24 h 动态心电图/血压监测和超声心动图检查。

（4）脑电图：怀疑脑炎、癫痫样发作等时需要进行脑电图检查，必要时需要进行视频或动态脑电图。脑事件相关电位、诱发电位、肌电图等对诊断和鉴别诊断相关疾病/症状有很好的特异性，在躯体疾病所致精神障碍中十分重要。

（5）其他检查：根据患者的临床表现，可能需要进行的检查有颅脑 MRI 或 CT，胸腹部影像如超声、CT 或 MRI。

（七）常用评定量表

1. 患者自评问卷

（1）焦虑自评量表（SAS），参见第 1 章“焦虑障碍总论”相关内容。

（2）广泛性焦虑障碍量表（GAD-7），参见第 1 章“焦虑障碍总论”相关内容。

2. 专业人员评定的量表

（1）汉密尔顿焦虑量表（HAMA），参见第 1 章“焦虑障碍总论”相关内容。

（2）惊恐障碍严重度量表（PDSS），参见第 2 章“惊恐障碍”相关内容。

（3）惊恐相关症状量表（PASS），参见第 2 章“惊恐障碍”相关内容。

三、躯体疾病所致焦虑障碍的治疗

躯体疾病所致焦虑障碍的治疗较独立的焦虑障碍治疗更为复杂，躯体疾病所致焦虑障碍的治疗应遵循以下原则。

（一）医疗联盟的建立

在治疗躯体疾病所致焦虑障碍中，医疗联盟的建立十分重要，患者焦虑情绪的内容常不仅指向自己的健康，更重要的是对躯体疾病和焦虑障碍治疗的担忧。因此，在治疗之初就必须给予患者解释和支持性心理治疗，并对患者进行疾病知识的教育，在短期内使患者的焦虑症状得到部分缓解，进一步获得患者的信任，建立好医疗联盟。

（二）焦虑症状的性质和严重程度的评估

对患者的焦虑进行评估，需明确：是否存在焦虑症状，是否有惊恐发作，焦虑的持续时间、严重程度及对患者功能的损害程度。

（三）焦虑的归因

要明确焦虑的归因，需要明确以下问题。

1. 焦虑症状与躯体疾病和治疗措施的先后关系　这一关系的确立常帮助我们判断焦虑症状、躯体疾病和治疗措施是否存在因果关系。这对于明确焦虑障碍是一个疾病的相对独立诊断是十分重要的。

2. 目前躯体疾病中导致焦虑的器质性因素　如系统性红斑狼疮对中枢神经系统的损害，脑血管病对脑的影响，精神活性物质对中枢神经系统的功能影响等，此类归因为躯体疾病所致焦虑障碍，此时躯体疾病的治疗对缓解焦虑至关重要。

3. 目前躯体疾病的治疗措施是否影响患者的精神活动等 如药源性焦虑。

4. 讨论患者的焦虑与社会心理因素的关系 如目前疾病、童年生活环境、患者的人格特征等。

对上述问题的理解，可以帮助医师和患者共同分析焦虑的成因，对焦虑的发生发展有恰当的理解，这样对治疗措施的选择和预后的评估才能更准确。

（四）对躯体疾病及目前治疗的评估

除了评估躯体疾病及目前治疗与焦虑的关系外，还需要评估以下几方面。

（1）躯体疾病所致焦虑症状的严重程度，随着躯体疾病的病情变化评估疾病的严重程度对焦虑的影响，许多躯体疾病的好转可能导致焦虑的好转，如慢性阻塞性肺疾病患者通气功能改善、系统性红斑狼疮治疗后病情好转等，此时主要的治疗目标是缓解患者目前的躯体疾病。

（2）躯体疾病治疗效果不佳，患者焦虑情绪突出，控制焦虑可使躯体疾病治疗有较大获益，如在控制高血压、糖尿病的过程中，焦虑情绪好转可使患者血压、血糖容易恢复到满意水平。

（3）躯体疾病是否耐受抗焦虑相关治疗，如苯二氮䓬类药物可能加重慢性阻塞性肺疾病患者的呼吸困难，SNRIs 可能导致高血压患者出现高血压危象等。

（4）抗焦虑治疗是否与患者目前治疗冲突，如 P450 酶的强抑制剂可能增加抗心律失常药物的血药浓度，SSRIs 与阿司匹林共同作用可能增加患者出血倾向等。

（五）躯体疾病所致焦虑障碍的治疗

1. 治疗目标 治疗目标可以分为 2 个方面，一是积极治疗患者的原发躯体疾病，二是控制患者的焦虑情绪。通常积极控制焦虑情绪有助于躯体疾病的好转，同时躯体疾病的好转又促进了焦虑情绪的好转。

2. 治疗原则

（1）积极治疗原发疾病：多学科协作治疗（multi-disciplinary treatment，MDT）有利于疾病的早期诊断，多学科诊疗的措施与疾病的良好预后密切相关。

（2）积极治疗焦虑障碍：在不影响治疗躯体疾病的同时，基于对焦虑的评估，可针对性地进行抗焦虑治疗。

3. 治疗策略 关于躯体疾病的治疗请查阅相关疾病的治疗。这里主要阐述在躯体疾病伴发焦虑障碍时的抗焦虑治疗。

（1）焦虑的临床评估：焦虑的严重程度评估请查阅前述相关量表。这里主要进行焦虑、惊恐和恐惧的鉴别处置。焦虑的处置可以相对平缓，如采取心理治疗、口服药物治疗。躯体疾病伴发惊恐发作常有危及生命的躯体疾病作为基础，如急性心血管事件发作、狂犬病等，此时需要综合评估，快速综合处置；恐惧的患者要明确是否存在谵妄，此时也常需要综合处置。

（2）焦虑的治疗方法：①抗焦虑药物包括苯二氮䓬类药物、丁螺环酮或坦度螺酮、SSRIs 和 SNRSs 中具有抗焦虑作用的抗抑郁药物均是选择的药物；②惊恐和恐惧可能需要快速控制患者的焦虑，因此，常需要 MDT 团队合作，如静脉注射苯二氮䓬类药物控制急性冠脉综合征患者的焦虑时需要在有辅助呼吸支持系统的急诊科或重症监护病房（intensive care unit，ICU）中进行；③有出血倾向的患者长期使用 SSRIs 或 SNRIs 时需要进行持续的评估等。最终，在躯体疾病所致焦虑障碍的治疗过程中，根据患者所罹患的躯体疾病、年龄、合并焦虑症状的严重程度、药物作用机制及代谢过程的不同，采用 MDT，权衡躯体疾病和焦虑障碍治疗的利弊，选择合理的个体化综合治疗方案。

（3）心理治疗和社会支持有助于缓解患者的焦虑，特别是对躯体疾病有心理反应的患者。

四、躯体疾病所致焦虑障碍的规范化治疗程序

在躯体疾病所致焦虑障碍的规范化治疗程序中，首先需要识别出焦虑障碍，然后在治疗躯体疾病的同时，针对焦虑进行相关治疗或转诊精神科，见图6-1。

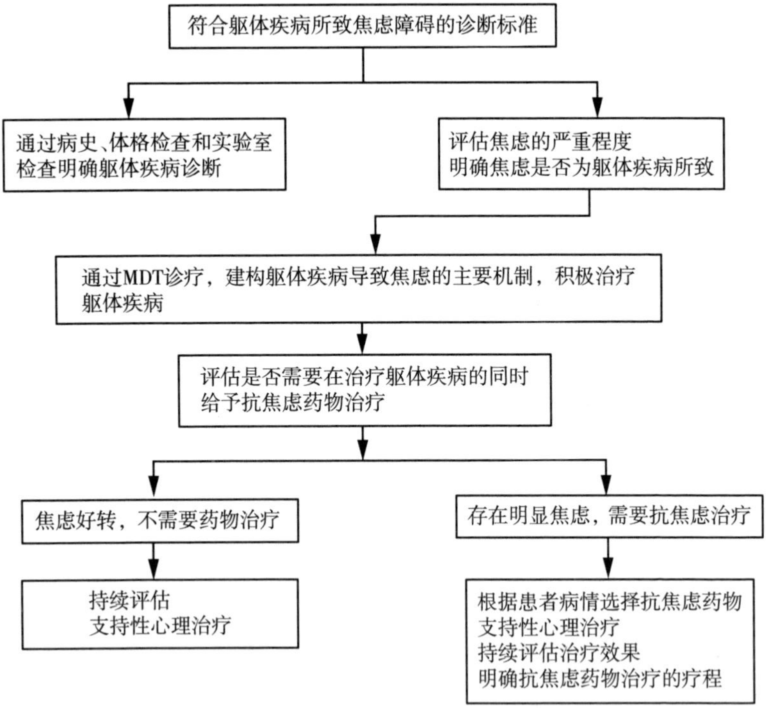

图6-1 躯体疾病所致焦虑障碍的规范化治疗程序

五、特殊人群的躯体疾病所致焦虑障碍

（一）儿童青少年躯体疾病所致焦虑障碍

1. 流行病学特点　流行病学研究中，Cobham 等 2020 年对 53 个研究的荟萃分析表明，青少年慢性躯体疾病患者焦虑障碍患病率显著升高，为 25%~50%；焦虑障碍患病率在儿童支气管哮喘患者中达 5.1%~49.2%，在儿童癫痫患者中达 23.8%~50.0%。Köhler-Forsberg 等 2019 年报道，在因感染而住院的儿童躯体疾病患者中，焦虑障碍的患病率达 33.1%，风险比达 2.06（95%*CI* 1.63~2.60）。Bardach 等 2019 年对 6~21 岁的 65 342 例青少年支气管哮喘患者的研究结果显示，11.2% 患有焦虑，5.8%患有抑郁，7.7%患有焦虑和抑郁。Shams 等 2018 年针对支气管哮喘和 Reigada 等 2016 年针对炎症性肠病的两个队列研究发现，焦虑障碍和躯体疾病构成相互的负性影响。但儿童青少年糖尿病患者伴发焦虑障碍时的相互作用尚无一致结论，有认为可加重疾病的，也有改善治疗依从性的报道。

2. 临床特征　恐惧和担忧是儿童期常见的情绪表现，在躯体疾病的儿童青少年患者中更是如此。焦虑症状通常表现为沮丧、忧虑和回避行为，这些症状往往以易激惹和与回避行为相关的情感暴发的形式表现出来。临床评估时，需要关注患者躯体疾病与焦虑症状的相互影响。

3. 诊断　临床症状评估过程中，需要注意儿童语言表达能力有限，在判断其症状和行为时需要兼顾儿童的发育水平。儿童青少年期的焦虑症状或焦虑障碍可能反映的是父母的问题，这点在诊断和鉴别诊断时尤需注意。临床诊断困难时，需要与患者、父母等亲人沟通，与相关的儿科、内科医师联系，并进行相关的检查。需排除广泛性发育障碍、儿童精神分裂症、癫

痫等疾病。

4. 治疗 治疗前首先与患儿及其父母讨论他们希望使用的非处方治疗方式。首选考虑认知行为治疗（CBT）等方式，慎重选择药物治疗。加拿大2014年指南推荐包括心理教育、暴露疗法为基础的CBT、药物治疗相结合的多模态治疗方法。较小儿童接受CBT较为困难，需要与其父母一起参与治疗才能获得积极的效果，其他如支持性心理治疗、家庭治疗等。

药物治疗用于中重度焦虑症状或心理治疗疗效欠佳时，药物治疗有助于快速控制焦虑症状，恢复其社会心理功能。尽管没有儿童青少年躯体疾病所致焦虑障碍的药物治疗RCT研究，但Locher等2017年的一项含36项研究、总样本量达6778例（年龄12.9±5.1岁）患儿的荟萃分析表明，SSRIs和SNRIs对儿童青少年焦虑障碍的疗效显著优于安慰剂（$g=0.32$，95% *CI* 0.25~0.40，$P<0.001$）。目前没有学龄前儿童焦虑障碍治疗的RCT研究证据，因此，学龄前儿童的药物治疗都属于非适应证用药，针对症状进行治疗。治疗过程中，需监测儿童青少年的躯体健康、药物疗效及不良反应。不能快速滴定，以单药为主，逐步撤药。目前，有关精神药物用于儿童青少年人群治疗的安全性资料有限，精神药物使用需要在专科医师的指导下进行，剂量通常以成人的1/4~1/2为宜。但由于儿童代谢相对较快，有效治疗剂量可能与成人差异不显著。

（二）老年躯体疾病所致焦虑障碍

1. 流行病学特点 流行病学调查中较少区分老年期躯体疾病伴发的焦虑障碍与躯体疾病所致焦虑障碍，少见严格的流行病学数据。Kang等2017年发表的2年期随访研究表明，仅有焦虑症状与新发的心脏疾病相关，仅有抑郁症状与新发支气管哮喘有关，共病焦虑、抑郁则与新发躯体疾病数量和采用世界卫生组织失能评定量表（WHODAS）评价的致残程度有关，也与新发高血压、视力问题、持续咳嗽和胃肠道疾病等有关。

2. 临床特征　评估老年人躯体疾病所致焦虑障碍的临床特点时，需要考虑其躯体疾病本身的症状与焦虑症状的相互影响。尤其需要评估老年人认知功能损害，胃肠道症状如便秘、腹泻或胃肠功能紊乱，失眠，乏力和疲惫感等，考查其躯体疾病本身和焦虑症状的影响程度。需要注意的是，老年人躯体疾病所致焦虑障碍，其社会功能损害更重。在两者相互作用的过程中，焦虑症状加重了老年患者的躯体症状的感知和关注，加剧了适应不良行为和沮丧体验，降低了患者对躯体疾病和焦虑症状治疗的依从性，甚至诱发消极自杀行为。

3. 诊断　老年躯体疾病所致焦虑障碍的诊断需要满足躯体疾病和焦虑障碍的诊断标准。诊断时，可以从焦虑障碍的特点分析，如恐惧/担心源自自身体验，或者对躯体疾病的过度担心，焦虑症状发生与躯体疾病在时间上和严重程度上的相关性。焦虑症状是否继发于老年期认知功能改变等，并进行相关的实验室检查，包括脑电图、颅脑 MRI 等检查。鉴别诊断时应考虑是否存在可能导致急慢性焦虑发作的躯体疾病，是否与精神活性物质的使用或药物反应有关，是否存在谵妄和痴呆，是否诊断为其他精神障碍。

4. 治疗　老年人躯体疾病所致焦虑障碍的治疗参见相应的惊恐障碍、广泛性焦虑障碍等的规范化治疗程序，优先选择 SSRIs。治疗中兼顾老年人的特点，注意药物不良反应及相互作用，防跌倒等。在老年人群中，应用苯二氮䓬类药物需要谨慎，尽可能小剂量，使用氯硝西泮时要尤其小心，避免跌倒。使用过程中需关注对患者认知功能的影响、肌肉松弛作用、药物耐受和依赖风险等。CBT 和生物反馈等仍被认为是老年人躯体疾病所致焦虑障碍的有效治疗方法。

（1）心理治疗：在支持性心理治疗过程中，要向患者说明躯体疾病和焦虑障碍的相互作用关系，降低患者对身体状况的担忧，鼓励患者坚持治疗，提高治疗依从性。行为治疗中的放松疗法和生物反馈治疗可以更好地让患者学习调节身体肌肉紧张状态及内脏功能，缓解紧张焦虑的躯体症状，这对伴有诸多躯体症状的老年患者更为适用。

CBT 包括焦虑处置技术和认知重建两种方式。医师通过放松训练和生物反馈治疗，缓解患者紧张焦虑时的躯体症状；也可以通过帮助患者了解认知模式，寻找负性自动思维和纠正适应不良性认知，进行认知重建，建立自信心。

（2）药物治疗：老年人具有特定的药代动力学特点，如胃酸分泌减少可降低药物分解速度和程度，胃肠蠕动减慢、小肠面积减小可降低药物吸收，脂肪比例升高可增加脂溶性药物半衰期，营养不良/蛋白尿导致白蛋白浓度降低进而加剧药物中毒风险，肾脏疾病甚至 65 岁后肾功能下降 35% 均可导致药物清除率下降等。治疗中需要合理用药，应根据药理特性和药物代谢特点合理选择药物，小剂量起始并缓慢加量，重视不良反应。

（3）其他：诊治过程中，需要与患者及其家属保持良好的沟通，可以大大提高患者及其家属的治疗依从性。

（三）围产期躯体疾病所致焦虑障碍

1. 流行病学特点 Raina 等 2021 年报道了美国一项持续 10 年的针对 900 万孕妇的研究，焦虑症状显著增加了妊娠高血压（$aOR = 1.32$，95% CI 1.25～1.39）、先兆子痫（$aOR = 1.52$，95% CI 1.44～1.60）的发病率，与子痫的相关性更高（$aOR = 1.81$，95% CI 1.26～2.61）。Fu 和 Ásbjörnsdóttir2021 年的研究报道，妊娠糖尿病中有焦虑症状者占 40%～59%。但妊娠糖尿病与焦虑障碍的关系是妊娠糖尿病增加了焦虑障碍的风险，还是焦虑障碍增加了妊娠糖尿病的风险，研究结果仍不一致。

2. 临床特征　Ásbjörnsdóttir 等指出，在妊娠糖尿病患者中，焦虑症状影响血糖控制，使糖化血红蛋白浓度增加，这种影响可出现妊娠早期（孕 6~20 周），在妊娠后期（孕 35~37 周）更加明显。

3. 诊断　妊娠前期和妊娠期需要对焦虑症状进行识别和干预。Beka 等 2018 年的研究认为，若焦虑症状突出，符合诊断标准，应单独诊断焦虑障碍。

4. 治疗　治疗需要获得患者和家属的知情同意，告知其围产期治疗和不治疗的风险和益处。具体的治疗策略为首先考虑心理治疗和重复经颅磁刺激（rTMS）等非药物治疗。Draffin 等在 2017 年的研究认为，常规的行为学干预和健康教育对有焦虑症状的妊娠糖尿病患者并无显著获益。Song 等 2021 年和 Cox 等 2022 年的研究都认为，rTMS 对焦虑障碍，尤其是广泛性焦虑障碍有一定疗效，并增加孕妇妊娠并发症和新生儿认知功能异常的风险。药物干预对妊娠和胎儿有一定风险，美国 FDA 的妊娠安全分级中，大部分 SSRIs 类药物属于 C 类。Lupattelli 等 2022 年的研究提示，低 H_1 受体亲和力的 SSRIs 似乎对胎儿呼吸窘迫的风险更小。需要明确，育龄期妇女用药前一定要考虑妊娠、分娩和产后哺乳的可能性。详见第 1 章“焦虑障碍总论”相关内容。

六、躯体疾病所致焦虑障碍的康复和预防

躯体疾病所致焦虑障碍是医疗机构中常见的精神问题，它不仅造成患者躯体和精神痛苦，影响躯体疾病的预后，加重患者社会功能损害，还使患者就诊次数增加、住院时间延长，导致医疗资源的浪费，造成严重的社会和经济负担。因此，对躯体疾病所致焦虑障碍者要予以重视，建议对躯体疾病特别是慢性躯体疾病患者进行常规的情绪筛查，并注意观察患者的面部

表情和言谈举止，必要时结合专科访谈以确定患者是否为该类疾病。

专业人员在对躯体疾病所致焦虑障碍患者进行评估时，需考虑造成焦虑的可能原因，包括是对原有躯体疾病的心理反应，是由躯体疾病直接导致，还是与躯体疾病的治疗有关等，并根据评估的结果，由主管医师、心理治疗师和精神科医师分级处理患者躯体疾病所致及伴发的焦虑障碍。

对于躯体疾病所致焦虑障碍可采用药物治疗、心理治疗、物理治疗等方式，治疗的目标是缓解症状，力争达到临床治愈，并降低病残率和自杀率，提高患者的生活质量，促进社会功能恢复，预防复发。在患者急性期焦虑症状缓解后，应在专业医师的指导下持续治疗以达到完全康复，减少复发。

治疗时应充分考虑使用生物-心理-社会多维度的方式，对患者实施药物、心理和社会家庭支持的综合干预，以最大限度缓解患者症状，提高患者生活质量，促使患者全面康复。

预防躯体疾病所致焦虑障碍的主要方法包括加大对疾病知识的宣传和教育，使社会大众，特别是专业医务人员和躯体疾病患者及家属了解焦虑障碍是躯体疾病表现的一部分。建议在容易出现焦虑障碍的躯体疾病临床科室开展常规筛查，提高对焦虑障碍的识别率，做到早期发现，与精神卫生专业人员开展合作，针对患者的具体情况，给予患者及时和正确的治疗，从而改善患者预后，减少医疗资源浪费。对可能患有该病的高危人群可通过讲座、散发资料等形式开展健康宣教，并提供诊疗咨询、康复指导、追踪随访等多种干预方式，建立预防体系。

针对我国目前躯体疾病所致焦虑障碍在康复和预防工作的实际情况，应开展综合预防措施。

参 考 文 献

[1] ACOG Practice Bulletin: Clinical management guidelines for obstetrician-gynecologists number 92, April 2008 (replaces practice bulletin number 87, November 2007). Use of psychiatric medications during pregnancy and lactation[J]. Obstet Gynecol, 2008, 111(4): 1001-1020.

[2] ABEJUELA H R, OSSER D N. The psychopharmacology algorithm project at the harvard south shore program: an algorithm for generalized anxiety disorder[J]. Harv Rev Psychiatry, 2016, 24(4): 243-256.

[3] ADEWUYA A O, OLA B A, ALOBA O O, et al. Anxiety disorders among Nigerian women in late pregnancy: a controlled study[J]. Arch Womens Ment Health, 2006, 9(6): 325-328.

[4] AGABIO R, BALDWIN D S, AMARO H, et al. The influence of anxiety symptoms on clinical outcomes during baclofen treatment of alcohol use disorder: a systematic review and meta-analysis[J]. Neurosci Biobehav Rev, 2021, 125: 296-313.

[5] AGGARWAL R, KUNIK M, ASGHAR-ALI A. Anxiety in later life[J]. Focus (Am Psychiatr Publ), 2017, 15(2): 157-161.

[6] ALNEYADI M, DRISSI N, ALMEQBAALI M, et al. Biofeedback-based connected mental health interventions for anxiety: systematic literature review[J]. JMIR Mhealth Uhealth, 2021, 9(4): e26038.

[7] AMMAR G, NAJA W J, PELISSOLO A. [Treatment-resistant anxiety disorders: A literature review of drug therapy strategies][J]. Encephale, 2015, 41(3): 260-265.

[8] SADOCK BJ, SADOK VA Comprehensive Textbook of Psychiatry 8th edition. New York City, 2005: 795-859.

[9] ANDERSON K N, LIND J N, SIMEONE R M, et al. Maternal use of specific antidepressant medications during early pregnancy and the risk of

selected birth defects[J]. JAMA Psychiatry,2020,77(12):1246-1255.

[10] ANDERSSON L, SUNDSTRÖM-POROMAA I, BIXO M, et al. Point prevalence of psychiatric disorders during the second trimester of pregnancy:a population-based study[J]. Am J Obstet Gynecol,2003,189(1):148-154.

[11] ANDERSSON L,SUNDSTRÖM-POROMAA I,WULFF M,et al. Depression and anxiety during pregnancy and six months postpartum: a follow-up study[J]. Acta Obstet Gynecol Scand,2006,85(8):937-944.

[12] ANDREAS S, SCHULZ H, VOLKERT J, et al. Prevalence of mental disorders in elderly people:the European MentDis_ICF65+study[J]. Br J Psychiatry,2017,210(2):125-131.

[13] ANDREWS G, BELL C, BOYCE P, et al. Royal Australian and New Zealand College of Psychiatrists clinical practice guidelines for the treatment of panic disorder,social anxiety disorder and generalised anxiety disorder[J]. Aust NZ J Psychiat,2018,52(12):1109-1172.

[14] ANDRISANO C, CHIESA A, SERRETTI A. Newer antidepressants and panic disorder:a meta-analysis[J]. Int Clin Psychopharmacol,2013,28(1):33-45.

[15] ANONYMOUS. Practice guideline for the treatment of patients with panic disorder:second edition[J]. The American Journal of Psychiatry,2009,166(2):1-65.

[16] ARAJI S, GRIFFIN A, KASSAHUN-YIMER W, et al. No association between perinatal mood disorders and hypertensive pregnancies[J]. Front Psychiatry,2022,13:898003.

[17] ÁSBJÖRNSDÓTTIR B, VESTGAARD M, DO N C, et al. Prevalence of anxiety and depression symptoms in pregnant women with type 2 diabetes and the impact on glycaemic control[J]. Diabet Med, 2021, 38(3):e14506.

[18] ASHER M, ADERKA I M. Gender differences in social anxiety disorder[J]. J Clin Psychol,2018,74(10):1730-1741.

[19] AVEDISOVA A S, ARKUSHA I A, ZAKHAROVA K V. [Separation anxiety disorder in adults-a new diagnostic category][J]. Zh Nevrol

Psikhiatr Im S S Korsakova, 2018, 118(10): 66-75.

[20] BALDWIN D S, ANDERSON I M, NUTT D J, et al. Evidence-based pharmacological treatment of anxiety disorders, post-traumatic stress disorder and obsessive-compulsive disorder: a revision of the 2005 guidelines from the British Association for Psychopharmacology [J]. J Psychopharmacol, 2014, 28(5): 403-439.

[21] BALDWIN D S, GORDON R, ABELLI M, et al. The separation of adult separation anxiety disorder[J]. CNS Spectr, 2016, 21(4): 289-294.

[22] BANDELOW B, ALLGULANDER C, BALDWIN D S, et al. World Federation of Societies of Biological Psychiatry (WFSBP) guidelines for treatment of anxiety, obsessive-compulsive and posttraumatic stress disorders-Version 3. Part I: Anxiety disorders[J]. World J Biol Psychiatry, 2022: 1-39.

[23] BANDELOW B, BALDWIN D, ABELLI M, et al. Biological markers for anxiety disorders, OCD and PTSD-a consensus statement. Part I: Neuroimaging and genetics[J]. World J Biol Psychiatry, 2016, 17(5): 321-365.

[24] BANDELOW B, MICHAELIS S, WEDEKIND D. Treatment of anxiety disorders[J]. Dialogues Clin Neurosci, 2017, 19(2): 93-107.

[25] BANDELOW B, MICHAELIS S. Epidemiology of anxiety disorders in the 21st century[J]. Dialogues Clin Neurosci, 2015, 17(3): 327-335.

[26] BANDELOW B, REITT M, RÖVER C, et al. Efficacy of treatments for anxiety disorders: a meta-analysis[J]. Int Clin Psychopharmacol, 2015, 30(4): 183-192.

[27] BANDELOW B, SHER L, BUNEVICIUS R, et al. Guidelines for the pharmacological treatment of anxiety disorders, obsessive-compulsive disorder and posttraumatic stress disorder in primary care [J]. Int J Psychiatry Clin Pract, 2012, 16(2): 77-84.

[28] BANDELOW B, SOJKA F, BROOCKS A, et al. Panic disorder during pregnancy and postpartum period [J]. Eur Psychiatry, 2006, 21(7): 495-500.

[29] BANDELOW B, WERNER A M, KOPP I, et al. The German Guidelines for the treatment of anxiety disorders: first revision [J]. Eur Arch

Psychiatry Clin Neurosci,2022,272(4):571-582.

[30] BANDELOW B,ZOHAR J,HOLLANDER E,et al. World Federation of Societies of Biological Psychiatry (WFSBP) guidelines for the pharmacological treatment of anxiety, obsessive-compulsive and post-traumatic stress disorders-first revision[J]. World J Biol Psychiatry, 2008,9(4):248-312.

[31] BANDELOW B,ZOHAR J,HOLLANDER E,et al. World Federation of Societies of Biological Psychiatry (WFSBP) guidelines for the pharmacological treatment of anxiety,obsessive-compulsive and posttraumatic stress disorders[J]. World J Biol Psychiatry,2002,3(4):171-199.

[32] BANDELOW B. Current and novel psychopharmacological drugs for anxiety disorders[J]. Adv Exp Med Biol,2020,1191:347-365.

[33] BANDOLI G,CHAMBERS C D,WELLS A,et al. Prenatal antidepressant use and risk of adverse neonatal outcomes[J]. Pediatrics, 2020, 146(1):e20192493.

[34] BANSAL N,HUDDA M,PAYNE R A,et al. Antidepressant use and risk of adverse outcomes: population-based cohort study[J]. BJPsych Open, 2022,8(5):e164.

[35] BARBERIO B,ZAMANI M,BLACK C J,et al. Prevalence of symptoms of anxiety and depression in patients with inflammatory bowel disease: a systematic review and meta-analysis[J]. Lancet Gastroenterol Hepatol, 2021,6(5):359-370.

[36] BARDACH N S,NEEL C,KLEINMAN L C,et al. Depression,anxiety,and emergency department use for asthma[J]. Pediatrics, 2019, 144(4):e20190856.

[37] BARKOWSKI S,SCHWARTZE D,STRAUSS B,et al. Efficacy of group psychotherapy for anxiety disorders: a systematic review and meta-analysis [J]. Psychother Res,2020,30(8):965-982.

[38] BARKOWSKI S,SCHWARTZE D,STRAUSS B,et al. Efficacy of group psychotherapy for social anxiety disorder: a meta-analysis of randomized-controlled trials[J]. J Anxiety Disord,2016,39:44-64.

[39] BAXTER A J,SCOTT K M,VOS T,et al. Global prevalence of anxiety

disorders: a systematic review and meta-regression[J]. Psychol Med., 2013,43(5):897-910.

[40] BAXTER A J, VOS T, SCOTT K M, et al. The regional distribution of anxiety disorders: implications for the Global Burden of Disease Study, 2010[J]. Int J Methods Psychiatr Res, 2014, 23(4):422-438.

[41] BEESDO K, KNAPPE S, PINE D S. Anxiety and anxiety disorders in children and adolescents: developmental issues and implications for DSM-V[J]. Psychiatr Clin North Am, 2009, 32(3):483-524.

[42] BEIDEL D C, TURNER S M, SALLEE F R, et al. SET-C versus fluoxetine in the treatment of childhood social phobia[J]. J Am Acad Child Adolesc Psychiatry, 2007, 46(12):1622-1632.

[43] BEKA Q, BOWKER S L, SAVU A, et al. History of mood or anxiety disorders and risk of gestational diabetes mellitus in a population-based cohort[J]. Diabet Med, 2018, 35(1):147-151.

[44] BENFER N, SPITZER E G, BARDEEN J R. Efficacy of third wave cognitive behavioral therapies in the treatment of posttraumatic stress: A meta-analytic study[J]. J Anxiety Disord, 2021, 78:102360.

[45] BÉRARD A, ZHAO J P, SHEEHY O. Antidepressant use during pregnancy and the risk of major congenital malformations in a cohort of depressed pregnant women: an updated analysis of the Quebec Pregnancy Cohort[J]. BMJ Open, 2017, 7(1):e013372.

[46] BERLE J O, SPIGSET O. Antidepressant use during breastfeeding[J]. Current Womens Health Reviews, 2011, 7(1):28-34.

[47] BERNARD N, FOREST J C, TARABULSY G M, et al. Use of antidepressants and anxiolytics in early pregnancy and the risk of preeclampsia and gestational hypertension: a prospective study [J]. BMC Pregnancy Childbirth, 2019, 19(1):146.

[48] BERNSTEIN G, VICTOR A. Treatment of pediatric anxiety disorders[J]. Pediatric Health, 2007, 1:191-198.

[49] BERNSTEIN G A, BORCHARDT C M, PERWIEN A R. Anxiety disorders in children and adolescents: a review of the past 10 years[J]. J Am Acad Child Adolesc Psychiatry, 1996, 35(9):1110-1119.

[50] BIDZAN L, MAHABLESHWARKAR A R, JACOBSEN P, et al. Vortioxetine (Lu AA21004) in generalized anxiety disorder: results of an 8-week, multinational, randomized, double-blind, placebo-controlled clinical trial [J]. Eur Neuropsychopharmacol, 2012, 22(12): 847–857.
[51] BJØRNDAL L D, TAUQEER F, HEIERVANG K S, et al. Perceived risk of neurodevelopmental outcomes in offspring related to psychotropic and mental illness exposures in pregnancy and breastfeeding: a cross-sectional survey of women with past or current mental illness [J]. BMJ Open, 2022, 12(9): e061159.
[52] BLANCK P, PERLETH S, HEIDENREICH T, et al. Effects of mindfulness exercises as stand-alone intervention on symptoms of anxiety and depression: systematic review and meta-analysis [J]. Behav Res Ther, 2018, 102: 25–35.
[53] BLANCO C, RUBIO J, WALL M, et al. Risk factors for anxiety disorders: common and specific effects in a national sample [J]. Depress Anxiety, 2014, 31(9): 756–764.
[54] BLASE K, VERMETTEN E, LEHRER P, et al. Neurophysiological approach by self-control of your stress-related autonomic nervous system with depression, stress and anxiety patients [J]. Int J Environ Res Public Health, 2021, 18(7): 3329.
[55] BLAY S L, MARINHO V. Anxiety disorders in old age [J]. Curr Opin Psychiatry, 2012, 25(6): 462–467.
[56] BOEHLEN F H, HERZOG W, SCHELLBERG D, et al. Gender-specific predictors of generalized anxiety disorder symptoms in older adults: results of a large population-based study [J]. J Affect Disord, 2020, 262: 174–181.
[57] BOMYEA J, BALL T M, SIMMONS A N, et al. Change in neural response during emotion regulation is associated with symptom reduction in cognitive behavioral therapy for anxiety disorders [J]. J Affect Disord, 2020, 271: 207–214.
[58] BORRI C, MAURI M, OPPO A, et al. Axis I psychopathology and functional impairment at the third month of pregnancy: Results from the Perinatal

Depression-Research and Screening Unit(PND-ReScU)study[J]. J Clin Psychiatry,2008,69(10):1617-1624.

[59] BOWER E S,WETHERELL J L,MON T,et al. Treating anxiety disorders in older adults: current treatments and future directions[J]. Harv Rev Psychiatry,2015,23(5):329-342.

[60] BUOLI M, CALDIROLI A, SERATI M. Pharmacokinetic evaluation of pregabalin for the treatment of generalized anxiety disorder[J]. Expert Opin Drug Metab Toxicol,2017,13(3):351-359.

[61] BURSTEIN M,BEESDO-BAUM K,HE J P,et al. Threshold and subthreshold generalized anxiety disorder among US adolescents: prevalence, sociodemographic,and clinical characteristics[J]. Psychol Med,2014,44(11):2351-2362.

[62] BURSTEIN M,HE J P,KATTAN G,et al. Social phobia and subtypes in the national comorbidity survey-adolescent supplement: prevalence, correlates,and comorbidity[J]. J Am Acad Child Adolesc Psychiatry,2011,50(9):870-880.

[63] BYERS A L,YAFFE K,COVINSKY K E,et al. High occurrence of mood and anxiety disorders among older adults: The National Comorbidity Survey Replication[J]. Arch Gen Psychiatry,2010,67(5):489-496.

[64] CALDER, PETER, SOBSEY, et al. Cost of mental health services in alberta schools[J]. Developmental Disabilities Bulletin,2010,38(1-2):147-164.

[65] CAPONNETTO P,TRISCARI S,MAGLIA M,et al. The simulation game-virtual reality therapy for the treatment of social anxiety disorder: a systematic review [J]. Int J Environ Res Public Health, 2021, 18(24):13209

[66] CAPORINO N E,READ K L,SHIFFRIN N,et al. Sleep-related problems and the effects of anxiety treatment in children and adolescents[J]. J Clin Child Adolesc Psychol,2017,46(5):675-685.

[67] CARPENTER J K, ANDREWS L A, WITCRAFT S M, et al. Cognitive behavioral therapy for anxiety and related disorders: A meta-analysis of randomized placebo-controlled trials[J]. Depress Anxiety,2018,35(6):

502-514.
[68] CHAMBERS C D, HERNANDEZ-DIAZ S, VAN MARTER L J, et al. Selective serotonin-reuptake inhibitors and risk of persistent pulmonary hypertension of the newborn[J]. N Engl J Med,2006,354(6):579-587.
[69] CHEN Y H,LIN H C,LEE H C. Pregnancy outcomes among women with panic disorder-do panic attacks during pregnancy matter? [J]. J Affect Disord,2010,120(1-3):258-262.
[70] CHISOLM M S,PAYNE J L. Management of psychotropic drugs during pregnancy[J]. BMJ,2016,532:h5918.
[71] CHRISTENSEN M C,LOFT H,FLOREA I,et al. Efficacy of vortioxetine in working patients with generalized anxiety disorder[J]. CNS Spectr, 2019,24(2):249-257.
[72] CIPRIANI A,FURUKAWA T A,SALANTI G,et al. Comparative efficacy and acceptability of 12 new-generation antidepressants: a multiple-treatments meta-analysis[J]. Lancet,2009,373(9665):746-758.
[73] COBHAM V E, HICKLING A, KIMBALL H, et al. Systematic review: anxiety in children and adolescents with chronic medical conditions[J]. J Am Acad Child Adolesc Psychiatry,2020,59(5):595-618.
[74] COLE J,BRIGHT K,GAGNON L,et al. A systematic review of the safety and effectiveness of repetitive transcranial magnetic stimulation in the treatment of peripartum depression[J]. J Psychiatr Res, 2019, 115: 142-150.
[75] COPELAND W E,ANGOLD A,SHANAHAN L,et al. Longitudinal patterns of anxiety from childhood to adulthood:the Great Smoky Mountains Study [J]. J Am Acad Child Adolesc Psychiatry,2014,53(1):21-33.
[76] CORNA L M,CAIRNEY J,HERRMANN N,et al. Panic disorder in later life:results from a national survey of Canadians[J]. Int Psychogeriatr, 2007,19(6):1084-1096.
[77] COSTELLO E J, MUSTILLO S, ERKANLI A, et al. Prevalence and development of psychiatric disorders in childhood and adolescence[J]. Arch Gen Psychiatry,2003,60(8):837-844.
[78] COX J,THAKUR B,ALVARADO L,et al. Repetitive transcranial magnetic

stimulation for generalized anxiety and panic disorders: a systematic review and meta-analysis[J]. Ann Clin Psychiatry, 2022, 34(2): e2-e24.

[79] CRASKE M G, STEIN M B, ELEY T C, et al. Anxiety disorders[J]. Nat Rev Dis Primers, 2017, 3: 17024.

[80] CRASKE M G, STEIN M B. Anxiety[J]. Lancet, 2016, 388(10063): 3048-3059.

[81] CREMERS H R, ROELOFS K. Social anxiety disorder: a critical overview of neurocognitive research[J]. Wiley Interdiscip Rev Cogn Sci, 2016, 7(4): 218-232.

[82] CRESWELL C, NAUTA M H, HUDSON J L, et al. Research review: recommendations for reporting on treatment trials for child and adolescent anxiety disorders-an international consensus statement[J]. J Child Psychol Psychiatry, 2021, 62(3): 255-269.

[83] CRESWELL C, WAITE P, COOPER P J. Assessment and management of anxiety disorders in children and adolescents[J]. Arch Dis Child, 2014, 99(7): 674-678.

[84] CUIJPERS P, GENTILI C, BANOS R M, et al. Relative effects of cognitive and behavioral therapies on generalized anxiety disorder, social anxiety disorder and panic disorder: a meta-analysis[J]. J Anxiety Disord, 2016, 43: 79-89.

[85] CUIJPERS P, SIJBRANDIJ M, KOOLE S, et al. Psychological treatment of generalized anxiety disorder: a meta-analysis[J]. Clin Psychol Rev, 2014, 34(2): 130-140.

[86] CURRY S J, KRIST A H, OWENS D K, et al. Interventions to prevent perinatal depression: us preventive services task force recommendation statement[J]. JAMA, 2019, 321(6): 580-587.

[87] DAMAR U, LEE KAYE H, SMITH N A, et al. Safety and tolerability of repetitive transcranial magnetic stimulation during pregnancy: a case report and literature review[J]. J Clin Neurophysiol, 2020, 37(2): 164-169.

[88] DANDJINOU M, SHEEHY O, BÉRARD A. Antidepressant use during pregnancy and the risk of gestational diabetes mellitus: a nested case-

control study[J]. BMJ Open,2019,9(9):e025908.

[89] DARBÀ J,KASKENS L,PÉREZ C,et al. Pharmacoeconomic outcomes for pregabalin:a systematic review in neuropathic pain, generalized anxiety disorder,and epilepsy from a Spanish perspective[J]. Adv Ther,2014,31(1):1-29.

[90] DATTA P,BAKER T,HALE T W. Balancing the use of medications while maintaining breastfeeding[J]. Clin Perinatol,2019,46(2):367-382.

[91] DAVIDSON J R,FOA E B,HUPPERT J D,et al. Fluoxetine,comprehensive cognitive behavioral therapy,and placebo in generalized social phobia[J]. Arch Gen Psychiatry,2004,61(10):1005-1013.

[92] DAVIDSON J R,ZHANG W,CONNOR K M,et al. A psychopharmacological treatment algorithm for generalised anxiety disorder(GAD)[J]. J Psychopharmacol,2010,24(1):3-26.

[93] DEJEAN D,GIACOMINI M,VANSTONE M,et al. Patient experiences of depression and anxiety with chronic disease: a systematic review and qualitative meta-synthesis[J]. Ont Health Technol Assess Ser,2013,13(16):1-33.

[94] DELANEROLLE G,PHIRI P,ZENG Y,et al. A systematic review and meta-analysis of gestational diabetes mellitus and mental health among BAME populations[J]. EClinicalMedicine,2021,38:101016.

[95] DELPINO F M,DA SILVA C N,JERÔNIMO J S,et al. Prevalence of anxiety during the COVID-19 pandemic: a systematic review and meta-analysis of over 2 million people [J]. J Affect Disord, 2022, 318: 272-282.

[96] DENG J,ZHOU F,HOU W,et al. The prevalence of depression,anxiety, and sleep disturbances in COVID-19 patients:a meta-analysis[J]. Ann N Y Acad Sci,2021,1486(1):90-111

[97] .DILER R S. Panic disorder in children and adolescents[J]. Yonsei Med J,2003,44(1):174-179.

[98] DOGAN B,KOCABAS O,SEVINCOK D,et al. Separation anxiety disorder in panic disorder patients with and without comorbid agoraphobia[J]. Psychiatry,2021,84(1):68-80.

[99] DOMSCHKE K, SCHIELE M A, ROMANOS M. [Prevention of anxiety disorders] [J]. Nervenarzt, 2021, 92(5): 450-456.

[100] DONNELLY M R, REINBERG R, ITO K L, et al. Virtual reality for the treatment of anxiety disorders: a scoping review [J]. Am J Occup Ther, 2021, 75(6): 7506205040.

[101] DONOVAN M R, GLUE P, KOLLURI S, et al. Comparative efficacy of antidepressants in preventing relapse in anxiety disorders-a meta-analysis [J]. J Affect Disord, 2010, 123(1-3): 9-16.

[102] DRAFFIN C R, ALDERDICE F A, MCCANCE D R, et al. Impact of an educational DVD on anxiety and glycaemic control in women diagnosed with gestational diabetes mellitus (GDM): a randomised controlled trial [J]. Diabetes Res Clin Pract, 2017, 126: 164-171.

[103] DRENTH-VAN MAANEN A C, WILTING I, JANSEN P A F. Prescribing medicines to older people-How to consider the impact of ageing on human organ and body functions [J]. Br J Clin Pharmacol, 2020, 86 (10): 1921-1930.

[104] EAPEN V, DADDS M, BARNETT B, et al. Separation anxiety, attachment and inter-personal representations: disentangling the role of oxytocin in the perinatal period [J]. PLoS One, 2014, 9(9): e107745.

[105] EILERT N, ENRIQUE A, WOGAN R, et al. The effectiveness of Internet-delivered treatment for generalized anxiety disorder: an updated systematic review and meta-analysis [J]. Depress Anxiety, 2021, 38(2): 196-219.

[106] EMMELKAMP P M G, MEYERBRÖKER K, MORINA N. Virtual reality therapy in social anxiety disorder [J]. Curr Psychiatry Rep, 2020, 22 (7): 32.

[107] ERYıLMAZ G, SAYAR G H, ÖZTEN E, et al. Follow-up study of children whose mothers were treated with transcranial magnetic stimulation during pregnancy: preliminary results [J]. Neuromodulation, 2015, 18 (4): 255-260.

[108] FALAH-HASSANI K, SHIRI R, DENNIS C L. The prevalence of antenatal and postnatal co-morbid anxiety and depression: a meta-analysis [J]. Psychol Med, 2017, 47(12): 2041-2053.

[109] FARIAS D R, PINTO T D E J, TEOFILO M M, et al. Prevalence of psychiatric disorders in the first trimester of pregnancy and factors associated with current suicide risk[J]. Psychiatry Res, 2013, 210(3): 962-968.

[110] FELICE E, SALIBA J, GRECH V, et al. Antenatal psychiatric morbidity in Maltese women[J]. Gen Hosp Psychiatry, 2007, 29(6): 501-505.

[111] FIGIEL G S, ZORUMSKI C F, DORAISWAMY P M, et al. Simultaneous major depression and panic disorder: treatment with electroconvulsive therapy[J]. J Clin Psychiatry, 1992, 53(1): 12-15.

[112] FISCHER FUMEAUX C J, MORISOD HARARI M, WEISSKOPF E, et al. Risk-benefit balance assessment of SSRI antidepressant use during pregnancy and lactation based on best available evidence-an update[J]. Expert Opin Drug Saf, 2019, 18(10): 949-963.

[113] FLINT A J, GAGNON N. Diagnosis and management of panic disorder in older patients[J]. Drugs Aging, 2003, 20(12): 881-891.

[114] FRANDSEN F W, SIMONSEN S, POULSEN S, et al. Social anxiety disorder and avoidant personality disorder from an interpersonal perspective[J]. Psychol Psychother, 2020, 93(1): 88-104.

[115] FREIDL E K, STROEH O M, ELKINS R M, et al. Assessment and treatment of anxiety among children and adolescents[J]. Focus (Am Psychiatr Publ), 2017, 15(2): 144-156.

[116] FRIBORG O, MARTINUSSEN M, KAISER S, et al. Comorbidity of personality disorders in anxiety disorders: a meta-analysis of 30 years of research[J]. J Affect Disord, 2013, 145(2): 143-155.

[117] FU F, YAN P, YOU S, et al. The pregnancy-related anxiety characteristics in women with gestational diabetes mellitus: why should we care? [J]. BMC Pregnancy Childbirth, 2021, 21(1): 424.

[118] FUNG A W, CHAN W C, WONG C S, et al. Prevalence of anxiety disorders in community dwelling older adults in Hong Kong[J]. Int Psychogeriatr, 2017, 29(2): 259-267.

[119] FURUKAWA T A, WATANABE N, CHURCHILL R. Psychotherapy plus antidepressant for panic disorder with or without agoraphobia: systematic

review[J].Br J Psychiatry,2006,188:305-312.

[120] GALBALLY M,WATSON S J,SPIGSET O. Depression and antidepressant treatment in the development of hypertensive disorders of pregnancy: results from a prospective cohort study [J]. Aust N Z J Psychiatry, 2022:48674221106915.

[121] GAMBI F, DE BERARDIS D, CAMPANELLA D, et al. Mirtazapine treatment of generalized anxiety disorder: a fixed dose, open label study [J]. J Psychopharmacol,2005,19(5):483-487.

[122] GAO S Y,WU Q J,SUN C,et al. Selective serotonin reuptake inhibitor use during early pregnancy and congenital malformations: a systematic review and meta-analysis of cohort studies of more than 9 million births[J]. BMC Med,2018,16(1):205.

[123] GAUTAM S,JAIN A,GAUTAM M,et al. Clinical practice guidelines for the management of Generalised Anxiety Disorder(GAD)and panic disorder(PD) [J].Indian J Psychiatry,2017,59(Suppl 1):S67-S73.

[124] GIAKOUMAKI O,VASILAKI K,LILI L,et al. The role of maternal anxiety in the early postpartum period: screening for anxiety and depressive symptomatology in Greece[J].J Psychosom Obstet Gynaecol,2009,30(1):21-28.

[125] GIARDINELLI L,INNOCENTI A,BENNI L,et al. Depression and anxiety in perinatal period:prevalence and risk factors in an Italian sample[J]. Arch Womens Ment Health,2012,15(1):21-30.

[126] GILBOA-SCHECHTMAN E,KESHET H,PESCHARD V,et al. Self and identity in social anxiety disorder[J]. J Pers,2020,88(1):106-121.

[127] GINSBURG G S,BECKER E M,KEETON C P,et al. Naturalistic follow-up of youths treated for pediatric anxiety disorders[J]. JAMA Psychiatry, 2014,71(3):310-318.

[128] GOLDIN P R,THURSTON M,ALLENDE S,et al. Evaluation of cognitive behavioral therapy vs mindfulness meditation in brain changes during reappraisal and acceptance among patients with social anxiety disorder: a randomized clinical trial [J]. JAMA Psychiatry, 2021, 78 (10): 1134-1142.

[129] GOODMAN J H, WATSON G R, STUBBS B. Anxiety disorders in postpartum women: a systematic review and meta-analysis[J]. J Affect Disord, 2016, 203: 292-331.

[130] GOULD R, OTT M, POLLACK M, et al. A meta-analysis of treatment outcome for panic disorder[J]. Clinical Psychology Review, 1995, 15: 819-844.

[131] GREEN H, STATISTICS G, EXECUTIVE S S, et al. Mental health of children and young people in Great Britain, 2004[M]. Research Gate, 2005. DOI: 10.1037/e557702010-001.

[132] GREIST J H, LIU-DUMAW M, SCHWEIZER E, et al. Efficacy of pregabalin in preventing relapse in patients with generalized social anxiety disorder: results of a double-blind, placebo-controlled 26-week study[J]. Int Clin Psychopharmacol, 2011, 26(5): 243-251.

[133] GRIGORIADIS S, DE CAMPS MESCHINO D, BARRONS E, et al. Mood and anxiety disorders in a sample of Canadian perinatal women referred for psychiatric care[J]. Arch Womens Ment Health, 2011, 14(4): 325-333.

[134] GRIGORIADIS S, GRAVES L, PEER M, et al. Pregnancy and delivery outcomes following benzodiazepine exposure: a systematic review and meta-analysis[J]. Can J Psychiatry, 2020, 65(12): 821-834.

[135] GULER O, SAHIN F K, EMUL H M, et al. The prevalence of panic disorder in pregnant women during the third trimester of pregnancy[J]. Compr Psychiatry, 2008, 49(2): 154-158.

[136] GUO S, DENG W, WANG H, et al. The efficacy of internet-based cognitive behavioural therapy for social anxiety disorder: a systematic review and meta-analysis[J]. Clin Psychol Psychother, 2021, 28(3): 656-668.

[137] HABY M M, DONNELLY M, CORRY J, et al. Cognitive behavioural therapy for depression, panic disorder and generalized anxiety disorder: a meta-regression of factors that may predict outcome[J]. Aust N Z J Psychiatry, 2006, 40(1): 9-19.

[138] HAHLWEG K, HEINRICHS N, KUSCHEL A, et al. Long-term outcome of a randomized controlled universal prevention trial through a positive

parenting program:is it worth the effort? [J]. Child Adolesc Psychiatry Ment Health,2010,4:14.

[139] HALE W W 3RD,KLIMSTRA T A,et al. [Developmental trajectories of anxiety disorder symptoms in adolescents: a five-year prospective community study][J]. Tijdschr Psychiatr,2009,51(1):21-30.

[140] HAMED S A. Sexual dysfunctions induced by pregabalin [J]. Clin Neuropharmacol,2018,41(4):116-122.

[141] HE H,XIANG Y,GAO F,et al. Comparative efficacy and acceptability of first-line drugs for the acute treatment of generalized anxiety disorder in adults:a network meta-analysis[J]. J Psychiatr Res,2019,118:21-30.

[142] HEDMAN E,FURMARK T,CARLBRING P,et al. A 5-Year follow-up of internet-based cognitive behavior therapy for social anxiety disorder[J]. J Med Internet Res,2011,13(2):e39.

[143] HOFMANN S G,SMITS J A. Cognitive-behavioral therapy for adult anxiety disorders:a meta-analysis of randomized placebo-controlled trials[J]. J Clin Psychiatry,2008,69(4):621-632.

[144] HORENSTEIN A,MORRISON A S,GOLDIN P,et al. Sleep quality and treatment of social anxiety disorder[J]. Anxiety Stress Coping,2019,32(4):387-398.

[145] HORIGOME T,KUROKAWA S,SAWADA K,et al. Virtual reality exposure therapy for social anxiety disorder:a systematic review and meta-analysis [J]. Psychol Med,2020,50(15):2487-2497.

[146] HOU Y,ZHANG S,LI N,et al. Neurofeedback training improves anxiety trait and depressive symptom in GAD [J]. Brain Behav, 2021, 11(3):e02024.

[147] HUANG C,HUANG L,WANG Y,et al. 6-month consequences of COVID-19 in patients discharged from hospital:a cohort study[J]. Lancet,2021,397(10270):220-232.

[148] HUANG L,LI X,GU X,et al. Health outcomes in people 2 years after surviving hospitalisation with COVID-19:a longitudinal cohort study[J]. Lancet Respir Med,2022,10(9):863-876.

[149] HUANG Y,WANG Y,WANG H,et al. Prevalence of mental disorders in

China: a cross-sectional epidemiological study [J]. Lancet Psychiatry, 2019, 6(3): 211-224.

[150] HUI C, ZHIHUI Y. Group cognitive behavioral therapy targeting intolerance of uncertainty: a randomized trial for older Chinese adults with generalized anxiety disorder[J]. Aging Ment Health, 2017, 21(12): 1294-1302.

[151] HUYBRECHTS K F, BATEMAN B T, PAWAR A, et al. Maternal and fetal outcomes following exposure to duloxetine in pregnancy: cohort study[J]. BMJ, 2020, 368: m237.

[152] IMAI H, TAJIKA A, CHEN P, et al. Psychological therapies versus pharmacological interventions for panic disorder with or without agoraphobia in adults [J]. Cochrane Database Syst Rev, 2016, 10 (10): Cd011170.

[153] ISHIKAWA H, TAKESHIMA M, ISHIKAWA H, et al. Pregabalin withdrawal in patients without psychiatric disorders taking a regular dose of pregabalin: a case series and literature review[J]. Neuropsychopharmacol Rep, 2021, 41(3): 434-439.

[154] JAMES A C, JAMES G, COWDREY F A, et al. Cognitive behavioural therapy for anxiety disorders in children and adolescents [J]. Cochrane Database Syst Rev, 2013(6): Cd004690.

[155] JOHNSON A R, BANK S R, SUMMERS M, et al. A longitudinal assessment of the bivalent fear of evaluation model with social interaction anxiety in social anxiety disorder[J]. Depress Anxiety, 2020, 37(12): 1253-1260.

[156] JORDAN S, BROMLEY R, DAMASE-MICHEL C, et al. Breastfeeding, pregnancy, medicines, neurodevelopment, and population databases: the information desert[J]. Int Breastfeed J, 2022, 17(1): 55.

[157] JÚNIOR E, GOMES C. Psychiatric comorbidities among adolescents with and without anxiety disorders: a community study[J]. Jornal Brasileiro de Psiquiatria, 2015, 64: 181-186.

[158] KÄHLKE F, BERGER T, SCHULZ A, et al. Efficacy of an unguided internet-based self-help intervention for social anxiety disorder in university students: a randomized controlled trial [J]. Int J Methods

Psychiatr Res,2019,28(2):e1766.

[159] KAMPMAN O,VIIKKI M,LEINONEN E. Anxiety disorders and temperament-an update review[J]. Curr Psychiatry Rep,2017,19(5):27.

[160] KANG H J,BAE K Y,KIM S W,et al. Impact of anxiety and depression on physical health condition and disability in an elderly korean population [J]. Psychiatry Investig,2017,14(3):240-248.

[161] KAPLAN H I,SADOCK B J,GREBB J A. Kaplan & Sadock's synopsis of psychiatry:behavioral sciences/clinical psychiatry[M]. Wolter Kluwer/ Lippincott Williams & Wilkins,2007.

[162] KARAÇAM Z,ANÇEL G. Depression,anxiety and influencing factors in pregnancy:a study in a Turkish population[J]. Midwifery,2009,25(4): 344-356.

[163] KATZMAN M A,BLEAU P,BLIER P,et al. Canadian clinical practice guidelines for the management of anxiety, posttraumatic stress and obsessive-compulsive disorders[J]. BMC Psychiatry, 2014, 14(Suppl 1):S1.

[164] KEIGHTLEY P C,KOLOSKI N A,TALLEY N J. Pathways in gut-brain communication: evidence for distinct gut-to-brain and brain-to-gut syndromes[J]. Aust N Z J Psychiatry,2015,49(3):207-214.

[165] KELLER M B. The long-term clinical course of generalized anxiety disorder[J]. J Clin Psychiatry,2002,63(Suppl 8):11-16.

[166] KEMPNY A,SWAN L,DIMOPOULOS K. Antidepressant use in pregnancy and the risk of cardiac defects[J]. N Engl J Med,2014,371(12):1167.

[167] KENDALL P C,BRADY E U,VERDUIN T L. Comorbidity in childhood anxiety disorders and treatment outcome[J]. J Am Acad Child Adolesc Psychiatry,2001,40(7):787-794.

[168] KESSLER R C, ANGERMEYER M, ANTHONY J C, et al. Lifetime prevalence and age-of-onset distributions of mental disorders in the World Health Organization's World Mental Health Survey Initiative[J]. World Psychiatry,2007,6(3):168-176.

[169] KESSLER R C,CHIU W T,DEMLER O,et al. Prevalence,severity,and comorbidity of 12-month DSM-IV disorders in the National Comorbidity

Survey Replication[J]. Arch Gen Psychiatry,2005,62(6):617-627.

[170] KLUMPP H, JIMMY J, BURKHOUSE K L, et al. Brain response to emotional faces in anxiety and depression: neural predictors of cognitive behavioral therapy outcome and predictor-based subgroups following therapy[J]. Psychol Med,2022,52(11):2095-2105.

[171] KOCH S, HEMRICK-LUECKE S K, THOMPSON L K, et al. Comparison of effects of dual transporter inhibitors on monoamine transporters and extracellular levels in rats [J]. Neuropharmacology, 2003, 45 (7): 935-944.

[172] KÖHLER-FORSBERG O, PETERSEN L, GASSE C, et al. A nationwide study in denmark of the association between treated infections and the subsequent risk of treated mental disorders in children and adolescents [J]. JAMA Psychiatry,2019,76(3):271-279.

[173] KOLDING L, EHRENSTEIN V, PEDERSEN L, et al. Antidepressant use in pregnancy and severe cardiac malformations: danish register-based study[J]. BJOG,2021,128(12):1949-1957.

[174] KONG W, DENG H, WAN J, et al. Comparative remission rates and tolerability of drugs for generalised anxiety disorder: a systematic review and network meta-analysis of double-blind randomized controlled trials [J]. Front Pharmacol,2020,11:580858.

[175] KOTHGASSNER O D, GOREIS A, BAUDA I, et al. Virtual reality biofeedback interventions for treating anxiety: a systematic review, meta-analysis and future perspective[J]. Wien Klin Wochenschr, 2022, 134 (Suppl 1):49-59.

[176] LAMBIASE M J, KUBZANSKY L D, THURSTON R C. Prospective study of anxiety and incident stroke[J]. Stroke,2014,45(2):438-443.

[177] LASSALE C, BATTY G D, BAGHDADLI A, et al. Healthy dietary indices and risk of depressive outcomes: a systematic review and meta-analysis of observational studies[J]. Mol Psychiatry,2019,24(7):965-986.

[178] LAST C G, PERRIN S, HERSEN M, et al. A prospective study of childhood anxiety disorders[J]. J Am Acad Child Adolesc Psychiatry,1996, 35(11):1502-1510.

[179] LAST C G, STRAUSS C C. School refusal in anxiety-disordered children and adolescents[J]. J Am Acad Child Adolesc Psychiatry, 1990, 29(1): 31-35.

[180] LAU T, LEUNG S, LAU W. Gabapentin for uremic pruritus in hemodialysis patients: a qualitative systematic review[J]. Can J Kidney Health Dis, 2016, 3: 14.

[181] LAVALLEE K, SCHUCK K, BLATTER-MEUNIER J, et al. Transgenerational improvements following child anxiety treatment: an exploratory examination [J]. PLoS One, 2019, 14(2): e0212667.

[182] LEBIN L G, NOVICK A M. Selective Serotonin Reuptake Inhibitors (SSRIs) in pregnancy: an updated review on risks to mother, fetus, and child[J]. Curr Psychiatry Rep, 2022, 24(11): 687-695.

[183] LEI L, HUANG X, ZHANG S, et al. Comparison of prevalence and associated factors of anxiety and depression among people affected by versus people unaffected by quarantine during the COVID-19 epidemic in southwestern China[J]. Med Sci Monit, 2020, 26: e924609.

[184] LEICHSENRING F, LEWEKE F. Social anxiety disorder[J]. N Engl J Med, 2017, 376(23): 2255-2264.

[185] LEMYRE A, GAUTHIER-LÉGARÉ A, BÉLANGER R E. Shyness, social anxiety, social anxiety disorder, and substance use among normative adolescent populations: a systematic review[J]. Am J Drug Alcohol Abuse, 2019, 45(3): 230-247.

[186] LENZE E J, WETHERELL J L. A lifespan view of anxiety disorders[J]. Dialogues Clin Neurosci, 2011, 13(4): 381-399.

[187] LI F, CUI Y, LI Y, et al. Prevalence of mental disorders in school children and adolescents in China: diagnostic data from detailed clinical assessments of 17,524 individuals[J]. J Child Psychol Psychiatry, 2022, 63(1): 34-46.

[188] LI J, CAI Z, LI X, et al. Mindfulness-based therapy versus cognitive behavioral therapy for people with anxiety symptoms: a systematic review and meta-analysis of random controlled trials[J]. Ann Palliat Med, 2021, 10(7): 7596-7612.

[189] LI Q,ZHANG H,LIN G,et al. Relative safety and efficacy of two doses of tandospirone citrate for generalized anxiety disorder: a multicenter randomized controlled trial [J]. Neuropsychiatr Dis Treat, 2022, 18: 1653-1664.

[190] LI Z,GE J,YANG M,et al. Vicarious traumatization in the general public, members,and non-members of medical teams aiding in COVID-19 control [J]. Brain Behav Immun,2020,88:916-919.

[191] LIEBOWITZ M R,CARERI J,BLATT K,et al. Vortioxetine versus placebo in major depressive disorder comorbid with social anxiety disorder [J]. Depress Anxiety,2017,34(12):1164-1172.

[192] LILLIENGREN P,JOHANSSON R,TOWN J M,et al. Intensive Short-Term Dynamic Psychotherapy for generalized anxiety disorder: a pilot effectiveness and process-outcome study [J]. Clin Psychol Psychother, 2017,24(6):1313-1321.

[193] LIM L,CHAN H N,CHEW P H,et al. Ministry of health clinical practice guidelines:anxiety disorders [J]. Singapore Med J,2015,56(6):310-315;quiz 316.

[194] LIPPERT M W,SOMMER K,FLASINSKI T,et al. Personalized assessment of anxiety and avoidance in children and their parents-development and evaluation of the anxiety and avoidance scale for children [J]. Front Psychol,2021,12:703784.

[195] LISK S,KADOSH K C,ZICH C,et al. Training negative connectivity patterns between the dorsolateral prefrontal cortex and amygdala through fMRI-based neurofeedback to target adolescent socially-avoidant behaviour [J]. Behav Res Ther,2020,135:103760.

[196] LIU S,YANG L,ZHANG C,et al. Online mental health services in China during the COVID-19 outbreak [J]. Lancet Psychiatry, 2020, 7(4): e17-e18.

[197] LOCHER C,KOECHLIN H,ZION S R,et al. Efficacy and safety of selective serotonin reuptake inhibitors,serotonin-norepinephrine reuptake inhibitors,and placebo for common psychiatric disorders among children and adolescents: a systematic review and meta-analysis [J]. JAMA

Psychiatry,2017,74(10):1011–1020.

[198] LOCKE A B, KIRST N, SHULTZ C G. Diagnosis and management of generalized anxiety disorder and panic disorder in adults[J]. Am Fam Physician,2015,91(9):617–624.

[199] LU G,JIA R,LIANG D,et al. Effects of music therapy on anxiety:a meta-analysis of randomized controlled trials [J]. Psychiatry Res., 2021, 304:114137.

[200] LÜDDECKE R,FELNHOFER A. Virtual reality biofeedback in health:a scoping review[J]. Appl Psychophysiol Biofeedback,2022,47(1):1–15.

[201] LUPATTELLI A,BARONE-ADESI F,NORDENG H. Association between antidepressant use in pregnancy and gestational diabetes mellitus:results from the norwegian mother, father and child cohort study [J]. Pharmacoepidemiol Drug Saf,2022,31(2):247–256.

[202] MAHABLESHWARKAR A R, JACOBSEN P L, CHEN Y, et al. A randomised, double-blind, placebo-controlled, duloxetine-referenced study of the efficacy and tolerability of vortioxetine in the acute treatment of adults with generalised anxiety disorder[J]. Int J Clin Pract, 2014, 68(1):49–59.

[203] MANASSIS K. Generalized anxiety disorder in the classroom[J]. Child Adolesc Psychiatr Clin N Am,2012,21(1):93–103,ix.

[204] MANDER B A,WINER J R,WALKER M P. Sleep and human aging[J]. Neuron,2017,94(1):19–36.

[205] MANTELLA R C,BUTTERS M A,DEW M A,et al. Cognitive impairment in late-life generalized anxiety disorder[J]. Am J Geriatr Psychiatry, 2007,15(8):673–679.

[206] MARCH J S,ENTUSAH A R,RYNN M,et al. A Randomized controlled trial of venlafaxine ER versus placebo in pediatric social anxiety disorder [J]. Biol Psychiatry,2007,62(10):1149–1154.

[207] MARKER C D, COMER J S, ABRAMOVA V, et al. The reciprocal relationship between alliance and symptom improvement across the treatment of childhood anxiety[J]. J Clin Child Adolesc Psychol,2013,42(1):22–33.

[208] MARON E, NUTT D. Biological markers of generalized anxiety disorder [J]. Dialogues Clin Neurosci, 2017, 19(2): 147-158.

[209] MARQUES L, ROBINAUGH D J, LEBLANC N J, et al. Cross-cultural variations in the prevalence and presentation of anxiety disorders [J]. Expert Rev Neurother, 2011, 11(2): 313-322.

[210] MASARWA R, BAR-OZ B, GORELIK E, et al. Prenatal exposure to selective serotonin reuptake inhibitors and serotonin norepinephrine reuptake inhibitors and risk for persistent pulmonary hypertension of the newborn: a systematic review, meta-analysis, and network meta-analysis [J]. Am J Obstet Gynecol, 2019, 220(1): 57.e1-57.e13.

[211] MASI G, MUCCI M, FAVILLA L, et al. Symptomatology and comorbidity of generalized anxiety disorder in children and adolescents [J]. Compr Psychiatry, 1999, 40(3): 210-215.

[212] MASI G, MUCCI M, MILLEPIEDI S. Separation anxiety disorder in children and adolescents: epidemiology, diagnosis and management [J]. CNS Drugs, 2001, 15(2): 93-104.

[213] MASI G, PARI C, MILLEPIEDI S. Pharmacological treatment options for panic disorder in children and adolescents [J]. Expert Opin Pharmacother, 2006, 7(5): 545-554.

[214] MATHEW S, BICHENAPALLY S, KHACHATRYAN V, et al. Role of serotoninergic antidepressants in the development of autism spectrum disorders: a systematic review [J]. Cureus, 2022, 14(8): e28505.

[215] MAYO-WILSON E, DIAS S, MAVRANEZOULI I, et al. Psychological and pharmacological interventions for social anxiety disorder in adults: a systematic review and network meta-analysis [J]. Lancet Psychiatry, 2014, 1(5): 368-376.

[216] MCALLISTER-WILLIAMS R H, BALDWIN D S, CANTWELL R, et al. British Association for Psychopharmacology consensus guidance on the use of psychotropic medication preconception, in pregnancy and postpartum 2017 [J]. J Psychopharmacol, 2017, 31(5): 519-552.

[217] MCENERY C, LIM M H, TREMAIN H, et al. Prevalence rate of social anxiety disorder in individuals with a psychotic disorder: a systematic

review and meta-analysis[J]. Schizophr Res,2019,208:25-33.
[218] MCGINNIS R S, MCGINNIS E W, PETRILLO C, et al. Validation of smartphone based heart rate tracking for remote treatment of panic attacks [J]. IEEE J Biomed Health Inform.,2021,25(3):656-662.
[219] MCLAUGHLIN K A, BEHAR E, BORKOVEC T D. Family history of psychological problems in generalized anxiety disorder [J]. J Clin Psychol,2008,64(7):905-918.
[220] MEHTA A, NILES A N, VARGAS J H, et al. Acceptability and effectiveness of artificial intelligence therapy for anxiety and depression (youper):longitudinal observational study[J]. J Med Internet Res,2021, 23(6):e26771.
[221] MILOYAN B, VAN DOORN G. Longitudinal association between social anxiety disorder and incident alcohol use disorder: results from two national samples of US adults[J]. Soc Psychiatry Psychiatr Epidemiol, 2019,54(4):469-475.
[222] MILROD B, MARKOWITZ J C, GERBER A J, et al. Childhood separation anxiety and the pathogenesis and treatment of adult anxiety[J]. Am J Psychiatry,2014,171(1):34-43.
[223] MISRI S, ABIZADEH J, SANDERS S, et al. Perinatal generalized anxiety disorder: assessment and treatment[J]. J Womens Health (Larchmt), 2015,24(9):762-770.
[224] MOHAMMADI M R, POURDEHGHAN P, MOSTAFAVI S A, et al. Generalized anxiety disorder: prevalence, predictors, and comorbidity in children and adolescents[J]. J Anxiety Disord,2020,73:102234.
[225] MOHATT J, BENNETT S M, WALKUP J T. Treatment of separation, generalized, and social anxiety disorders in youths[J]. Am J Psychiatry, 2014,171(7):741-748.
[226] MOLENAAR N M, BAIS B, LAMBREGTSE-VAN DEN BERG M P, et al. The international prevalence of antidepressant use before, during, and after pregnancy: a systematic review and meta-analysis of timing, type of prescriptions and geographical variability[J]. J Affect Disord,2020,264: 82-89.

[227] MONTGOMERY S, EMIR B, HASWELL H, et al. Long-term treatment of anxiety disorders with pregabalin: a 1 year open-label study of safety and tolerability[J]. Curr Med Res Opin, 2013, 29(10): 1223–1230.

[228] MÖRTBERG E, CLARK D M, BEJEROT S. Intensive group cognitive therapy and individual cognitive therapy for social phobia: sustained improvement at 5-year follow-up[J]. J Anxiety Disord, 2011, 25(8): 994–1000.

[229] National Collaborating Centre for Mental H. National institute for health and care excellence: guidelines[D]. London: British Psychological Society (UK), 2013.

[230] National Collaborating Centre for Mental H. National institute for health and clinical excellence: guidance [D]. London: British Psychological Society, 2011.

[231] NEUFANG S, GEIGER M J, HOMOLA G A, et al. Cognitive-behavioral therapy effects on alerting network activity and effective connectivity in panic disorder[J]. Eur Arch Psychiatry Clin Neurosci, 2019, 269(5): 587–598.

[232] NG K H, AGIUS M, ZAMAN R. The effects of the economic crisis on mental health[J]. European Psychiatry, 2011, 26(S2): 663.

[233] NICOLA M, ALSAFI Z, SOHRABI C, et al. The socio-economic implications of the coronavirus pandemic (COVID-19): a review[J]. Int J Surg, 2020, 78: 185–193.

[234] NORTON J W. Gabapentin withdrawal syndrome[J]. Clinical Neuropharmacology, 2001, 24(4): 245–246.

[235] OLIVARES-OLIVARES P J, ORTIZ-GONZÁLEZ P F, OLIVARES J. Role of social skills training in adolescents with social anxiety disorder[J]. Int J Clin Health Psychol, 2019, 19(1): 41–48.

[236] O'NEIL K A, PODELL J L, BENJAMIN C L, et al. Comorbid depressive disorders in anxiety-disordered youth: demographic, clinical, and family characteristics[J]. Child Psychiatry Hum Dev, 2010, 41(3): 330–341.

[237] ORMEL J, RAVEN D, VAN OORT F, et al. Mental health in Dutch adolescents: a TRAILS report on prevalence, severity, age of onset,

continuity and co-morbidity of DSM disorders[J]. Psychol Med,2015,45(2):345-360.
[238] PANDE A C,DAVIDSON J R,JEFFERSON J W,et al. Treatment of social phobia with gabapentin: a placebo-controlled study [J]. J Clin Psychopharmacol,1999,19(4):341-348.
[239] PARY R,SARAI S K,MICCHELLI A,et al. Anxiety disorders in older patients[J]. Prim Care Companion CNS Disord,2019,21(1):18nr02335.
[240] PAVLOV M,STEINER N,KESSOUS R,et al. Obstetric and neonatal outcome in patients with anxiety disorders[J]. J Matern Fetal Neonatal Med,2014,27(13):1339-1342.
[241] PELISSOLO A,ABOU KASSM S,DELHAY L. Therapeutic strategies for social anxiety disorder:where are we now? [J]. Expert Rev Neurother,2019,19(12):1179-1189.
[242] PEÑATE W,FUMERO A. A meta-review of Internet computer-based psychological treatments for anxiety disorders[J]. J Telemed Telecare,2016,22(1):3-11.
[243] PENNINX B W,PINE D S,HOLMES E A,et al. Anxiety disorders[J]. Lancet,2021,397(10277):914-927.
[244] PERIS T S,SUGAR C A,ROZENMAN M S,et al. Long-term service use among youths previously treated for anxiety disorder[J]. J Am Acad Child Adolesc Psychiatry,2021,60(4):501-512.
[245] PERIS T S,THAMRIN H,ROZENMAN M S. Family intervention for child and adolescent anxiety: a meta-analytic review of therapy targets,techniques,and outcomes[J]. J Affect Disord,2021,286:282-295.
[246] PICÓ-PÉREZ M,FULLANA M A,ALBAJES-EIZAGIRRE A,et al. Neural predictors of cognitive-behavior therapy outcome in anxiety-related disorders:a meta-analysis of task-based fMRI studies[J]. Psychol Med,2022:1-9.
[247] PITTIG A,TREANOR M,LEBEAU R T,et al. The role of associative fear and avoidance learning in anxiety disorders:gaps and directions for future research[J]. Neurosci Biobehav Rev,2018,88:117-140.
[248] POMPOLI A,FURUKAWA T A,IMAI H,et al. Psychological therapies for

panic disorder with or without agoraphobia in adults: a network meta-analysis[J]. Cochrane Database Syst Rev,2016,4(4):Cd011004.

[249] PORENSKY E K,DEW M A,KARP J F,et al. The burden of late-life generalized anxiety disorder:effects on disability,health-related quality of life,and healthcare utilization[J]. Am J Geriatr Psychiatry,2009,17(6):473-482.

[250] POWERS M B,DE KLEINE R A,SMITS J A J. Core Mechanisms of cognitive behavioral therapy for anxiety and depression: a review[J]. Psychiatr Clin North Am,2017,40(4):611-623.

[251] LI Q W,ZHANG H Y,LIN G Z,et al. Relative safety and efficacy of two doses of tandospirone citrate for generalized anxiety disorder:a multicenter randomized controlled tria [J]. Neuropsychiatr Dis Treat, 2022, 18: 1653-1664.

[252] RAHMAN A,KANE J,MONTASTRUC F,et al. Trends in new prescription of gabapentinoids and of coprescription with opioids in the 4 nations of the UK, 1993—2017 [J]. Br J Clin Pharmacol, 2021, 87 (8): 3349-3353.

[253] RAINA J,EL-MESSIDI A,BADEGHIESH A,et al. Pregnancy hypertension and its association with maternal anxiety and mood disorders:a population-based study of 9 million pregnancies[J]. J Affect Disord, 2021, 281: 533-538.

[254] RANCE M, WALSH C, SUKHODOLSKY D G, et al. Time course of clinical change following neurofeedback [J]. Neuroimage, 2018, 181: 807-813.

[255] RAPEE R M. Family factors in the development and management of anxiety disorders[J]. Clin Child Fam Psychol Rev,2012,15(1):69-80.

[256] REIGADA L C, SATPUTE A, HOOGENDOORN C J, et al. Patient-reported anxiety: a possible predictor of pediatric inflammatory bowel disease health care use [J]. Inflamm Bowel Dis, 2016, 22 (9): 2127-2133.

[257] RICHEY J A,BREWER J A,SULLIVAN-TOOLE H,et al. Sensitivity shift theory:a developmental model of positive affect and motivational deficits

in social anxiety disorder[J]. Clin Psychol Rev,2019,72:101756.

[258] RIFKIN-ZYBUTZ R, MACNEILL S, DAVIES S J, et al. Does anxiety moderate the effectiveness of mirtazapine in patients with treatment-resistant depression? A secondary analysis of the MIR trial [J]. J Psychopharmacol,2020,34(12):1342-1349.

[259] ROBINSON L,WALKER J R,ANDERSON D. Cognitive-behavioural treatment of panic disorder during pregnancy and lactation [J]. Can J Psychiatry,1992,37(9):623-626.

[260] RODEBAUGH T L,LEVINSON C A,LANGER J K,et al. The structure of vulnerabilities for social anxiety disorder[J]. Psychiatry Res,2017,250:297-301.

[261] ROMANO M,MOSCOVITCH D A,MA R,et al. Social problem solving in social anxiety disorder[J].J Anxiety Disord,2019,68:102152.

[262] ROMMEL A S,MOMEN N C,MOLENAAR N M,et al. Antidepressant use during pregnancy and risk of adverse neonatal outcomes:a comprehensive investigation of previously identified associations [J]. Acta Psychiatr Scand,2022,145(6):544-556.

[263] ROSENBAUM J F. Benzodiazepines:a perspective[J]. Am J Psychiatry,2020,177(6):488-490.

[264] ROSENBERG P B,MIELKE M M,APPLEBY B S,et al. The association of neuropsychiatric symptoms in MCI with incident dementia and Alzheimer disease[J]. Am J Geriatr Psychiatry,2013,21(7):685-695.

[265] ROY-BYRNE P P, CRASKE M G, STEIN M B. Panic disorder[J]. Lancet,2006,368(9540):1023-1032.

[266] RUBINCHIK S M, KABLINGER A S, GARDNER J S. Medications for panic disorder and generalized anxiety disorder during pregnancy[J]. Prim Care Companion J Clin Psychiatry,2005,7(3):100-105.

[267] RUBIO G, LÓPEZ-IBOR J J. Generalized anxiety disorder: a 40-year follow-up study[J]. Acta Psychiatr Scand,2007,115(5):372-379.

[268] RUSCIO A M,BROWN T A,CHIU W T,et al. Social fears and social phobia in the USA: results from the National Comorbidity Survey Replication[J]. Psychol Med,2008,38(1):15-28.

[269] SAHA S, LIM C C W, CANNON D L, et al. Co-morbidity between mood and anxiety disorders: a systematic review and meta-analysis[J]. Depress Anxiety, 2021, 38(3): 286-306.

[270] SÁIZ PA, FLÓREZ G, ARROJO M, et al. Clinical practice guideline on pharmacological and psychological management of adult patients with an anxiety disorder and comorbid substance use[J]. Adicciones, 2022, 34(2): 157-167.

[271] SALZER S, WINKELBACH C, LEWEKE F, et al. Long-term effects of short-term psychodynamic psychotherapy and cognitive-behavioural therapy in generalized anxiety disorder: 12-month follow-up[J]. Can J Psychiatry, 2011, 56(8): 503-508.

[272] SANCHEZ C, ASIN K E, ARTIGAS F. Vortioxetine, a novel antidepressant with multimodal activity: review of preclinical and clinical data[J]. Pharmacol Ther, 2015, 145: 43-57.

[273] SANDERS M R. Triple P-Positive Parenting Program: towards an empirically validated multilevel parenting and family support strategy for the prevention of behavior and emotional problems in children[J]. Clin Child Fam Psychol Rev, 1999, 2(2): 71-90.

[274] SANDMAN C F, YOUNG K S, BURKLUND L J, et al. Changes in functional connectivity with cognitive behavioral therapy for social anxiety disorder predict outcomes at follow-up[J]. Behav Res Ther, 2020, 129: 103612.

[275] SANTOMAURO D F, HERRERA A, SHADID J, et al. Global prevalence and burden of depressive and anxiety disorders in 204 countries and territories in 2020 due to the COVID-19 pandemic[J]. Lancet, 2021, 398(10312).

[276] SCAINI S, BELOTTI R, OGLIARI A, et al. A comprehensive meta-analysis of cognitive-behavioral interventions for social anxiety disorder in children and adolescents[J]. J Anxiety Disord, 2016, 42: 105-112.

[277] SCHIELE M A, DOMSCHKE K. [Separation anxiety disorder][J]. Nervenarzt, 2021, 92(5): 426-432.

[278] SCHNEIDER S, BLATTER-MEUNIER J, HERREN C, et al. The efficacy

of a family-based cognitive-behavioral treatment for separation anxiety disorder in children aged 8-13: a randomized comparison with a general anxiety program[J]. J Consult Clin Psychol, 2013, 81(5): 932–940.

[279] SCHORETSANITIS G, SPIGSET O, STINGL J C, et al. The impact of pregnancy on the pharmacokinetics of antidepressants: a systematic critical review and meta-analysis[J]. Expert Opin Drug Metab Toxicol, 2020, 16(5): 431–440.

[280] SCHRAMMEN E, ROESMANN K, ROSENBAUM D, et al. Functional neural changes associated with psychotherapy in anxiety disorders-a meta-analysis of longitudinal fMRI studies[J]. Neurosci Biobehav Rev, 2022, 142: 104895.

[281] SCHUURMANS J, COMIJS H, EMMELKAMP P M, et al. A randomized, controlled trial of the effectiveness of cognitive-behavioral therapy and sertraline versus a waitlist control group for anxiety disorders in older adults[J]. Am J Geriatr Psychiatry, 2006, 14(3): 255–263.

[282] SCOTT K M, LIM C, AL-HAMZAWI A, et al. Association of mental disorders with subsequent chronic physical conditions: world mental health surveys from 17 countries[J]. JAMA Psychiatry, 2016, 73(2): 150–158.

[283] American Psychiatric Association. Diagnostic and statistical manual of mental disorders, fifth edition (DSM-5) [M]. American Psychiatric Pub Lishing, 2013.

[284] SEQUEIRA S L, SILK J S, LADOUCEUR C D, et al. Association of neural reward circuitry function with response to psychotherapy in youths with anxiety disorders[J]. Am J Psychiatry, 2021, 178(4): 343–351.

[285] SEVIL DEGIRMENCI S, KOSGER F, ALTINOZ A E, et al. The relationship between separation anxiety and intolerance of uncertainty in pregnant women[J]. J Matern Fetal Neonatal Med, 2020, 33(17): 2927–2932.

[286] SHAH J, SARMIENTO K, YANG J, et al. Maternal antidepressant use during pregnancy and neonatal hypoglycemia: prospective cohort study[J]. J Perinatol, 2020, 40(7): 1025–1030.

[287] SHAMS M R, BRUCE A C, FITZPATRICK A M. Anxiety contributes to poorer asthma outcomes in inner-city black adolescents[J]. J Allergy Clin

Immunol Pract,2018,6(1):227-235.

[288] SHEAR K, JIN R, RUSCIO A M, et al. Prevalence and correlates of estimated DSM-IV child and adult separation anxiety disorder in the National Comorbidity Survey Replication[J]. Am J Psychiatry,2006,163(6):1074-1083.

[289] SILOVE D, ALONSO J, BROMET E, et al. Pediatric-onset and adult-onset separation anxiety disorder across countries in the world mental health survey[J]. Am J Psychiatry,2015,172(7):647-656.

[290] SILOVE D M, TAY A K, TOL W A, et al. Patterns of separation anxiety symptoms amongst pregnant women in conflict-affected Timor-Leste: associations with traumatic loss, family conflict, and intimate partner violence[J]. J Affect Disord,2016,205:292-300.

[291] SLEE A, NAZARETH I, BONDARONEK P, et al. Pharmacological treatments for generalised anxiety disorder: a systematic review and network meta-analysis[J]. Lancet,2019,393(10173):768-777.

[292] SMITH M, SOUTH S. Romantic attachment style and borderline personality pathology: A meta-analysis[J]. Clin Psychol Rev,2020,75:101781.

[293] SONG P, TONG H, ZHANG L, et al. Repetitive transcranial magnetic stimulation modulates frontal and temporal time-varying EEG network in generalized anxiety disorder: a pilot study[J]. Front Psychiatry, 2021, 12:779201.

[294] SPENCE S H, RAPEE R M. The etiology of social anxiety disorder: an evidence-based model[J]. Behav Res Ther,2016,86:50-67.

[295] SPITZER R L, KROENKE K, WILLIAMS J B, et al. A brief measure for assessing generalized anxiety disorder: the GAD-7[J]. Arch Intern Med, 2006,166(10):1092-1097.

[296] STEIN D J, AHOKAS A, ALBARRAN C, et al. Agomelatine prevents relapse in generalized anxiety disorder: a 6-month randomized, double-blind, placebo-controlled discontinuation study[J]. J Clin Psychiatry, 2012,73(7):1002-1008.

[297] STEIN D J, AHOKAS A, JAREMA M, et al. Efficacy and safety of agomelatine (10 or 25 mg/day) in non-depressed out-patients with

generalized anxiety disorder: a 12-week, double-blind, placebo-controlled study[J]. Eur Neuropsychopharmacol, 2017, 27(5): 526-537.

[298] STEIN D J, AHOKAS A, MÁRQUEZ M S, et al. Agomelatine in generalized anxiety disorder: an active comparator and placebo-controlled study [J]. J Clin Psychiatry, 2014, 75(4): 362-368.

[299] STEIN D J, AHOKAS A A, DE BODINAT C. Efficacy of agomelatine in generalized anxiety disorder: a randomized, double-blind, placebo-controlled study[J]. J Clin Psychopharmacol, 2008, 28(5): 561-566.

[300] STEIN D J, FERNANDES MEDEIROS L, CAUMO W, et al. Transcranial direct current stimulation in patients with anxiety: current perspectives [J]. Neuropsychiatr Dis Treat, 2020, 16: 161-169.

[301] STEIN D J, KHOO J P, PICAREL-BLANCHOT F, et al. Efficacy of agomelatine 25-50 mg for the treatment of anxious symptoms and functional impairment in generalized anxiety disorder: a meta-analysis of three placebo-controlled studies[J]. Adv Ther, 2021, 38(3): 1567-1583.

[302] STEIN D J, SCOTT K M, DE JONGE P, et al. Epidemiology of anxiety disorders: from surveys to nosology and back [J]. Dialogues Clin Neurosci, 2017, 19(2): 127-136.

[303] STEIN M B, STEIN D J. Social anxiety disorder[J]. Lancet, 2008, 371 (9618): 1115-1125.

[304] STRAWN J R, GERACIOTI L, RAJDEV N, et al. Pharmacotherapy for generalized anxiety disorder in adult and pediatric patients: an evidence-based treatment review[J]. Expert Opin Pharmacother, 2018, 19(10): 1057-1070.

[305] SUBRAMANYAM A A, KEDARE J, SINGH O P, et al. Clinical practice guidelines for geriatric anxiety disorders[J]. Indian J Psychiatry, 2018, 60 (Suppl 3): S371-S382.

[306] SUN Y L, DREIER J W, LIU X Q, et al. Trend of antidepressants before, during, and after pregnancy across two decades-A population-based study [J]. Brain Behav, 2019, 9(11): e01441.

[307] TAYLOR D, PATON C, KAPUR S. 精神科处方指南[M]. 司天梅, 译. 北京: 人民卫生出版社, 2017.

[308] TAYLOR J H, LANDEROS-WEISENBERGER A, COUGHLIN C, et al. Ketamine for social anxiety disorder: a randomized, placebo-controlled crossover trial[J]. Neuropsychopharmacology, 2018, 43(2): 325–333.

[309] TEESSON M, MITCHELL P B, DEADY M, et al. Affective and anxiety disorders and their relationship with chronic physical conditions in Australia: findings of the 2007 National Survey of Mental Health and Wellbeing[J]. Aust N Z J Psychiatry, 2011, 45(11): 939–946.

[310] TEGETHOFF M, BELARDI A, STALUJANIS E, et al. Association between mental disorders and physical diseases in adolescents from a nationally representative cohort[J]. Psychosom Med, 2015, 77(3): 319–332.

[311] TOLIN D F, DAVIES C D, MOSKOW D M, et al. Biofeedback and neurofeedback for anxiety disorders: a quantitative and qualitative systematic review[J]. Adv Exp Med Biol, 2020, 1191: 265–289.

[312] TRAN B X, DANG A K, THAI P K, et al. Coverage of health information by different sources in communities: implication for COVID-19 epidemic response[J]. Int J Environ Res Public Health, 2020, 17(10): 3577.

[313] TRAN J, NORTON R, CONRAD N, et al. Patterns and temporal trends of comorbidity among adult patients with incident cardiovascular disease in the UK between 2000 and 2014: a population-based cohort study[J]. PLoS Med, 2018, 15(3): e1002513.

[314] TRAN Y H, HUYNH H K, FAAS M M, et al. Antidepressant use during pregnancy and development of preeclampsia: a focus on classes of action and specific transporters/receptors targeted by antidepressants[J]. J Psychiatr Res, 2022, 146: 92–101.

[315] TULLY P J, COSH S M, BAUNE B T. A review of the affects of worry and generalized anxiety disorder upon cardiovascular health and coronary heart disease[J]. Psychol Health Med, 2013, 18(6): 627–644.

[316] UGUZ F, GEZGINC K, KAYHAN F, et al. Is pregnancy associated with mood and anxiety disorders? A cross-sectional study[J]. Gen Hosp Psychiatry, 2010, 32(2): 213–215.

[317] UGUZ F. A New safety scoring system for the use of psychotropic drugs during lactation[J]. Am J Ther, 2021, 28(1): e118–e126.

[318] UGUZ F. Maternal antidepressant use during pregnancy and the risk of attention-deficit/hyperactivity disorder in children: a systematic review of the current literature [J]. J Clin Psychopharmacol, 2018, 38 (3): 254-259.

[319] UGUZ F. Selective serotonin reuptake inhibitors and the risk of congenital anomalies: a systematic review of current meta-analyses [J]. Expert Opin Drug Saf, 2020, 19(12): 1595-1604.

[320] UGUZ F. The Relationship Between maternal antidepressants and neonatal hypoglycemia: a systematic review [J]. Alpha Psychiatry, 2021, 22(5): 224-229.

[321] VAN DEN BERGH B R, MARCOEN A. High antenatal maternal anxiety is related to ADHD symptoms, externalizing problems, and anxiety in 8-and 9-year-olds [J]. Child Dev, 2004, 75(4): 1085-1097.

[322] VAN DIS E A M, VAN VEEN S C, HAGENAARS M A, et al. Long-term outcomes of cognitive behavioral therapy for anxiety-related disorders: a systematic review and meta-analysis [J]. JAMA Psychiatry, 2020, 77(3): 265-273.

[323] VLENTERIE R, VAN GELDER M, ANDERSON H R, et al. Associations between maternal depression, antidepressant use during pregnancy, and adverse pregnancy outcomes: an individual participant data meta-analysis [J]. Obstet Gynecol, 2021, 138(4): 633-646.

[324] WAGNER K D, BERARD R, STEIN M B, et al. A multicenter, randomized, double-blind, placebo-controlled trial of paroxetine in children and adolescents with social anxiety disorder [J]. Arch Gen Psychiatry, 2004, 61(11): 1153-1162.

[325] WALTER H J, BUKSTEIN O G, ABRIGHT A R, et al. Clinical practice guideline for the assessment and treatment of children and adolescents with anxiety disorders [J]. J Am Acad Child Adolesc Psychiatry, 2020, 59(10): 1107-1124.

[326] WANG X, CHEN P, SHI S, et al. Effectiveness and safety of Jiuwei Zhenxin granules for treating generalized anxiety disorder: a randomized controlled trial [J]. Front Psychiatry, 2022, 13: 898683.

[327] WARTKO P D, WEISS N S, ENQUOBAHRIE D A, et al. Association of antidepressant continuation in pregnancy and infant birth weight[J]. J Clin Psychopharmacol, 2021, 41(4): 403-413.

[328] WATANABE N, FURUKAWA T A, CHEN J, et al. Change in quality of life and their predictors in the long-term follow-up after group cognitive behavioral therapy for social anxiety disorder: a prospective cohort study [J]. BMC Psychiatry, 2010, 10: 81.

[329] WEERSING V R, BRENT D A, ROZENMAN M S, et al. Brief behavioral therapy for pediatric anxiety and depression in primary care: a randomized clinical trial[J]. JAMA Psychiatry, 2017, 74(6): 571-578.

[330] WEHRY A M, BEESDO-BAUM K, HENNELLY M M, et al. Assessment and treatment of anxiety disorders in children and adolescents[J]. Curr Psychiatry Rep, 2015, 17(7): 52.

[331] WIGGS K K, SUJAN A C, RICKERT M E, et al. Maternal serotonergic antidepressant use in pregnancy and risk of seizures in children[J]. Neurology, 2022, 98(23): e2329-e2336.

[332] WIJERATNE C, MANICAVASAGAR V. Separation anxiety in the elderly [J]. J Anxiety Disord, 2003, 17(6): 695-702.

[333] WILLIAMS T, MCCAUL M, SCHWARZER G, et al. Pharmacological treatments for social anxiety disorder in adults: a systematic review and network meta-analysis[J]. Acta Neuropsychiatr, 2020, 32(4): 169-176.

[334] WILSON C A, SANTORELLI G, DICKERSON J, et al. Is there an association between anxiety and depression prior to and during pregnancy and gestational diabetes? An analysis of the Born in Bradford cohort[J]. J Affect Disord, 2020, 276: 345-350.

[335] WIT D, KARIOJA K, RYE B, et al. Perceptions of declining classmate and teacher support following the transition to high school: Potential correlates of increasing student mental health difficulties[J]. Psychology in the Schools, 2011, 48: 556-572.

[336] WITTCHEN H U. Generalized anxiety disorder: prevalence, burden, and cost to society[J]. Depress Anxiety, 2002, 16(4): 162-171.

[337] WUTHRICH V M, MEULDIJK D, JAGIELLO T, et al. Efficacy and

effectiveness of psychological interventions on co-occurring mood and anxiety disorders in older adults: a systematic review and meta-analysis [J].Int J Geriatr Psychiatry,2021,36(6):858-872.

[338] XIAOLI Y,CHAO J,WEN P,et al. Prevalence of psychiatric disorders among children and adolescents in northeast China[J]. PLoS One,2014,9(10):e111223.

[339] XIE Y,XU E,AL-ALY Z. Risks of mental health outcomes in people with covid-19: cohort study[J]. BMJ,2022,376:e068993.

[340] YANG L,ZHOU X,PU J,et al. Efficacy and acceptability of psychological interventions for social anxiety disorder in children and adolescents: a meta-analysis of randomized controlled trials [J]. Eur Child Adolesc Psychiatry,2019,28(1):79-89.

[341] YANG L Y,LIN F J,KATZ A J,et al. Prenatal antidepressant use and the implication of hypertensive disorders during pregnancy[J]. Am J Obstet Gynecol,2021,225(6):672.e1-e672.e11.

[342] YANG X,FANG Y,CHEN H,et al. Global,regional and national burden of anxiety disorders from 1990 to 2019: results from the Global Burden of Disease Study 2019[J]. Epidemiol Psychiatr Sci,2021,30:e36.

[343] YU X D,ZHU Y,SUN Q X,et al. Distinct serotonergic pathways to the amygdala underlie separate behavioral features of anxiety [J]. Nat Neurosci,2022,25(12):1651-1663.

[344] ZHANG Q Q,YI P C,SONG G,et al. The efficacy of psychodynamic therapy for social anxiety disorder-A comprehensive meta-analysis [J]. Psychiatry Res,2022,309:114403.

[345] ZHANG X, NORTON J, CARRIÈRE I, et al. Generalized anxiety in community-dwelling elderly: Prevalence and clinical characteristics[J]. J Affect Disord,2015,172:24-29.

[346] ZHAO X R,CHEN Z F,KANG C Y,et al. Mindfulness-based cognitive therapy is associated with distinct resting-state neural patterns in patients with generalized anxiety disorder [J]. Asia Pac Psychiatry, 2019, 11 (4):e12368.

[347] HER RMAN H,PATEL V,KIELING C,et al.Time for united action on

depression: a Lancet-World Psychiatric Association Commission [J]. Lancet, 2002, 399(10328): 957-1022.

[348] 曾庆枝，何燕玲，刘哲宁，等. 综合医院抑郁焦虑障碍患者躯体症状与躯体疾病诊断分布研究 [J]. 中国全科医学，2012，15（23）：2656-2661.

[349] 陈宝泉，李彩文，史艳萍，等. 普瑞巴林的药理作用及临床评价 [J]. 中国新药与临床杂志，2010，29（1）：11-14.

[350] 陈发展，赵旭东. 心理治疗的不良反应 [J]. 中国心理卫生杂志，2017，31（1）：72-76.

[351] 陈瑞婕，上官芳芳，闫欣欣，等. 儿童分离焦虑障碍的认知行为治疗效果及影响因素 [J]. 中国神经精神疾病杂志，2018，44（7）：436-440.

[352] 陈志青，徐俊冕. 抗癫痫药物用于焦虑障碍治疗的评价 [J]. 世界临床药物，2005，26（12）：747-753.

[353] 中国法治出版社. 中华人民共和国精神卫生法 [M]. 北京：中国法治出版社，2012.

[354] 范小冬，谢星星，张春燕，等. 九味镇心颗粒治疗广泛性焦虑症疗效与安全性的系统评价 [J]. 成都中医药大学学报，2017，40（2）：123-127.

[355] 范肖冬，王向东，于欣，等. ICD-10 精神与行为障碍分类 [M]. 北京：人民卫生出版社，1993.

[356] 郝世胜，肖玲，王慧玲，等. 综合医院非精神科临床医师对抑郁焦虑障碍诊疗服务能力现状调查 [J]. 中华行为医学与脑科学杂志，2015，24（11）：1037-1040.

[357] 何燕玲，马弘，张岚，等. 综合医院就诊者中抑郁焦虑障碍的患病率调查 [J]. 中华内科杂志，2009，48（9）：748-751.

[358] 何燕玲，张岚，刘哲宁，等. 综合医院就诊者中焦虑障碍的检出率 [J]. 中国心理卫生杂志，2012，26（3）：165-170.

[359] 和申，杨晓敏，李华芳. 新型抗抑郁药：左米那普仑 [J]. 中国新药与临床杂志，2015，34（6）：418-422.

[360] 呼亚玲. 巴戟天寡糖胶囊治疗抑郁症伴焦虑症状的前瞻性临床研究 [J]. 中国药物与临床，2018，18（3）：329-330.

[361] 胡强，万玉美，苏亮，等. 中国普通人群焦虑障碍患病率的荟萃分析 [J]. 中华精神科杂志，2013，46（4）：204-211.
[362] 况伟宏，李进，李静，等. 九味虑平颗粒治疗广泛性焦虑障碍的随机双盲双模拟临床对照研究 [J]. 中国循证医学杂志，2004，4（8）：523-527.
[363] 蓝景曦，房茂胜，李毅，等. 湖北综合医院精神卫生服务现状及焦虑抑郁障碍诊治情况调查 [J]. 中国临床保健杂志，2013，16（4）：339-342.
[364] 李飞，苏林雁，金宇. 儿童社交焦虑量表的中国城市常模 [J]. 中国儿童保健杂志，2006，14（4）：335-337.
[365] 李美艺，谢娜，牛敬忠，等. 加巴喷丁药理作用及临床应用研究进展 [J]. 中风与神经疾病杂志，2011，28（9）：862-864.
[366] 李强，王崴，陈策，等. 乌灵胶囊和西酞普兰并用治疗广泛性焦虑症的特点 [J]. 中国临床康复，2006，10（39）：4-6.
[367] 李清伟，姚军，吴文源，等. 舒肝解郁胶囊剂量加倍治疗中度抑郁症的随机、双盲、平行对照、多中心临床研究 [J]. 中国神经精神疾病杂志，2016，42（10）：580-585.
[368] 李占江. 临床心理学 [M]. 北京：人民卫生出版社，2012.
[369] 梁军利，陆炯敏，陆梦如，等. 加巴喷丁或托吡酯联合文拉法辛治疗慢性偏头痛伴广泛性焦虑障碍分析 [J]. 中国疼痛医学杂志，2021，27（9）：656-661.
[370] 刘铁桥，司天梅，张朝辉，等. 苯二氮䓬类药物临床使用专家共识 [J]. 中国药物滥用防治杂志，2017，23（1）：4-6.
[371] 陆林. 精神病学 [M]. 6 版. 北京：人民卫生出版社，2018.
[372] 陆林. 沈渔邨精神病学 [M]. 6 版. 北京：人民卫生出版社，2018.
[373] 马晓璐. 健康中国行动（2019—2030 年）[J]. 标准生活，2019（8）：34-41.
[374] 美国精神医学学会. 精神障碍诊断与统计手册 [M]. 5 版. 北京：北京大学出版社，2015.
[375] 倪波，肖绪武，孙瑾，等. 家庭沙盘游戏治疗儿童分离焦虑障碍的效果分析 [J]. 中国儿童保健杂志，2022，30（8）：924-928.
[376] 施慎逊，汤月芬，程利南，等. 上海市孕产妇焦虑、抑郁症状发生

率及相关危险因素［J］. 中国心理卫生杂志，2007，21（4）：254-258.
［377］施慎逊. 应客观评估及合理使用苯二氮䓬类药物［J］. 中华医学杂志，2021，101（35）：2745-2747.
［378］司天梅，刘铁桥，张朝辉，等. 苯二氮䓬类药物的药理学［J］. 中国药物滥用防治杂志，2017，23（2）：70-74.
［379］苏林雁，殷青云，王凯，等. 长沙市小学生焦虑障碍现状调查［J］. 中国神经精神疾病杂志，2003，29（5）：330-333.
［380］唐睿，宋洪文，孔卓，等. 经颅直流电刺激治疗常见神经精神疾病的临床应用专家共识［J］. 中华精神科杂志，2022，55（5）：327-381.
［381］田姗姗，郭海飞. 抑郁症治疗新药伏硫西汀的药理作用与临床评价［J］. 临床药物治疗杂志，2018，16（5）：14-18.
［382］王高华，魏艳艳，王惠玲，等. 认知行为疗法联合药物治疗惊恐障碍疗效 Meta 分析［J］. 中国健康心理学杂志，2015（2）：161-163，164.
［383］王华阳，李华芳. 新型抗抑郁药：米那普仑［J］. 中国新药与临床杂志，2006，25（5）：384-388.
［384］王永军，陈大方，王传跃. 九味镇心颗粒治疗广泛性焦虑障碍多中心随机双盲对照试验［J］. 中国心理卫生杂志，2013，27（2）：126-131.
［385］文世全，胥云霞，尹小华. 舒肝解郁胶囊与氟哌噻吨美利曲辛治疗青少年焦虑障碍的研究［J］. 世界临床药物，2016，37（7）：470-473.
［386］吴薇莉，张伟. 社交焦虑障碍患者的成人依恋类型与其认知、行为关系的研究［J］. 四川大学学报（医学版），2005，36（2）：271-273.
［387］吴文源，魏镜，陶明. 综合医院焦虑抑郁诊断和治疗的专家共识［J］. 中华医学杂志，2012，92（31）：2174-2181.
［388］吴文源. 焦虑障碍防治指南［M］. 北京：人民卫生出版社，2010.
［389］向小军，刘铁榜，王传跃，等. 苯二氮䓬类药物的不良反应及处理［J］. 中国药物滥用防治杂志，2017，23（5）：256-260.
［390］肖茜，张道龙. ICD-11 与 DSM-5 关于焦虑障碍诊断标准的异同［J］. 四川精神卫生，2020，33（1）：79-83.
［391］杨胜良，朱毅平. 舒肝解郁胶囊治疗广泛性焦虑的随机对照研究

[J]. 中国新药与临床杂志，2011，30（12）：916-919.
[392] 杨勇超，李爱玲，魏宏强. 舒肝解郁胶囊治疗社交焦虑症疗效观察 [J]. 世界临床药物，2016，37（9）：625-627.
[393] 姚军，李清伟，季建林，等. 不同剂量舒肝解郁胶囊治疗轻中度抑郁症的多中心、随机、开放、对照研究 [J]. 中国新药与临床杂志，2014，33（8）：568-572.
[394] 袁付丽，刘传鑫，王强，等. UPLC-Q-TOF/MSE 结合 UNIFI 信息学平台快速检测与鉴别九味镇心颗粒中的化学成分 [J]. 中文科技资料目录-中草药，2020，43（10）：1997-2008.
[395] 张明园. 精神科评定量表手册 [M]. 长沙：湖南科学技术出版社，1998.
[396] 赵敏，刘铁桥，郝伟，等. 苯二氮䓬类药物的合理应用及成瘾预防 [J]. 中国药物滥用防治杂志，2017，23（6）：324-328.
[397] 赵茜，黄娟，吕楠，等. 九味镇心颗粒治疗广泛性焦虑障碍的效果和安全性 [J]. 中国医药，2022，17（7）：1070-1073.
[398] 赵振环，黄悦勤，李洁，等. 广州地区常住人口精神障碍的患病率调查 [J]. 中国神经精神疾病杂志，2009，35（9）：530-534.
[399] 中华人民共和国国务院办公厅. 国务院办公厅关于印发“十四五”国民健康规划的通知（国办发〔2022〕11 号）[J]. 中华人民共和国国务院公报，2022（16）：15.
[400] 中华人民共和国国家卫生和计划生育委员会. 全国精神卫生工作规划（2015—2020 年）[J]. 中国实用乡村医生杂志，2015（14）：1-5.
[401] 中华医学会精神科分会. CCMD-3 中国精神障碍分类与诊断标准 [M]. 3 版. 山东：山东科学技术出版社，2001.
[402] 宗小芬，胡茂林，王高华. 新型多模式作用抗抑郁药伏硫西汀的研究进展 [J]. 中华精神科杂志，2021，54（6）：480-484.

附　　录

附录 1：DSM-5 和 ICD-11 焦虑障碍相关诊断标准

附录 1-1：DSM-5 焦虑障碍相关诊断标准

一、分离焦虑障碍

编码：309.21（F93.0）

A. 个体与其依恋对象离别时，会产生与其发育阶段不相称的、过度的害怕或焦虑，至少符合以下表现中的 3 种。

1. 当预期或经历与家庭或与主要依恋对象离别时，产生反复的、过度的痛苦。

2. 持续性和过度地担心会失去主要依恋对象，或担心他们可能受到诸如疾病、受伤、灾难或死亡的伤害。

3. 持续地、过度地担心会经历导致与主要依恋对象离别的不幸事件（如走失、被绑架、发生事故、生病）。

4. 因害怕离别，持续表现不愿或拒绝出门、离开家、去上学、去工作或去其他地方。

5. 持续和过度地害怕或不愿独处或不愿在家或其他场所与主要依恋对象不在一起。

6. 持续性地不愿或拒绝在家以外的地方睡觉或不愿在家或其主要依恋对象不在身边时睡觉。

7. 反复做内容与离别有关的噩梦。

8. 当与主要依恋对象离别或预期离别时，反复地抱怨躯体性症状（如头痛、胃痛、恶心、呕吐）。

B. 这种害怕、焦虑或回避是持续性的，儿童和青少年至少持续 4 周，成人则至少持续 6 个月。

C. 这种障碍引起有临床意义的痛苦，或导致社交、学习、职业或其他重要功能方面的损害。

D. 这种障碍不能用其他精神障碍来更好地解释，例如，像孤独症谱系障碍中的因不愿过度改变而导致拒绝离家，像精神病性障碍中的因妄想或幻觉而忧虑分别，像广场恐怖症中的因没有一个信任的同伴陪伴而拒绝出门，像广泛性焦虑障碍中的担心疾病或伤害会降临到其他重要的人身上，或像疾病焦虑障碍中的担心会患病。

二、社交焦虑障碍（社交恐怖症）

编码：300.23（F40.10）

A. 个体由于面对可能被他人审视的一种或多种社交情况时而产生显著的害怕或焦虑。例如，社交互动（对话、会见陌生人），被观看（吃、喝的时候），以及在他人面前表演（演讲时）。

注：儿童的这种焦虑必须出现在与同伴交往时，而不仅仅是与成人互动时。

B. 个体害怕自己的言行或呈现的焦虑症状会导致负性的评价（即被羞辱或尴尬，导致被拒绝或冒犯他人）。

C. 社交情况几乎总是能够促发害怕或焦虑。

注：儿童的害怕或焦虑也可能表现为哭闹、发脾气、惊呆、依恋他人、畏缩或不敢在社交情况中讲话。

D. 主动回避社交情况，或是带着强烈的害怕或焦虑去忍受。

E. 这种害怕或焦虑与社交情况和社会文化环境所造成的实际威胁不相称。

F. 这种害怕、焦虑或回避通常持续至少 6 个月。

G. 这种害怕、焦虑或回避引起有临床意义的痛苦，或导致社交、职业或其他重要功能方面的损害。

H. 这种害怕、焦虑或回避不能归因于某种物质滥用（如滥用的毒品、药物）的生理效应，或其他躯体疾病。

I. 这种害怕、焦虑或回避不能用其他精神障碍的症状来更好地解释，如惊恐障碍、躯体变形障碍或孤独症谱系障碍。

J. 如果存在其他躯体疾病（如帕金森病、肥胖症、烧伤或外伤造成的畸形），则这种害怕、焦虑或回避则是明确与其不相关或是过度的。

标注如果是：

仅仅限于表演状态：如果这种害怕仅出现在公共场所的演讲或表演。

三、惊恐障碍

编码：300. 01 （F41. 0）

A. 反复出现不可预期的惊恐发作。一次惊恐发作是突然发生的强烈的害怕或强烈的不适感，并在几分钟内达到高峰，发作期间出现下列 4 项及以上症状。

注：这种突然发生的惊恐可以出现在平静状态或焦虑状态。

1. 心悸或心率加速。

2. 出汗。

3. 震颤或发抖。

4. 气短或窒息感。

5. 哽噎感。

6. 胸痛或胸部不适。

7. 恶心或腹部不适。

8. 感到头昏、脚步不稳、头重脚轻或晕厥。

9. 发冷或发热感。

10. 感觉异常（麻木或针刺感）。

11. 现实解体（感觉不真实）或人格解体（感觉脱离了自己）。

12. 害怕失去控制或“发疯”。

13. 濒死感。

注：可能观察到与特定文化有关的症状（如耳鸣、颈部酸痛、头痛、无法控制的尖叫或哭喊），此类症状不可作为诊断所需的4个症状之一。

B. 至少在1次发作之后，出现下列症状中的1~2种，且持续1个月（或更长）时间。

1. 持续地担忧或担心再次惊恐发作或其结果（如失去控制、心肌梗死、“发疯”）。

2. 在与惊恐发作相关的行为方面出现显著的不良变化（如设计某些行为以回避惊恐发作，如回避锻炼或回避不熟悉的情况）。

C. 这种障碍不能归因于某种物质（如滥用毒品、药物）的生理效应，或其他躯体疾病（如甲状腺功能亢进症、心肺疾病）。

D. 这种障碍不能用其他精神障碍来更好地解释（例如，像未特定的焦虑障碍中，惊恐发作不仅仅出现于对害怕的社交情况的反应；像特定恐怖症中，惊恐发作不仅仅出现于对有限的恐惧对象或情况的反应；像强迫症中，惊恐发作不仅仅出现于对强迫思维的反应；像创伤后应激障碍中，惊恐发作不仅仅出现于对创伤事件的提示物的反应；或像分离焦虑障碍中，惊恐发作不仅仅出现于对与依恋对象分离的反应）。

四、惊恐发作的标注

症状的呈现是为了确认一次惊恐发作，然而，惊恐发作不是精神障碍，也不能被编码。惊恐发作可出现于任一种焦虑障碍的背景下，也可出现于其他精神障碍（如抑郁障碍、创伤后应激障碍、物质使用障碍）中及某些躯体疾病（如心脏、呼吸系统、前庭、胃肠）之中。当惊恐发作被确认后，应该被记录为“标注”（例如，“创伤后应激障碍伴惊恐发作”）。但对于惊恐障碍而言，惊恐发作已包含在该疾病的诊断标准中，故惊恐发作不能被用作标注。

这种突然发生的强烈的害怕或强烈的不适感，在几分钟内达到高峰，在此期间至少出现下列4项及以上症状。

注：这种突然发生的惊恐可以出现在平静状态或焦虑状态。

1. 心悸或心率加速。
2. 出汗。
3. 震颤或发抖。
4. 气短或窒息。
5. 哽噎感。
6. 胸痛或胸部不适。
7. 恶心或腹部不适。
8. 感到头晕、脚步不稳、头重脚轻或晕厥。
9. 发冷或发热感。
10. 皮肤感觉异常（麻木或针刺感）。
11. 现实解体（感觉不真实）或人格解体感（感觉脱离了自己）。
12. 害怕失去控制或“发疯”。
13. 濒死感。

注：可能观察到与特定文化有关的症状（如耳鸣、颈部酸

痛、头痛、无法控制的尖叫或哭喊），此类症状不可作为诊断所需的 4 个症状之一。

五、广泛性焦虑障碍

编码：300.02（F41.1）

A. 在至少 6 个月的多数日子里，对于诸多事件或活动（如工作或学校表现），表现出过分的焦虑和担心（焦虑性期待）。

B. 个体难以控制这种担心。

C. 这种焦虑和担心与下列 6 种症状中至少 3 种有关（在过去 6 个月中，至少一些症状在多数日子里存在）。

注：儿童只需 1 项。

1. 坐立不安或感到激动或紧张。
2. 容易疲倦。
3. 注意力难以集中或头脑一片空白。
4. 易怒。
5. 肌肉紧张。
6. 睡眠障碍（难以入睡或保持睡眠状态，或休息不充分、质量不满意的睡眠）。

D. 这种焦虑、担心或躯体症状引起有临床意义的痛苦，或导致社交、职业或其他重要功能方面的损害。

E. 这种障碍不能归因于某种物质（如滥用的毒品、药物）的生理效应，或其他躯体疾病（如甲状腺功能亢进症）。

F. 这种障碍不能用其他精神障碍来更好地解释（例如，像惊恐障碍中的焦虑或担心发生惊恐发作，像社交焦虑障碍中的负性评价，像强迫症中的被污染或其他强迫思维，像分离焦虑障碍中的与依恋对象的离别，像创伤后应激障碍中的创伤性事件的提示物，像神经性厌食症中的体重增加，像躯体症状障碍中的躯体不适，像躯体变形障碍中的感到外貌存在瑕疵，像疾病焦虑障碍中的感到有严重的疾病，或像精神分裂症或妄想障碍中的妄想信念的内容）。

六、由于其他躯体疾病所致的焦虑障碍

编码：293.84（F06.4）

A. 惊恐发作或焦虑为主要的临床表现。

B. 来自病史、体格检查或实验室检查的证据显示，该障碍是其他躯体疾病的直接的病理生理性结果。

C. 这种障碍不能用其他精神障碍来更好地解释。

D. 这种障碍并非仅仅出现于谵妄时。

E. 这种障碍引起有临床意义的痛苦，或导致社交、职业或其他重要功能方面的损害。

编码备注：将其他躯体疾病的名称包含在此精神障碍的名称之内［例如，293.84（F06.4）为由于嗜铬细胞瘤所致的焦虑障碍］。在此称其他躯体疾病所致的焦虑障碍之前，其他躯体疾病应该被编码和单独列出［例如，227.0（D35.00）为嗜铬细胞瘤；293.84（F06.4）为由于嗜铬细胞瘤所致的焦虑障碍］。

七、其他特定的焦虑障碍

编码：300.09（F41.8）

此类型适用于具备焦虑障碍的典型症状，且引起有临床意义的痛苦，或导致社交、职业或其他重要功能方面的损害，但未能符合焦虑障碍类别中任何一种疾病的诊断标准。可在下列情况下使用“其他特定的焦虑障碍”这一诊断：临床工作者选择它来交流未能符合任何一种特定的焦虑障碍的诊断标准的特定原因。通过记录“其他特定的焦虑障碍”，接着记录特定原因（例如，“广泛性焦虑障碍，不符合足够天数”）来表示。

八、未特定焦虑障碍

编码：300.00（F41.9）

此类型适用于具备焦虑障碍的典型症状，且引起有临床意义的痛苦，或导致社会、职业或其他重要方面的功能损害，但未能完全符合焦虑障碍类别中任何特定的疾病的诊断标准。此种“未特定焦虑障碍”可在这种情况下使用：临床工作者对未能符合任何一种特定的焦虑障碍的诊断标准的个体选择不给出特定的原因，包括因信息不足而无法做出更特定诊断的情况（如在急诊室的环境下）。

参　考　文　献

美国精神医学学会. 精神障碍诊断与统计手册（DSM-5）［M］. 张道龙等，译. 北京：北京大学出版社，2014.

附录 1-2：ICD-11 焦虑障碍相关诊断标准

2022 年 2 月世界卫生组织网站公布的 ICD-11 焦虑障碍最新相关诊断标准的英文原文如下。

INTERNATIONAL CLASSIFICATION OF DISEASES-ICD-11 for Mortality and Morbidity Statistics

CHAPTER 06

Mental, behavioural or neurodevelopmental disordres

Anxiety or fear-related disorders（BlockL1 6B0）

Anxiety and fear-related disorders are characterised by excessive fear and anxiety and related behavioural disturbances, with symptoms that are severe enough to result in significant distress or significant impairment in personal, family, social, educational, occupational, or other important areas of functioning. Fear and anxiety are closely related phenomena; fear represents a reaction to perceived imminent threat in the present, whereas anxiety is more future-oriented, referring to perceived anticipated threat. A key differentiating feature among the Anxiety and fear-related disorders are disorder-specific foci of apprehension, that is, the stimulus or situation that triggers the fear or anxiety. The clinical presentation of Anxiety and fear-related disorders typically includes specific associated cognitions that can assist in differentiating among the disorders by clarifying the focus of apprehension.

Coded Elsewhere: Substance-induced anxiety disorders

Hypochondriasis（6B23）

Secondary anxiety syndrome（6E63）

6B00 Generalised anxiety disorder

Generalised anxiety disorder is characterised by marked symptoms of anxiety that persist for at least several months, for more days than not, manifested by either general apprehension（i. e. ‘free-floating anxiety') or excessive worry focused on multiple everyday events, most often concerning family, health, finances, and school or work, together with additional symptoms such as muscular tension or motor restlessness, sympathetic autonomic over-activity, subjective experience of nervousness, difficulty maintaining concentration, irritability, or sleep disturbance. The symptoms result in significant distress or significant impairment in personal, family, social, educational, occupational, or other important areas of functioning. The symptoms are not a manifestation of another health condition and are not due to the effects of a substance or medication on the central nervous system.

6B01 Panic disorder

Panic disorder is characterised by recurrent unexpected panic attacks that are not restricted to particular stimuli or situations. Panic attacks are discrete episodes of intense fear or apprehension accompanied by the rapid and concurrent onset of several characteristic symptoms (e. g. palpitations or increased heart rate, sweating, trembling, shortness of breath, chest pain, dizziness or lightheadedness, chills, hot flushes, fear of imminent death). In addition, panic disorder is characterised by persistent concern about the recurrence or significance of panic attacks, or behaviours intended to avoid their recurrence, that results in significant impairment in personal, family, social, educational, occupational, or other important areas of functioning. The symptoms are not a manifestation of another medical condition and are not due to the effects of a substance or medication on the central nervous system.

Exclusions: Panic attack (MB23. H)

6B04 Social anxiety disorder

Social anxiety disorder is characterised by marked and excessive fear or anxiety that consistently occurs in one or more social situations such as social interactions (e. g. having a conversation), doing something while feeling observed (e. g. eating or drinking in the presence of others), or performing in front of others (e. g. giving a speech). The individual is concerned that he or she will act in a way, or show anxiety symptoms, that will be negatively evaluated by others. Relevant social situations are consistently avoided or else endured with intense fear or anxiety. The symptoms persist for at least several months and are sufficiently severe to result in significant distress or significant impairment in personal, family, social, educational, occupational, or other important areas of functioning.

6B05 Separation anxiety disorder

Separation anxiety disorder is characterised by marked and excessive fear or anxiety about separation from specific attachment figures. In children and adolescents, separation anxiety typically focuses on caregivers, parents or other family members and the fear or anxiety is beyond what would be considered developmentally normative. In adults, the focus is typically a romantic partner or children. Manifestations of separation anxiety may include thoughts of harm or untoward events befalling the attachment figure, reluctance to go to school or work, recurrent excessive distress upon separation, reluctance or refusal to sleep away from the attachment figure, and recurrent nightmares about separation. The symptoms persist for at least several months and are sufficiently severe to result in significant distress or significant impairment in personal, family, social, educational, occupational, or other important areas of functioning.

Exclusions: mood [affective] disorders (BlockL1 6A6)
Selective mutism (6B06)
Social anxiety disorder (6B04)

6B0Y　Other specified anxiety or fear-related disorders

6B0Z　Anxiety or fear-related disorders, unspecified

6E63　Secondary anxiety syndrome

A syndrome characterised by the presence of prominent anxiety symptoms judged to be a direct pathophysiological consequence of a health condition not classified under mental and behavioural disorders, based on evidence from the history, physical examination, or laboratory findings. The symptoms are not accounted for by delirium or by another mental and behavioural disorder, and are not a psychologically mediated response to a severe medical condition (e.g., anxiety symptoms or panic attacks in response to a life-threatening diagnosis). This category should be used in addition to the diagnosis for the presumed underlying disorder or disease when the anxiety symptoms are sufficiently severe to warrant specific clinical attention.

Coding Note: Code aslo the causing condition

Exclusions: Adjustment disorder (6B43)

Delirium (6D70)

附录 2：国际上焦虑障碍治疗指南一览表

[1] BANDELOW B, ZOHAR J, HOLLANDER E, et al. World Federation of Societies of Biological Psychiatry (WFSBP) guidelines for the pharmacological treatment of anxiety, obsessive-compulsive and post-traumatic stress disorders-first revision[J]. World J Biol Psychiatry, 2008, 9(4): 248–312.

[2] BANDELOW B, SHER L, BUNEVICIUS R, et al. Guidelines for the pharmacological treatment of anxiety disorders, obsessive-compulsive disorder and posttraumatic stress disorder in primary care[J]. Int J Psychiatry Clin Pract, 2012, 16(2): 77–84.

[3] National Collaborating Centre for Mental Health (UK). Generalised anxiety disorder in adults: the nice guideline on management in primary, secondary and community care. Leicester (UK): British Psychological Society. 2011.

[4] The National Institute for Health & Clinical Excellence (NICE). Social anxiety disorder: recognition, assessment and treatment (2013) NICE guideline CG159. London: National Institute for Health and Care Excellence (NICE). 2017.

[5] BALDWIN D S, ANDERSON I M, NUTT D J, et al. Evidence-based pharmacological treatment of anxiety disorders, post-traumatic stress disorder and obsessive-compulsive disorder: a revision of the 2005 guidelines from the British Association for Psychopharmacology[J]. J Psychopharmacol, 2014, 28(5): 403–439.

[6] KATZMAN M A, BLEAU P, BLIER P, et al. Canadian clinical practice guidelines for the management of anxiety, posttraumatic stress and obsessive-compulsive disorders[J]. BMC Psychiatry, 2014, 14(Suppl 1): S1.

[7] LIM L, CHAN H N, CHEW P H, et al. Ministry of health clinical practice

guidelines: anxiety disorders[J]. Singapore Med J, 2015, 56(6): 310-315; quiz 316.

[8] ABEJUELA H R, OSSER D N. The Psychopharmacology Algorithm project at the harvard south shore program: an algorithm for generalized anxiety disorder[J]. Harv Rev Psychiatry, 2016, 24(4): 243-256.

[9] ANDREWS G, BELL C, BOYCE P, et al. Royal Australian and New Zealand College of Psychiatrists clinical practice guidelines for the treatment of panic disorder, social anxiety disorder and generalised anxiety disorder[J]. Aus NZ J Psychiat, 2018; 52(12): 1109-1172.

[10] STRAWN J R, GERACIOTI L, RAJDEV N, et al. Pharmacotherapy for generalized anxiety disorder in adult and pediatric patients: an evidence-based treatment review[J]. Expert Opin Pharmacother, 2018, 19(10): 1057-1070.

[11] SUBRAMANYAM A A, KEDARE J, SINGH O P, et al. Clinical practice guidelines for Geriatric Anxiety Disorders[J]. Indian J Psychiatry, 2018, 60(Suppl 3): S371-S382.

[12] WALTER H J, BUKSTEIN O G, ABRIGHT A R, et al. Clinical practice guideline for the assessment and treatment of children and adolescents with anxiety disorders[J]. J Am Acad Child Adolesc Psychiatry, 2020, 59(10): 1107-1124.

[13] BANDELOW B, ALLGULANDER C, BALDWIN D S, et al. World Federation of Societies of Biological Psychiatry (WFSBP) guidelines for treatment of anxiety, obsessive-compulsive and posttraumatic stress disorders-Version 3. Part I: Anxiety disorders [J]. World J Biol Psychiatry, 2022: 1-39.

[14] SÁIZ P A, FLÓREZ G, ARROJO M, et al. Clinical practice guideline on pharmacological and psychological management of adult patients with an anxiety disorder and comorbid substance use[J]. Adicciones, 2022, 34(2): 157-167.

[15] BANDELOW B, WERNER A M, KOPP I, et al. The German Guidelines for the treatment of anxiety disorders: first revision [J]. Eur Arch Psychiatry Clin Neurosci, 2022, 272(4): 571-582.

附录 3：国外指南推荐的焦虑障碍主要治疗药物

指南/共识名称	发表组织/国家	发表时间/年	期刊	一线推荐药物	二线推荐药物	三线推荐药物	备注
World Federation of Societies of Biological Psychiatry (WFSBP) guidelines for treatment of anxiety, obsessive-compulsive and posttraumatic stress disorders -Version 3. Part I：Anxiety disorders	WFSBP	2022	*World J Biol Psychia*	惊恐障碍一线药物：西酞普兰、艾司西酞普兰、氟伏沙明、氟西汀、帕罗西汀、舍曲林、文拉法辛 广泛性焦虑障碍一线药物：艾司西酞普兰、帕罗西汀、舍曲林、文拉法辛和度洛西汀 社交焦虑障碍一线药物：西酞普兰、氟伏沙明、帕罗西汀、舍曲林、文拉法辛	惊恐障碍二线药物：氯米帕明、丙米嗪、地昔帕明、洛非帕明、阿普唑仑、氯硝西泮、地西泮和劳拉西泮 广泛性焦虑障碍二线药物：三环类抗抑郁药（丙米嗪）、普瑞巴林 社交焦虑障碍二线药物：普瑞巴林	惊恐障碍三线药物：吩嗪	摘要中指出一线药物是 SSRIs 和 SNRIs，但正文中仅有 SSRIs 明确指出是一线药物。二线和三线药物并没有详细区分

续表

指南/共识名称	发表组织/国家	发表时间/年	期刊	一线推荐药物	二线推荐药物	三线推荐药物	备注
Clinical practice guideline for the assessment and treatment of children and adolescents with anxiety disorders	AACAP	2020	*J Am Acad Child Adolesc Psychiatry*	SSRIs	SNRIs（只有度洛西汀被美国 FDA 批准用于 7～17 岁患者）	—	—
The German Guidelines for the treatment of anxiety disorders：first revision	德国	2022	*Eur Arch Psy Clin N*	西酞普兰、艾司西酞普兰、帕罗西汀、舍曲林、度洛西汀、文拉法辛	氯米帕明、普瑞巴林	三环类抗抑郁药（奥匹哌醇）、丁螺环酮	—

续表

指南/共识名称	发表组织/国家	发表时间/年	期刊	一线推荐药物	二线推荐药物	三线推荐药物	备注
Clinical practice guidelines for geriatric anxiety disorders	IPS	2018	*Indian J Psychiatry*	广泛性焦虑障碍一线药物：SSRIs、SNRIs、丁螺环酮 惊恐障碍一线药物：SSRIs、SNRIs	广泛性焦虑障碍二线药物：米氮平、普瑞巴林、三环类抗抑郁药 惊恐障碍二线药物：三环类抗抑郁药	广泛性焦虑障碍三线药物：苯二氮䓬类 惊恐障碍三线药物：苯二氮䓬类、单胺氧化酶抑制剂（RIMA）	苯二氮䓬类药物仅限于短期使用
Royal Australian and New Zealand College of Psychiatrists clinical practice guidelines for the treatment of panic disorder, social anxiety disorder and generalised anxiety disorder	澳大利亚 + 新西兰	2018	*Aust N Z J Psychiat*	SSRIs（重点推荐） SNRIs	三环类抗抑郁药可用于惊恐障碍和广泛性焦虑障碍 MAOIs 对广泛性焦虑障碍和惊恐障碍也有效，但潜在的不良反应明显 RIMAs 对广泛性焦虑障碍也有效		未区分二线、三线药物

续表

指南/共识名称	发表组织/国家	发表时间/年	期刊	一线推荐药物	二线推荐药物	三线推荐药物	备注
Clinical practice guidelines for the management of GAD and PD	印度	2017	*Indian J Psychiatry*	SSRIs SNRIs 普瑞巴林	三环类抗抑郁药、苯二氮䓬类药物、抗组胺药、非典型抗精神病药物和抗氧化剂		二线、三线药物未做区分
Ministry of Health Clinical Practice Guidelines: Anxiety Disorder	新加坡	2015	*Singapore Med J*	惊恐障碍、广泛性焦虑障碍、社交焦虑障碍一线药物均为SSRIs或文拉法辛	惊恐障碍二线药物：丙米嗪和氯米帕明 广泛性焦虑障碍二线药物：丙米嗪、米氮平 社交焦虑障碍二线药物：吗氯贝胺		

续表

指南/共识名称	发表组织/国家	发表时间/年	期刊	一线推荐药物	二线推荐药物	三线推荐药物	备注
Canadian clinical practice guidelines for the management of anxiety，posttraumatic stress and obsessive-compulsive disorders	加拿大	2014	*BMC Psychiatry*	惊恐障碍一线药物：西酞普兰、艾司西酞普兰、氟西汀、氟伏沙明、帕罗西汀、帕罗西汀控释剂、舍曲林、文拉法辛 社交焦虑障碍一线药物：西酞普兰、氟伏沙明、帕罗西汀、帕罗西汀控释剂、普瑞巴林、舍曲林、文拉法辛	惊恐障碍二线药物：阿普唑仑、氯米帕明、氯硝西泮、地西泮、丙米嗪、劳拉西泮、米氮平、瑞波西汀 社交焦虑障碍二线药物：阿普唑仑、溴西泮、西酞普兰、氯硝西泮、加巴喷丁、吩嗪	惊恐障碍三线药物：安非他酮、二氯吡喃、度洛西汀、加巴喷丁、左乙拉西坦、米那普仑、吗氯贝胺、奥氮平、吩嗪、喹硫平、利培酮	—

续表

指南/共识名称	发表组织/国家	发表时间/年	期刊	一线推荐药物	二线推荐药物	三线推荐药物	备注
				广泛性焦虑障碍一线药物：阿戈美拉汀、度洛西汀、艾司西酞普兰、帕罗西汀、帕罗西汀控释剂、普瑞巴林、舍曲林、文拉法辛	广泛性焦虑障碍二线药物：阿普唑仑、溴西泮、安非他酮、丁螺环酮、地西泮、羟嗪、丙米嗪、劳拉西泮、喹硫平、伏硫西汀	社交焦虑障碍三线药物：托莫西汀、安非他酮、氯米帕明、双丙戊酸钠、度洛西汀、氟西汀、米氮平、吗氯贝胺、奥氮平、司来吉兰、硫加宾、托吡酯 广泛性焦虑障碍三线药物：西酞普兰、双丙戊酸钠、氟西汀、米氮平、曲唑酮	

续表

指南/共识名称	发表组织/国家	发表时间/年	期刊	一线推荐药物	二线推荐药物	三线推荐药物	备注
Evidence-based pharmacological treatment of anxiety disorders, post-traumatic stress disorder and obsessive-compulsive disorder: a revision of the 2005 guidelines from the British Association for	英国	2014	*J Psychopharmacol*	广泛性焦虑障碍一线药物：SSRIs 惊恐障碍一线药物：SSRIs 广泛性焦虑障碍一线药物：SSRIs	广泛性焦虑障碍二线药物：SNRIs、普瑞巴林、丁螺环酮	广泛性焦虑障碍三线药物：苯二氮䓬类	—

注：—. 无内容；WFSBP. 世界精神病学会联合会；AACAP. 美国儿童和青少年精神病学会；IPS. 印度精神病学学会；SSRIs. 选择性5-羟色胺再摄取抑制剂；SNRIs. 5-羟色胺和去甲肾上腺素再摄取抑制剂；MAOIs. 单胺氧化酶抑制剂；RIMAs. 可逆性单胺氧化酶A抑制剂。

附录4：常用焦虑相关症状评定量表

附录4-1

焦虑自评量表（SAS）

填表注意事项：下面有20条文字，请仔细阅读每一条，把意思弄明白。然后根据您最近1周的实际情况在适当的方格里画一个钩（√），每一条文字后的4个格分别表示：没有或很少时间、小部分时间、相当多时间、绝大部分或全部时间。

患者自评	没有或很少时间	小部分时间	相当多时间	绝大部分或全部时间		工作人员评定
1. 我觉得比平常容易紧张和着急	□	□	□	□	1	□
2. 我无缘无故地感到害怕	□	□	□	□	2	□
3. 我容易心里烦乱或觉得惊恐	□	□	□	□	3	□
4. 我觉得我可能将要“发疯”	□	□	□	□	4	□
5. 我觉得一切都好，也不会发生不幸	□	□	□	□	5	□
6. 我手脚发抖打颤	□	□	□	□	6	□
7. 我因为头痛、头颈痛和背痛而苦恼	□	□	□	□	7	□
8. 我感觉容易衰弱和疲乏	□	□	□	□	8	□
9. 我觉得心平气和，并且容易安静坐着	□	□	□	□	9	□

续表

患者自评	没有或很少时间	小部分时间	相当多时间	绝大部分或全部时间		工作人员评定
10. 我觉得心跳得很快	□	□	□	□	10	□
11. 我因为一阵阵头晕而苦恼	□	□	□	□	11	□
12. 我有晕倒发作或觉得要晕倒似的	□	□	□	□	12	□
13. 我呼气和吸气都感到很容易	□	□	□	□	13	□
14. 我手脚麻木和刺痛	□	□	□	□	14	□
15. 我因为胃痛和消化不良而苦恼	□	□	□	□	15	□
16. 我常常要小便	□	□	□	□	16	□
17. 我的手常常是干燥温暖的	□	□	□	□	17	□
18. 我脸红发热	□	□	□	□	18	□
19. 我容易入睡，并且一夜睡得很好	□	□	□	□	19	□
20. 我做噩梦	□	□	□	□	20	□

总分：________

附录 4-2

汉密尔顿焦虑量表（HAMA）

圈出最适合患者情况的分数					
	无	轻	中	重	极重
1. 焦虑心境	0	1	2	3	4
2. 紧张	0	1	2	3	4
3. 害怕	0	1	2	3	4
4. 失眠	0	1	2	3	4
5. 记忆或注意障碍	0	1	2	3	4
6. 抑郁心境	0	1	2	3	4
7. 肌肉系统症状	0	1	2	3	4
8. 感觉系统症状	0	1	2	3	4
9. 心血管系统症状	0	1	2	3	4
10. 呼吸系统症状	0	1	2	3	4
11. 胃肠道症状	0	1	2	3	4
12. 生殖泌尿系统症状	0	1	2	3	4
13. 自主神经症状	0	1	2	3	4
14. 会谈时行为表现	0	1	2	3	4

总分

备注

因子

（1）精神性焦虑：1、2、3、4、5、6、14。

（2）躯体性焦虑：7、8、9、10、11、12、13。

附录 4-3

惊恐障碍严重度量表（PDSS）

评估的时间段（圈 1 个）：1 个月　　其他（说明）____

1. 惊恐发作的频率，包括有限症状的发作

0＝没有惊恐发作或有限症状的发作。

1＝轻度，平均 1 周少于 1 次完整的发作，并有限症状的发作最多每天 1 次。

2＝中度，1 周 1 次或 2 次完整发作，和/或每天多次有限症状的发作。

3＝严重，1 周 2 次以上完整发作，但平均不超过每天 1 次。

4＝极度，每天 1 次以上的惊恐发作，有发作的日子多于不发作的日子。

2. 惊恐发作时苦恼，包括有限症状发作

0＝无惊恐发作或有限症状的发作，或发作时无苦恼。

1＝轻度苦恼，但能继续活动，几乎没有或完全没有影响。

2＝中度苦恼，但仍能控制，能够继续活动和/或能够维持注意力，但感到有困难。

3＝严重，显著的苦恼和影响，失去注意力和/或必须停止活动，但仍能留在房间里或那个环境中。

4＝极度，严重和丧失能力的苦恼，必须停止活动，如有可能就会离开房间或那个环境，否则不能集中注意力，极度苦恼。

3. 预期性焦虑的严重度（惊恐发作相关的害怕、恐惧或担心）

0＝不担心惊恐发作。

1＝轻度，对惊恐偶尔有害怕、担心或惶惶不安。

2＝中度，经常担心、害怕或惶惶不安，但有时候没有焦虑。生活方式有注意得到的改变，但焦虑仍然可控，总体功能不受影响。

3＝严重，对惊恐有持续的害怕、担心或惶惶不安，显著地干扰注意力，影响有效功能。

4＝极度，几乎持续和致残性的焦虑，因为对惊恐发作的害怕、担心或惶惶不安，不能执行重要的任务。

4. 场景害怕/回避

0＝无，无害怕或回避。

1＝轻度，偶尔的害怕和/或回避，但通常能面对或忍受。生活方式只有很小或没有改变。

2＝中度，注意得到的害怕和/或回避，但仍能控制，回避所害怕的场景，但有人陪伴就能面对。生活方式有些改变，但总的功能未受损。

3＝严重，广泛的回避。生活方式的实质性改变就是需要有人陪伴，一般活动有困难。

4＝极广泛的致残性的害怕和/或回避。不得不广泛改变生活方式，不执行重要任务。

5. 与惊恐相关感觉的害怕/回避

0＝没有害怕或回避会触发痛苦躯体感觉的场景或活动。

1＝轻度，偶尔的害怕/回避，通常会面对或很少苦恼地忍受这些会触发躯体感觉的活动和场景。生活方式很少改变。

2＝中度，可注意到的回避，但仍能控制；有明确的，但有限的生活方式改变，总体功能不受影响。

3＝严重，广泛的回避。造成生活方式的显著改变，或影响功能。

4＝极广泛的和致残性的回避。生活方式广泛的改变，不做重要的事情或活动。

6. 因为惊恐发作，工作能力受损或受干扰

0＝没有因惊恐障碍的症状而受损。

1＝轻度，轻度干扰，感觉工作困难，但表现尚好。

2＝中度，症状导致规律的、明确的干扰，但仍能控制。工作表现可能受损，但其他人会说工作还可以。

3=严重，导致显著的职业功能损害，其他人会注意到，可能会耽误工作或某些天完全不能工作。

4=极度，失能症状，不能工作（或上学或完成所承担的家务）。

7. 惊恐障碍损害/干扰社会功能

0=无损害。

1=轻度，轻度干扰，感到社交行为的质量有所影响，但社交功能尚好。

2=中度，明确地干扰社交生活，但仍能控制，社交活动的频率和/或人际关系质量有所下降，但仍能参与绝大多数的常见社交活动。

3=严重，造成显著的社会功能损害，社交活动显著减少和/或与别人交往有显著困难，仍能强迫自己与他人交往，但不能享受或不能在大多数社交或人际交往场合中良好表现。

4=极度，致残性症状，几乎不外出或与他人交往，可能会因为惊恐障碍而中止与他人的关系。

总分（1~7 总和）：________

附录 4-4

惊恐相关症状量表（PASS）

>3 症状的惊恐发作			评分	编号
情景性（SPA）	上周发作次数	0	0	PASS1
		1	1	
		2~7	2	
		8	3	
	平均强度	0~3	0	PASS2
		4~6	1	
		7~9	2	
		10	3	
自发的（SpPA）	上周发作次数	0	0	PASS3
		1	1	
		2~7	2	
		8+	3	
	平均强度	0~3	0	PASS4
		4~6	1	
		7~9	2	
		10	3	
有限症状的发作（LSA）	上周发作次数	0	0	PASS5
		2~7	1	
		8+	2	
	平均强度	0~3	0	PASS6
		4~6	1	
		7~10	2	
预期焦虑（AA）	上周占觉醒时间平均百分比	0	0	PASS7
		1~30	1	
		31~60	2	
		61~90	3	
		91~100	4	

续表

>3 症状的惊恐发作			评分	编号
	平均强度	0~3	0	PASS8
		4~6	1	
		7~9	2	
		10	3	
恐惧性回避（PS）	总评分	0	0	PASS9
		1~2	1	
		3~4	2	
		5~6	3	
		7~8	4	
		9~10	5	
	总分范围	0~28		

注：0~10 的评分中，0=没有，1=轻度，5=中度，8=显著，10=极重。

附录 4-5

状态-特质焦虑问卷（STAI）

指导语：下面列出的是一些人们常用来描述他们自己的陈述，请阅读每一个陈述，然后在右边适当的圈上打钩（√），来表示你现在最恰当的感觉，也就是你此时此刻最恰当的感觉。没有对或错的回答，不要对任何一个陈述花太多的时间去考虑，但所给的回答是你现在最恰当的感觉。

		没有完全	有些	中等程度	非常明显
焦虑状态问卷					
1.	* 我感到心情平静	1	2	3	4
2.	* 我感到安全	1	2	3	4
3.	我是紧张的	1	2	3	4
4.	我感到紧张束缚	1	2	3	4
5.	* 我感到安逸	1	2	3	4
6.	我感到烦乱	1	2	3	4
7.	我现在正烦恼，感到这种烦恼超过了可能的不幸	1	2	3	4
8.	* 我感到满意	1	2	3	4
9.	我感到害怕	1	2	3	4
10.	* 我感到舒适	1	2	3	4
11.	* 我有自信心	1	2	3	4
12.	我觉得神经过敏	1	2	3	4
13.	我极度紧张不安	1	2	3	4
14.	我优柔寡断	1	2	3	4
15.	* 我是轻松的	1	2	3	4
16.	* 我感到心满意足	1	2	3	4
17.	我是烦恼的	1	2	3	4
18.	我感到慌乱	1	2	3	4

续表

		没有完全	有些	中等程度	非常明显
19.	* 我感到镇定	1	2	3	4
20.	* 我感到愉快	1	2	3	4
特质焦虑问卷					
21.	* 我感到愉快	1	2	3	4
22.	我感到神经过敏和不安	1	2	3	4
23.	* 我感到自我满足	1	2	3	4
24.	* 我希望能像别人那样的高兴	1	2	3	4
25.	我感到我像衰竭一样	1	2	3	4
26.	* 我感到很宁静	1	2	3	4
27.	* 我是平静的、冷静的和泰然自若的	1	2	3	4
28.	我感到困难——堆积起来，因此无法克服	1	2	3	4
29.	我过分忧虑一些事，实际这些事无关紧要	1	2	3	4
30.	* 我是高兴的	1	2	3	4
31.	我的思想处于混乱状态	1	2	3	4
32.	我缺乏自信心	1	2	3	4
33.	* 我感到安全	1	2	3	4
34.	* 我容易做出决断	1	2	3	4
35.	我感到不合适	1	2	3	4
36.	* 我是满足的	1	2	3	4
37.	一些不重要的思想总缠绕着我，并打扰我	1	2	3	4

续表

		没有完全	有些	中等程度	非常明显
38.	我产生的沮丧是如此强烈，以致我不能从思想中排除它们	1	2	3	4
39.	*我是一个镇定的人	1	2	3	4
40.	当我考虑我目前的事情和利益时，我就陷入紧张状态	1	2	3	4

注：*. 该项为反序计分。

SAI 总分：________

TAI 总分：________

附录 4-6

Liebowitz 社交焦虑量表（LSAS）

评分标准：	害怕/焦虑	回避
	0=无	0=从未（0）
	1=轻度	1=偶尔（1%~33%）
	2=中度	2=经常（34%~66%）
	3=严重	3=总是（67%~100%）
1. 公众场合打电话		
2. 参加小组活动		
3. 公众场合吃东西		
4. 公众场合与人共饮		
5. 与重要人物谈话		
6. 在听众前表演、演示或演讲		
7. 参加聚会		
8. 在有人注视下工作		
9. 被人注视下书写		
10. 与不太熟悉的人打电话		
11. 与不太熟悉的人交谈		
12. 与陌生人会面		
13. 在公共卫生间小便		
14. 进入已有人就座的房间		
15. 成为关注的中心		
16. 在会议上发言		
17. 参加测试		
18. 对不太熟悉的人表达不同的观点和看法		
19. 与不太熟悉的人目光对视		
20. 在小组中汇报		

续表

评分标准：	害怕/焦虑 0=无 1=轻度 2=中度 3=严重	回避 0=从未（0） 1=偶尔（1%~33%） 2=经常（34%~66%） 3=总是（67%~100%）
21. 试着搭识某人		
22. 去商店退货		
23. 组织聚会		
24. 拒绝推销员的强制推销		
25. 对患者来说，最重要的境遇：	A__________ B__________ C__________	

附录 4-7

儿童社交焦虑量表（SASC）

请指出每句话对你的适用程度（1. 从不是这样；2. 有时这样；3. 一直这样）。

1. 我害怕在别的孩子面前做没做过的事情	1	2	3
2. 我担心被人取笑	1	2	3
3. 我周围都是我不认识的小朋友时，我觉得害羞	1	2	3
4. 我和小伙伴一起时很少说话	1	2	3
5. 我担心其他孩子会怎样看待我	1	2	3
6. 我觉得小朋友们取笑我	1	2	3
7. 我和陌生的小朋友说话时感到紧张	1	2	3
8. 我担心其他孩子会怎样说我	1	2	3
9. 我只同我很熟悉的小朋友说话	1	2	3
10. 我担心别的小朋友会不喜欢我	1	2	3

附录 4-8

医院焦虑抑郁量表（HAD）

指导语：情绪在大多数疾病中起着重要作用，如果医生了解您的情绪变化，他们就能给您更多的帮助。请您阅读以下各个项目，在其中最符合您上个月以来的情绪评分上画一个圈。对这些问题的回答不要做过多的考虑，立即做出的回答会比考虑后再回答更切合实际。

1. 我感到紧张（或痛苦）（A）
几乎所有时候　3
大多数时候　2
有时　1
根本没有　0

2. 我对以往感兴趣的事情还是有兴趣（D）
肯定一样　0
不像以前那样多　1
只有一点　2
基本上没有了　3

3. 我感到有点害怕，好像预感到有什么可怕事情要发生（A）
非常肯定和十分严重　3
是有，但并不太严重　2
有一点，但并不使我苦恼　1
根本没有　0

4. 我能够哈哈大笑，并看到事物好的一面（D）
我经常这样　0
现在已经不大这样了　1
现在肯定是不太多了　2
根本没有　3

5. 我的心中充满烦恼（A）
大多数时间　3
常常如此　2
有时，但并不经常　1
偶而如此　0

6. 我感到愉快（D）
根本没有　3
并不经常　2
有时　1
大多数时候　0

7. 我能够安闲而轻松地坐着（A）
肯定　0
经常　1
并不经常　2
根本没有　3

8. 我对自己的仪容（打扮自己）失去兴趣（D）
肯定　3
并不像我应该做到的那样关心　2
我可能不是非常关心　1
我仍像以往一样关心　0

9. 我有点坐立不安，好像感到非要活动不可（A）
确实非常多　3
是不少　2
并不是很多　1
根本没有　0

10. 我对一切都是乐观地向前看（D）
差不多是这样做的　0
并不完全是这样做的　1
很少这样做　2
几乎从来不这样做　3

续表

11. 我突然发现恐慌感（A）	器官变坏了（A）
确实很经常　3	根本没有　0
时常　2	有时　1
并非经常　1	很经常　2
根本没有　0	非常经常　3
12. 我好像感到情绪在渐渐低落（D）	14. 我能欣赏一本好书或一个好的广
几乎所有的时间　3	播或电视节目（D）
很经常　2	常常　0
有时　1	有时　1
根本没有　0	并非经常　2
13. 我感到有点害怕，好像某个内脏	很少 3

A 总评分：________

D 总评分：________

附录 4-9

抑郁自评量表（SDS）

说明：下面有 20 条文字，请仔细阅读每一条，把意思弄明白。然后根据您最近 1 周的实际情况，在适当的方格里画一个钩（√），每一条文字后有 4 个格，分别表示：没有或很少时间、小部分时间、相当多时间、绝大部分或全部时间。

	没有或很少时间	小部分时间	相当多时间	绝大部分或全部时间		工作人员评定
1. 觉得闷闷不乐，情绪低沉	□	□	□	□	1	□
2. 觉得一天中早晨最好	□	□	□	□	2	□
3. 一阵阵哭出来或觉得想哭	□	□	□	□	3	□
4. 晚上睡眠不好	□	□	□	□	4	□
5. 吃得和平常一样多	□	□	□	□	5	□
6. 与异性密切接触时和以往一样感到愉快	□	□	□	□	6	□
7. 发觉自己的体重在下降	□	□	□	□	7	□
8. 有便秘的苦恼	□	□	□	□	8	□
9. 心跳比平常快	□	□	□	□	9	□
10. 无缘无故地感到疲乏	□	□	□	□	10	□
11. 我的头脑和平常一样清楚	□	□	□	□	11	□
12. 感到经常做的事情并没有困难	□	□	□	□	12	□
13. 觉得不安而平静不下来	□	□	□	□	13	□
14. 对将来抱有希望	□	□	□	□	14	□

续表

	没有或很少时间	小部分时间	相当多时间	绝大部分或全部时间		工作人员评定
15. 比平常容易生气激动	□	□	□	□	15	□
16. 觉得做出决定是容易的	□	□	□	□	16	□
17. 觉得自己是个有用的人，有人需要	□	□	□	□	17	□
18. 感到生活过得很有意思	□	□	□	□	18	□
19. 认为如果自己死了，别人会生活得好些	□	□	□	□	19	□
20. 平常感兴趣的事仍然照样感兴趣	□	□	□	□	20	□

附录 4-10

汉密尔顿抑郁量表（HAMD）

圈出最适合患者情况的分数					
	无	轻	中	重	极重
1. 抑郁情绪	0	1	2	3	4
2. 有罪感	0	1	2	3	4
3. 自杀	0	1	2	3	4
4. 入睡困难	0	1	2		
5. 睡眠不深	0	1	2		
6. 早醒	0	1	2		
7. 工作和兴趣	0	1	2	3	4
8. 迟缓	0	1	2	3	4
9. 激越	0	1	2	3	4
10. 精神性焦虑	0	1	2	3	4
11. 躯体性焦虑	0	1	2	3	4
12. 胃肠道症状	0	1	2		
13. 全身症状	0	1	2		
14. 性症状	0	1	2		
15. 疑病	0	1	2	3	4
16. 体重减轻	0	1	2		
17. 自知力	0	1	2		
18. 日夜变化	0	1	2		
19. 人格解体或现实解体	0	1	2	3	4
20. 偏执症状	0	1	2	3	4
21. 强迫症状	0	1	2		
22. 能力减退感	0	1	2	3	4

续表

圈出最适合患者情况的分数					
23. 绝望感	0	1	2	3	4
24. 自卑感	0	1	2	3	4

总分

备注

因子

（1）焦虑/躯体化：10、11、12、13、15、17。

（2）体重：16。

（3）认识障碍：2、3、9、19、20、21。

（4）日夜变化：18。

（5）阻滞：1、7、8、14。

（6）睡眠障碍：4、5、6。

（7）绝望感：22、23、24。

附录 4-11

广泛性焦虑量表-7（GAD-7）

指导语：以最近 2 周内，出现靶症状的天数评估：无症状为 0 分；有过几天为 1 分；一半以上的日子出现为 2 分；几乎每天都有为 3 分。

GAD-7 自评量表

在过去 2 周，有多少时候您受到以下任何问题困扰？（在您的选择下打“√”）	完全不会	几天	一半以上的日子	几乎每天
1. 感觉紧张、焦虑或急切	0	1	2	3
2. 不能够停止或控制担忧	0	1	2	3
3. 对各种各样的事情担忧过多	0	1	2	3
4. 很难放松下来	0	1	2	3
5. 由于不安而无法静坐	0	1	2	3
6. 变得容易烦恼或急躁	0	1	2	3
7. 感到似乎将有可怕的事情发生而害怕	0	1	2	3

总分：________

结果分析 / 分值	正常	轻度焦虑	中度焦虑	重度焦虑
标准分	0~4	5~9	10~14	15~21

附录 4-12

儿童分离性焦虑量表（SASC）

说明：以下是关于孩子与父亲和/或母亲分离时可能发生的事情列表。没有正确或错误的答案。请仔细阅读每份说明，并对你可能发生的情况进行标记，当你说完话后，看看你是否留下漏答项目。

1. 你的妈妈或爸爸旅行的时候你会保持冷静吗？	从不或几乎从不	有时	多次	经常	总是或几乎总是
2. 如果你的妈妈或爸爸不在你身边，你会打电话给她/他吗？	从不或几乎从不	有时	多次	经常	总是或几乎总是
3. 当你不得不和你的妈妈或爸爸分开时，你会头痛吗？	从不或几乎从不	有时	多次	经常	总是或几乎总是
4. 你想让你的妈妈或爸爸晚上和你睡吗？	从不或几乎从不	有时	多次	经常	总是或几乎总是
5. 当你的妈妈或爸爸对你说她/他要出去的时候，你会抗议吗？	从不或几乎从不	有时	多次	经常	总是或几乎总是
6. 如果你不和你的妈妈或爸爸在一起，你会想哭吗？	从不或几乎从不	有时	多次	经常	总是或几乎总是
7. 你做噩梦时有人强迫你和你的妈妈或爸爸分开吗？	从不或几乎从不	有时	多次	经常	总是或几乎总是
8. 你担心有什么不好的事情使你不能再和你的妈妈或爸爸见面吗？	从不或几乎从不	有时	多次	经常	总是或几乎总是
9. 你在学校待着想回家吗？	从不或几乎从不	有时	多次	经常	总是或几乎总是
10. 你起床上学的时候感到很平静吗？	从不或几乎从不	有时	多次	经常	总是或几乎总是
11. 当你的妈妈或爸爸不在你身边的时候你会冷静吗？	从不或几乎从不	有时	多次	经常	总是或几乎总是

续表

12. 你是否试图说服你的妈妈或爸爸取消她/他的旅行？	从不或几乎从不	有时	多次	经常	总是或几乎总是
13. 你关心你的妈妈或爸爸的健康吗？	从不或几乎从不	有时	多次	经常	总是或几乎总是
14. 当你与你的妈妈或爸爸分离时，你是否感到悲伤？	从不或几乎从不	有时	多次	经常	总是或几乎总是
15. 你在学校是不是因为你的妈妈或爸爸不在身边而感到难过？	从不或几乎从不	有时	多次	经常	总是或几乎总是
16. 当你不得不与你的妈妈或爸爸分离时，你是否有胃痛？	从不或几乎从不	有时	多次	经常	总是或几乎总是
17. 如果你不能通过电话和你的妈妈或爸爸说话，你会冷静吗？	从不或几乎从不	有时	多次	经常	总是或几乎总是
18. 你的妈妈或爸爸晚上出去你会失望吗？	从不或几乎从不	有时	多次	经常	总是或几乎总是
19. 你做噩梦的时候你的妈妈或爸爸出了什么事吗？	从不或几乎从不	有时	多次	经常	总是或几乎总是
20. 你担心迷路吗？	从不或几乎从不	有时	多次	经常	总是或几乎总是
21. 你担心你的妈妈或爸爸的坏事吗？	从不或几乎从不	有时	多次	经常	总是或几乎总是
22. 当你和保姆待在家里时，你会感到烦恼吗？	从不或几乎从不	有时	多次	经常	总是或几乎总是
23. 当你的妈妈或爸爸离开你的学校时，你很难与她/他分离吗？	从不或几乎从不	有时	多次	经常	总是或几乎总是

续表

24. 天黑了，你的妈妈或爸爸不在你身边，你是否很平静？	从不或几乎从不	有时	多次	经常	总是或几乎总是
25. 你担心你的妈妈或爸爸出了意外吗？	从不或几乎从不	有时	多次	经常	总是或几乎总是
26. 当你的妈妈或爸爸在学校跟你说再见时，你想哭吗？	从不或几乎从不	有时	多次	经常	总是或几乎总是

附录 4-13

Spence 儿童焦虑量表-儿童版（SCAS-C）

你的姓名：　　　　　　　　　　　　　　　　　　　　日期：

请在这个词周围画一个圆圈，显示这些事情发生在你身上的频率。没有正确或错误的答案。

1. 我很担心事情	从不	有时	经常	始终
2. 我害怕黑暗	从不	有时	经常	始终
3. 当我有问题时，我的胃里有一种不舒服的感觉	从不	有时	经常	始终
4. 我感觉害怕	从不	有时	经常	始终
5. 我害怕自己在家	从不	有时	经常	始终
6. 我在接受检查时感觉害怕	从不	有时	经常	始终
7. 如果必须使用公厕或卫生间，我感到害怕	从不	有时	经常	始终
8. 我担心会远离父母	从不	有时	经常	始终
9. 我担心自己会在别人面前出丑	从不	有时	经常	始终
10. 我担心我的学校工作会做得不好	从不	有时	经常	始终
11. 我在同龄的其他孩子中很受欢迎	从不	有时	经常	始终
12. 我担心我的家人会发生可怕的事情	从不	有时	经常	始终
13. 在没有理由的情况下，我突然感觉好像无法呼吸	从不	有时	经常	始终
14. 我必须不断检查我做的事情是否正确（如开关关闭或门锁上）	从不	有时	经常	始终
15. 如果我自己必须睡觉，我感到害怕	从不	有时	经常	始终
16. 我早晨上学有困难，因为我感到紧张或害怕	从不	有时	经常	始终
17. 我擅长运动	从不	有时	经常	始终
18. 我害怕狗	从不	有时	经常	始终
19. 我似乎无法摆脱不好或愚蠢的想法	从不	有时	经常	始终

续表

20. 当我有问题时，我的心跳很快	从不	有时	经常	始终
21. 我突然没有理由地开始颤抖	从不	有时	经常	始终
22. 我担心会有不好的事情发生	从不	有时	经常	始终
23. 我害怕去看牙医或其他医生	从不	有时	经常	始终
24. 当我出现问题时，我感到颤抖	从不	有时	经常	始终
25. 我害怕待在高处或电梯中	从不	有时	经常	始终
26. 我是一个好的人	从不	有时	经常	始终
27. 我必须想出特殊的想法来阻止坏事的发生（如数字或字词）	从不	有时	经常	始终
28. 如果我必须在车里、公共汽车或火车上旅行，我会感到害怕	从不	有时	经常	始终
29. 我担心别人对我的看法	从不	有时	经常	始终
30. 我害怕待在拥挤的地方（如购物中心、电影院、公共汽车、热闹的游乐场）	从不	有时	经常	始终
31. 我感到快乐	从不	有时	经常	始终
32. 突然间，我觉得完全没有理由地真的很害怕	从不	有时	经常	始终
33. 我害怕昆虫或蜘蛛	从不	有时	经常	始终
34. 在没有原因的情况下，我突然感到头晕或要晕倒	从不	有时	经常	始终
35. 如果我必须在课前讲话，我感到害怕	从不	有时	经常	始终
36. 我的心脏突然无缘无故地跳得太快	从不	有时	经常	始终
37. 我担心我在没有任何事情的时候会突然产生一种害怕的感觉	从不	有时	经常	始终
38. 我喜欢我自己	从不	有时	经常	始终
39. 我害怕待在狭小的封闭场所，如隧道或小房间	从不	有时	经常	始终

续表

40. 我不得不反复做一些事情（如洗手、清洁或按一定顺序放东西）	从不	有时	经常	始终
41. 我受到大脑中不好的或愚蠢的想法或图片的困扰	从不	有时	经常	始终
42. 我必须以正确的方式做一些事情以阻止发生不好的事情	从不	有时	经常	始终
43. 我为我的学业感到自豪	从不	有时	经常	始终
44. 如果我必须离开家一整夜，我会感到害怕	从不	有时	经常	始终
45. 你是否还有其他事情会害怕？请写下它是什么，并填写你多久一次害怕这个事情	从不	有时	经常	始终

附录 4–14

Spence 儿童焦虑量表–父母报告版（SCAS-P）

您的姓名：　　　　　　　　　　　　　　　　　　　　日期：

您孩子的姓名：

请在这个词周围画一个圆圈，显示这些事情发生在您身上的频率。没有正确或错误的答案。

以下是描述儿童的项目列表。对于每个项目，请圈出最佳描述您孩子的回答。请回答所有项目。

1. 我的孩子很担心事情	从不	有时	经常	始终
2. 我的孩子害怕黑暗	从不	有时	经常	始终
3. 当我的孩子有问题时，他抱怨胃部不适	从不	有时	经常	始终
4. 我的孩子抱怨害怕	从不	有时	经常	始终
5. 我的孩子会害怕自己在家	从不	有时	经常	始终
6. 我的孩子害怕他必须参加测试	从不	有时	经常	始终
7. 如果必须使用公厕或卫生间，我的孩子感到害怕	从不	有时	经常	始终
8. 我的孩子担心远离我们	从不	有时	经常	始终
9. 我的孩子担心自己会在别人面前出丑	从不	有时	经常	始终
10. 我的孩子担心他在学校会做得不好	从不	有时	经常	始终
11. 我的孩子担心我们家族中的某个人会发生可怕的事情	从不	有时	经常	始终
12. 在没有理由的情况下，我的孩子主诉突然感觉好像无法呼吸	从不	有时	经常	始终
13. 我的孩子必须不断检查他做的事情是否正确（如开关关闭或门锁上）	从不	有时	经常	始终
14. 如果我的孩子必须自己睡觉，我的孩子会害怕	从不	有时	经常	始终
15. 我的孩子早晨上学有困难，因为他感到紧张或害怕	从不	有时	经常	始终

续表

16. 我的孩子害怕狗	从不	有时	经常	始终
17. 我的孩子似乎无法摆脱不好或愚蠢的想法	从不	有时	经常	始终
18. 当我的孩子有问题时，他抱怨他的心跳很快	从不	有时	经常	始终
19. 我的孩子突然没有理由地开始颤抖	从不	有时	经常	始终
20. 我的孩子担心会有不好的事情发生	从不	有时	经常	始终
21. 我的孩子害怕去看牙医或其他医生	从不	有时	经常	始终
22. 当我的孩子出现问题时，他感到颤抖	从不	有时	经常	始终
23. 我的孩子害怕高处（如在悬崖顶部）	从不	有时	经常	始终
24. 我的孩子必须想出特殊的想法来阻止坏事的发生（如数字或字词）	从不	有时	经常	始终
25. 如果我的孩子必须在车里、公共汽车或火车上旅行，他会感到害怕	从不	有时	经常	始终
26. 我的孩子担心别人对他的看法	从不	有时	经常	始终
27. 我的孩子害怕待在拥挤的地方（如购物中心、电影院、公共汽车、热闹的游乐场）	从不	有时	经常	始终
28. 我的孩子突然间觉得完全没有理由地真的很害怕	从不	有时	经常	始终
29. 我的孩子害怕昆虫或蜘蛛	从不	有时	经常	始终
30. 在没有原因的情况下，我的孩子突然感到头晕或要晕倒	从不	有时	经常	始终
31. 如果必须在课前讲话，我的孩子感到害怕	从不	有时	经常	始终
32. 我的孩子心脏突然无缘无故地跳得太快	从不	有时	经常	始终

续表

33. 我的孩子在没有任何事情的时候会突然产生一种害怕的感觉	从不	有时	经常	始终
34. 我的孩子害怕待在狭小的封闭场所，如隧道或小房间	从不	有时	经常	始终
35. 我的孩子不得不反复做一些事情(如洗手、清洁或按一定顺序放东西)	从不	有时	经常	始终
36. 我的孩子受到大脑中不好的或愚蠢的想法或图片的困扰	从不	有时	经常	始终
37. 我的孩子必须以正确的方式做一些事情以阻止发生不好的事情	从不	有时	经常	始终
38. 如果我的孩子必须离开家一整夜，他会感到害怕	从不	有时	经常	始终
39. 你的孩子还会害怕什么事情？请写下它是什么，并填写他是多久一次害怕这个事情	从不	有时	经常	始终

附录 4-15

分离焦虑回避量表-儿童版（SAAI-C）

说明：在下列表格中，你会发现有一系列可能会让你感到焦虑的情况。请记录你因焦虑而避免以下情况的频率。没有错误的答案。

1. 在家独处	从不	很少	超过一半时间	大部分时间	总是
2. 晚上在家独处	从不	很少	超过一半时间	大部分时间	总是
3. 独自去学校/幼儿园	从不	很少	超过一半时间	大部分时间	总是
4. 去拜访朋友	从不	很少	超过一半时间	大部分时间	总是
5. 去学校实地考察	从不	很少	超过一半时间	大部分时间	总是
6. 在别的地方过夜	从不	很少	超过一半时间	大部分时间	总是
7. 独自入睡	从不	很少	超过一半时间	大部分时间	总是
8. 去我自己的床上睡觉	从不	很少	超过一半时间	大部分时间	总是
9. 睡在黑暗的地方	从不	很少	超过一半时间	大部分时间	总是
10. 与保姆单独待在家里	从不	很少	超过一半时间	大部分时间	总是
11. 独自回家	从不	很少	超过一半时间	大部分时间	总是
12. 回家时如果没人在家	从不	很少	超过一半时间	大部分时间	总是

附录 5：关键名词中英文对照一览表

AI	artificial intelligence	人工智能
BAI	beck anxiety inventory	贝克焦虑量表
BDZ	benzodiazepines	苯二氮草类
CBT	cognitive-behavioral therapy	认知行为治疗
CBGT	cognitive and behavioral group therapy	认知行为团体治疗
CCMD3	Chinese Classification of Mental Disorders-Third	《中国精神障碍分类与诊断标准》(第 3 版)
CGI-SI	clinical global impression-severity of illness	临床疗效总评量表-病情严重程度
CGI-GI	clinical global impression-global improvement	临床疗效总评量表-疗效总评
CIDI	composite international diagnostic interview	复合性国际诊断检查问卷
CT	cognitive therapy	认知疗法
CR	controlled release	控释剂
DBS	deep brain stimulation	深部脑刺激
DBSPS	Duck Brief Social phobia scale	Duke 简明社交恐怖量表
DSM-5	Diagnostic and Statistic Manual of Mental Disorders-5th Edition	美国《精神障碍诊断与统计手册》(第 5 版)
ECT	electric convulsive therapy	电痉挛疗法
ES	education and support group theraoy	教育支持性集体心理治疗
EXP	exposure in vivo	实地暴露疗法

续表

FNE	fear of negative evaluation scale	惧怕否定评价量表
FQ	fear questionnaire	恐惧问卷
GAD	generalized anxiety disorder	广泛性焦虑障碍
HAD	hospital anxiety and depression scale	医院焦虑抑郁量表
HAMA	hamilton anxiety scale	汉密尔顿焦虑量表
HAMD	hamilton depression scale	汉密尔顿抑郁量表
IAS	interaction anxiousness scale	交往焦虑量表
ICD-11	International Classification of Disease-11	《国际疾病分类》(第 11 版)
ITT	intent-to-treat	意向性分析
LOCF	last observation carried forward	末次观察截转分析
LSAS	Liebowitz social anxiety scale	Liebowitz 社交焦虑量表
MAOIs	monoamine oxidase inhibitors	单胺氧化酶抑制剂
MDD	major depressive disorder	抑郁症（又称重性抑郁障碍）
MDT	multi-disciplinary treatment	多学科协作治疗
mECT	modified electric convulsive therapy	改良电痉挛治疗
MSPS	Marks Sheehan phobia scale	Marks Sheehan 恐惧量表
MT	morita therapy	森田疗法
NaSSAs	noradrenergic and specific serotonergic antidepressants	去甲肾上腺素及特异性 5-羟色胺能抗抑郁药
NCS	national comorbidity survey	全美共病调查
OCD	obsessive-compulsive disorder	强迫症
PAAS	panic and anticipatory anxiety scale	惊恐及预期性焦虑量表

续表

PASS	panic-associated symptoms scale	惊恐相关症状量表
PD	panic disorder	惊恐障碍
PDSS	panic disorder severity scale	惊恐障碍严重度量表
PPT	psychodynamic psychotherapy	精神动力性心理治疗
PRCA-24	personal report of communication Apprehension	交流恐惧自陈量表
PTSD	post traumatic stress disorder	创伤后应激障碍
RCT	randomised controlled trial	随机对照试验
RIMAs	reversible inhibitors of monoamine oxidase A	可逆性单胺氧化酶A抑制剂
RT	relaxation therapy	松弛治疗
SAD	separation anxiety disorder	分离焦虑障碍
SAD	social anxiety disorder	社交焦虑障碍
SAS	self-rating anxiety scale	焦虑自评量表
SASC	social anxiety scale for children	儿童社交焦虑量表
SCAN	schedules for clinical assessment in neuropsychiatry	神经精神病学临床评定量表
SD	systematic desensitization	系统脱敏疗法
SDS	sheehan disability scale	Sheehan 残疾量表
SDS	self-rating depression scale	抑郁自评量表
SIGP	self-improving group psychotherapy	完善自我集体心理治疗
SNRIs	serotonin and noradrenergic reuptake inhibitors	5-羟色胺和去甲肾上腺素再摄取抑制剂
SPAI	social phobia and anxiety inventory	社交恐惧和焦虑问卷

续表

SS	shame scale	羞怯量表
SSRIs	selective serotonin reuptake inhibitors	选择性 5-羟色胺再摄取抑制剂
SST	social skill training	社交技巧训练
STAI	state-trait anxiety inventory	状态 – 特质焦虑问卷
TCAs	tricyclic antidepressants	三环类抗抑郁药
TMS	transcranial magnetic stimulation	经颅磁刺激
tDCS	transcranial direct current stimulation	经颅直流电刺激
VR	virtual reality	虚拟现实
WHO	World Health Organization	世界卫生组织
WMHS	world mental health survey	世界精神卫生调查
XR	extended release	延期释放，缓释剂

附录6：目前治疗焦虑障碍的药物一览表

药物名称和类别	FDA/NMPA 批准的适应证	常用剂量/（$mg \cdot d^{-1}$）
SNRIs		
文拉法辛缓释剂	GAD	75~300
度洛西汀	GAD	30~60
SSRIs		
帕罗西汀	PD、SAD、GAD	20~60
帕罗西汀肠溶片	PD、SAD	27~75
舍曲林	PD、SAD	50~200
氟西汀	PD	20~60
艾司西酞普兰	GAD	10~20
氟伏沙明	无	100~300
西酞普兰	无	20~40
TCAs		
氯米帕明	无	100~250
丙米嗪	无	100~300
去甲替林	无	50~150
其他抗抑郁药物		
米氮平	无	15~45
5-HT_{1A}受体部分激动剂		
丁螺环酮	焦虑	15~60
坦度螺酮	焦虑	20~60
苯二氮䓬类		
氯硝西泮	PD	1~2
阿普唑仑	焦虑、PD	1~4

续表

药物名称和类别	FDA/NMPA 批准的适应证	常用剂量/（$mg \cdot d^{-1}$）
劳拉西泮	焦虑	2~6
奥沙西泮	焦虑	30~60
GABA 能药物		
普瑞巴林	无	150~600
加巴喷丁	无	600~2400
抗精神病药物		
奥氮平	无	5~10
喹硫平	无	50~300
β 受体阻断剂		
普萘若尔	无	60~120
抗组胺受体		
羟嗪	焦虑	25~100

注：FDA. 美国食品药品监督管理局；NMPA. 中国国家药品监督管理局；SNRIs. 5-羟色胺和去甲肾上腺素再摄取抑制剂；SSRIs. 选择性 5-羟色胺再摄取抑制剂；TCAs. 三环类抗抑郁药；5-HT. 5-羟色胺；GABA. γ-氨基丁酸；GAD. 广泛性焦虑障碍；PD. 惊恐障碍；SAD. 社交焦虑障碍。

引自：GARAKANI A, MURROUGH J W, FREJRE R C, et al. Pharmacotherapy of anxiety disorders: current and emerging treatment options[J]. Focus (Am Psychiatr Publ), 2021, 19(2): 222-242.

附录 7：焦虑障碍治疗相关循证证据

一、惊恐障碍的临床研究证据

（一）帕罗西汀

1. 急性期疗效证据 美国 4 个大样本、安慰剂对照研究证明，帕罗西汀能有效治疗惊恐障碍患者。最早的一项剂量探索研究比较了安慰剂和 3 个剂量的帕罗西汀（40 mg/d、20 mg/d 和 10 mg/d）治疗惊恐障碍的疗效和安全性（Ballenger 等，1998 年）。425 例符合《精神疾病诊断和统计手册》（第 3 版）（修订版）（DSM-Ⅲ-R）惊恐障碍伴有或不伴有广场恐怖的患者经过 2 周的药物清洗期后，278 例患者被随机分配接受 10 周双盲安慰剂或帕罗西汀 10 mg/d、20 mg/d 和 40 mg/d 治疗。结果显示，40 mg/d 帕罗西汀组各项评价指标（发作次数、持续时间、每次发作的严重度及焦虑、抑郁症状）均明显优于安慰剂组，40 mg/d 组（86.0%）、20 mg/d 组（65.2%）和 10 mg/d 组（67.4%）和安慰剂组（50.0%）的患者在 2 周内惊恐发作完全消失。40 mg/d 组与安慰剂组比较，达到统计学显著差异。3 个剂量的帕罗西汀的不良反应均较轻微。

另一项研究比较了帕罗西汀与氯米帕明和安慰剂治疗惊恐障碍的疗效和安全性（Lecrubier 等，1997 年）。这是一项为期 12 周、双盲、平行组、安慰剂对照研究，367 例符合 DSM-Ⅲ-R 惊恐障碍诊断标准的患者被随机分配接受帕罗西汀、氯米帕明或安慰剂治疗。疗效评估包括每天惊恐发作次数、临床疗效总评量表（CGI）、汉密尔顿焦虑量表（HAMA）、Marks Sheehan 恐怖量表（MSPS）和 Sheehan 残疾量表（SDS）。帕罗西汀组

（平均剂量 39 mg/d）各项疗效指标均优于安慰剂组，与氯米帕明组（平均剂量 92 mg/d）无统计学显著差异。在减少惊恐发作次数指标上，帕罗西汀的起效速度比氯米帕明更快，氯米帕明的不良反应发生率明显高于帕罗西汀，帕罗西汀的不良反应发生率与安慰剂相似。

一项双盲研究比较了帕罗西汀合并认知行为治疗（CBT）和安慰剂合并 CBT 的疗效。与安慰剂合并 CBT 组相比，帕罗西汀合并 CBT 组有效患者的比例更高（50% *vs.* 82%）（治疗有效定义为惊恐发作频率降低 50%）。随后又一项（Bakker，1999 年）为期 12 周的安慰剂对照研究比较了经帕罗西汀、氯米帕明治疗和 CBT 符合 DSM-Ⅲ-R 惊恐障碍诊断标准的患者。先是一个为期 3 周、单盲、安慰剂导入治疗后，131 例患者被随机分配接受双盲药物治疗或者 12 次的 CBT。疗效评价指标为每天惊恐发作次数、CGI、患者总体评价、HAMA、MSPS、蒙哥马利抑郁量表（Montgomery-Asberg depression rating scale，MADRS）和 SDS。结果显示，帕罗西汀 20～60 mg/d 组和氯米帕明 50～150 mg/d 组在几乎所有的评价指标方面显著优于安慰剂组，与基线比较有显著改善。并且在大多数指标方面，帕罗西汀组还显著优于 CBT 组。CBT 组对部分指标的疗效优于安慰剂组。帕罗西汀组 66%的患者未再出现惊恐发作，并且起效较快。CBT 组有较高的脱落率（26%）。

国内进行的双盲随机平行对照的多中心研究比较了帕罗西汀和氯米帕明治疗惊恐障碍的有效性和安全性。帕罗西汀组平均最高剂量为 43.5 mg/d，氯米帕明组为 159.7 mg/d。临床判断帕罗西汀和氯米帕明的显效率分别为 62.2%和 64.5%。至治疗结束时，两组分别有 83.8%和 87.1%的患者已无完全性惊恐发作。两种药物的效果无明显差异。帕罗西汀组不良反应发生率为 18.4%，远低于氯米帕明组的 42.9%。

目前帕罗西汀上市了控释剂型，安全性和耐受性方面更优于口服速释剂型，并且使用更方便。也有研究评价了帕罗西汀控释剂（controlled release，CR）治疗惊恐障碍患者的疗效（Sheehan，2005 年）。一项随机、双盲、安慰剂对照研究评价帕罗西汀 CR（25~75 mg/d，n=444）与安慰剂（n=445）治疗符合 DSM-IV 惊恐障碍诊断标准的伴有或不伴有广场恐怖的患者 10 周的疗效和安全性。治疗 2 周末，帕罗西汀组患者主要疗效指标明显优于安慰剂组（主要疗效指标为惊恐发作的消失），在完成 10 周治疗的患者（72%）中，在治疗 10 周末时 73%的帕罗西汀和 60%的安慰剂治疗者无惊恐发作（$P<0.005$，$OR=2.11$，95%CI 1.45~3.07）。总体改善和 CGI 病情严重程度评定，以及 HAMA 评估的焦虑症状和 MSPS 评价的恐惧和回避，帕罗西汀组均显著优于安慰剂组。因不良事件导致的脱落在帕罗西汀组为 11%，安慰剂组为 6%。大部分不良事件程度轻微，多发生在治疗早期。

2. 长期疗效证据 一项研究（Lecrubier 等，1997 年）观察了帕罗西汀长期治疗惊恐障碍的疗效，符合 DSM-Ⅲ-R 诊断标准的患者，完成 12 周双盲、安慰剂和氯米帕明对照研究，疗效满意后，继续接受其急性期药物治疗 36 周，疗效评价包括每天的惊恐发作次数、CGI、HAMA、MSPS 和 SDS 量表。总计 176 例患者入组，作为意向性分析（ITT）人群。急性期症状显著改善的患者在持续的治疗中症状继续改善，帕罗西汀组疗效显著优于安慰剂组，与氯米帕明组相似。氯米帕明组（19%）因不良反应退出研究的比例明显高于帕罗西汀组（7%）和安慰剂组（9%）。帕罗西汀组患者不仅保持了急性期的疗效，并且疗效有进一步改善，其安全性明显优于氯米帕明组。一项为期 3 年的自然研究（Toni 等，2000 年）中 326 例符合 DSM-Ⅲ-R 惊恐障碍伴广场恐怖诊断标准的患者接受丙米嗪（39.0%）、氯米帕明（28.5%）和帕罗西汀（23.3%）治疗，9%的患者接受其他抗抑郁药物治疗。147 例（45.1%）患者持续了 3 年治疗，其中

38.0%的患者保持缓解状态。因此，作者建议长期治疗可以降低惊恐障碍的复发风险。

（二）西酞普兰和艾司西酞普兰

1. 西酞普兰 早期的几项研究评价了西酞普兰治疗惊恐障碍的疗效和安全性。最早一项双盲、安慰剂和氯米帕明对照、平行组设计研究（Wade，1997年）评估了西酞普兰和安慰剂对照治疗475例符合DSM-Ⅲ-R惊恐障碍诊断标准的患者12周，剂量为10～60 mg/d，3个西酞普兰剂量组（10～15 mg/d、20～30 mg/d和40～60 mg/d）的疗效均优于安慰剂组，疗效最佳的剂量组是20～30 mg/d组。

第二项为随机单盲设计、评价西酞普兰与活性药物帕罗西汀的对照研究（Perna，2001年）。58例惊恐障碍患者被随机分配接受帕罗西汀或西酞普兰治疗，疗效评价指标为PASS、SDS和恐惧问卷（FQ）。主要疗效指标为最后1周内不再出现惊恐发作、预期性焦虑和恐怖性回避的患者比例和有效患者比例（有效定义为治疗60天末与基线比较，惊恐相关症状量表（PASS）和SDS总分减分率超过50%）。到治疗60天末，西酞普兰组86%的患者和帕罗西汀组84%的患者都表现出很好的疗效，两组之间疗效相似。两组不良反应少，均能很好地被耐受，最常报告的不良反应为性功能方面的不良反应和体重增加。预期性焦虑在治疗第1周就显著改善，在治疗初期，没有观察到惊恐发作的加重。这项活性药物对照研究提供了西酞普兰可安全有效治疗惊恐障碍的依据。

2. 艾司西酞普兰 最早的一项多中心、安慰剂对照、双盲、随机研究评价了艾司西酞普兰治疗惊恐障碍的疗效。237例符合DSM-Ⅲ-R惊恐障碍诊断标准的伴有或不伴有广场恐怖的患者经过10周的治疗，艾司西酞普兰的治疗剂量为10～20 mg/d，50.4%的患者不再出现惊恐发作（安慰剂组为38.6%）。另一项研究评价了艾司西酞普兰与西酞普兰及安慰剂对照治疗门诊惊恐障碍患者的疗效和安全性（Stahl 等，2003 年）。患者符合 DSM-IV 诊断标准、年龄在 18~80 岁。伴有或不伴有广场恐怖的惊恐障碍门诊患者，被随机分配接受 10 周的艾司西酞普兰或西酞普兰或安慰剂治疗。主要疗效指标为治疗 10 周末与基线比较惊恐发作的频率，疗效评价工具为改良 Sheehan 惊恐和预期性焦虑量表（Sheehan panic and anticipatory anxiety scale）。共治疗了 366 例患者，128 例接受艾司西酞普兰治疗，119 例接受西酞普兰治疗，119 例接受安慰剂治疗，本研究为双盲设计。结果显示，惊恐发作频率显著改善（$P=0.04$），艾司西酞普兰组与安慰剂组比较，无惊恐发作患者比例明显增高，西酞普兰组与安慰剂组无显著差异。治疗终点，用惊恐发作次数和广场恐怖量表、总体印象量表疾病改善、患者的总体评价，以及生活质量和满意度问卷评价，艾司西酞普兰和西酞普兰组均显著减轻了惊恐障碍的症状（$P<0.05$），艾司西酞普兰治疗的安全性和耐受性良好，最常见的不良事件发生率与安慰剂组相似，因不良事件停药的患者比例艾司西酞普兰组为 6.3%、西太普兰组为 8.4%、安慰剂组为 7.6%。因此，艾司西酞普兰是治疗惊恐发作有效的、安全的药物选择。国内进行了艾司西酞普兰和帕罗西汀治疗惊恐障碍的多中心、随机、双盲对照研究。经过 12 周治疗后，两组患者惊恐障碍的发作频率、焦虑严重程度均明显改善，两种药物的疗效近似。

另一项针对老年惊恐障碍患者疗效的研究（Rampello 等，2006 年），比较了西酞普兰、艾司西酞普兰用到成人 1/2 剂量治疗老年惊恐障碍患者的疗效和安全性。这是一项在社区进行的开放性研究。40 例符合 DSM-IV 惊恐障碍诊断标准的老年患者入组，50%的患者被分配接受艾司西酞普兰治疗 8 周，另 50%的患者接受西酞普兰治疗 8 周。主要疗效指标为每周惊恐发作频率，次要疗效指标为 HAMA 和 HAMD 评分，以及 Cooper 残疾量表（Cooper disability scale）。采用重复评估变量分析方法，计算两组间差异。结果显示，两组均有显著疗效，接受艾司西酞普兰治疗的患者每周的惊恐发作频率降低，并且 HAMA 和 HAMD 评分、Cooper 残疾量表评分从治疗 2 周末与基线比较就出现了显著差异（$P<0.001$），西酞普兰治疗组在治疗 4 周末与基线比较有显著差异（$P<0.01$），并且两组的疗效持续到治疗 8 周末。本研究结果提示，艾司西酞普兰可以作为老年惊恐障碍患者治疗药物的首选，疗效显著，并且安全性高、起效快。

（三）其他 SSRIs 类药物的临床研究证据

1. 氟西汀 多中心、随机、双盲研究比较了氟西汀（10 mg/d 和 20 mg/d）和安慰剂治疗惊恐障碍的疗效，发现 20 mg/d 氟西汀治疗惊恐障碍的疗效显著优于安慰剂。已经有两项开放性研究结果证明氟西汀能有效治疗惊恐障碍。惊恐障碍所需的初始剂量往往低于抑郁障碍，许多报道使用的初始剂量为5 mg/d。如果起始剂量高，如氟西汀 20 mg/d 起始治疗时，往往出现惊恐发作加重，相应地停药率也很高。

一项随机安慰剂对照研究评价了氟西汀治疗惊恐障碍的疗效（Michelson 等，1998 年）。243 例诊断为惊恐障碍的患者，被随机分配接受 10 mg/d 或 20 mg/d 氟西汀或安慰剂治疗，主要疗效指标为惊恐发作的频率和总体印象量表中疾病改善的评分。此外，还评估了患者焦虑和抑郁症状改善情况及 SDS，结果显示，氟西汀 20 mg/d 剂量组，惊恐发作频率、恐怖症状和功能状况显著改善，并且疗效显著优于安慰剂组，耐受性良好。焦虑和恐怖症状改善幅度大的患者，其社会功能改善程度明显。

氟西汀治疗惊恐障碍研究组进行了一项研究，评价经氟西汀急性期治疗有效的惊恐障碍患者，在巩固治疗期的结局（Michelson 等，1999 年）。经过氟西汀急性期治疗有效的患者被随机分配继续接受同剂量氟西汀治疗或者安慰剂治疗 24 周。结果显示，巩固期活性药物组患者惊恐发作频率和恐怖评定量表评分有进一步改善，安慰剂组患者症状明显恶化。因此，建议惊恐障碍患者完成急性期治疗后，需要继续治疗以巩固疗效。

同年，国际惊恐障碍研究小组报道了马氯贝胺和氟西汀治疗惊恐障碍的疗效比较研究（Tiller 等，1999 年）。这是一项国际多中心双盲平行组对照研究。马氯贝胺的剂量为 450 mg/d，氟西汀为 20 mg/d。这项研究分为两个阶段，第一阶段是 8 周的急性期治疗观察，第二阶段是为期 1 年的随访观察。结果显示，两组急性期疗效没有显著差异，治疗 8 周末，马氯贝胺组 63% 和氟西汀组 70% 的患者不再出现惊恐发作。急性期治疗期间马氯贝胺组有 5 例严重不良事件发生，氟西汀组有 9 例。在随后的 1 年治疗过程中，两组均没有再出现严重的不良事件，治疗终点马氯贝胺组 61 例患者、氟西汀组 65 例患者为显著或极其显著改善。

2. 氟伏沙明 氟伏沙明能有效治疗惊恐障碍，并减轻惊恐障碍患者在药物激发试验中静脉注射育亨宾后出现的焦虑。双盲、安慰剂对照研究发现，氟伏沙明可以改善社交焦虑障碍患者的病情（Bakish 等，1996 年）。54 例惊恐障碍患者经过 1 周安慰剂治疗洗脱期后，随机分配接受氟伏沙明、丙米嗪或安慰剂治疗。结果显示，氟伏沙明组患者在改善惊恐发作频率、MSPS 和预期性焦虑量表，以及总体印象量表疾病改善等方面显著优于安慰剂组，疗效与丙米嗪组相当。

一项国际多中心、随机、双盲、安慰剂对照研究评价了氟伏沙明治疗惊恐障碍的疗效（Asnis 等，2001 年）。188 例惊恐障碍患者（符合 DSM-Ⅲ-R 惊恐障碍诊断标准，伴有或不伴有广场恐怖）被随机分配接受氟伏沙明或安慰剂治疗 8 周，氟伏沙明组惊恐发作的频率和严重程度明显改善，与安慰剂组比较，有显著差异，氟伏沙明组 61% 的患者不再出现惊恐发作（安慰剂组为 36%）。并且比较两组患者的总体功能，接受氟伏沙明治疗的患者，功能改善优于安慰剂组。一些惊恐变量的改善出现在治疗 1 周末。

还有研究者（Sharp 等，1997 年）比较了氟伏沙明、CBT 和安慰剂治疗惊恐障碍患者的疗效。149 例惊恐障碍患者（符合 DSM-Ⅲ-R 惊恐障碍诊断标准），被随机分配接受氟伏沙明或安慰剂或氟伏沙明合并 CBT 或安慰剂合并 CBT 或 CBT 单一治疗。观察期为 13 周。结果显示，所有的活性药物治疗组的疗效均显著优于安慰剂组，氟伏沙明组 81%的患者不再出现惊恐发作，CBT 组为 50%，安慰剂组为 39%。氟伏沙明合并 CBT 组患者疗效最佳。

3. 舍曲林 最早是一项多中心双盲研究（Pohl 等，1998 年），比较了固定剂量舍曲林和安慰剂治疗符合 DSM-Ⅲ-R 诊断标准的惊恐障碍患者的疗效，入组前患者有 2 周的安慰剂治疗导入期，共 168 例患者随机接受了舍曲林或安慰剂治疗 10 周。在降低惊恐发作的频率和缓解严重程度方面，舍曲林组疗效显著优于安慰剂组。完成研究的患者中，舍曲林组 88%的患者不再出现惊恐发作，安慰剂组为 53%，并且舍曲林组患者的生活质量和生活满意度明显改善，疗效显著优于安慰剂组，且耐受性良好，有 9%的患者因不良反应退出研究。第二项是固定剂量的剂量探索性研究（Londborg，1998 年），178 例门诊惊恐障碍患者，经过 2 周安慰剂洗脱期后，被随机分配接受舍曲林（50 mg/d、100 mg/d 或 200 mg/d）或者安慰剂治疗 12 周。舍曲林组在惊恐发作频率、场景性发作、非预期性发作及焦虑持续时间方面的改善均显著优于安慰剂组（所有方面 $P<0.01$），未发生严重不良事件。第三项研究是可变剂量舍曲林治疗惊恐障碍的研究（Pollack 等，1998 年），176 例不伴抑郁的惊恐障碍患者（伴有或不伴有广场恐怖），经过 2 周单盲安慰剂洗脱期后，随机接受双盲、可变剂量舍曲林（50～200 mg/d）或安慰剂治疗 10 周。治疗终点时，舍曲林组患者惊恐发作频率的改善

显著优于安慰剂组（$P=0.01$），并且接受舍曲林治疗的患者总体改善程度、社会功能改善和生活质量提高均显著优于安慰剂组（$P=0.01$、$P=0.03$ 和 $P=0.003$）；两组的不良事件发生情况相似。一项舍曲林治疗惊恐障碍的长期研究（Rapaport 等，2001 年）中，398 例惊恐障碍患者经过 52 周舍曲林开放治疗后，183 例治疗有效的患者被随机分配接受舍曲林（$n=93$）或安慰剂（$n=90$）治疗 28 周。安慰剂组 33%的患者出现病情恶化，舍曲林组为 13%，突然停药后，少数患者出现了头晕（舍曲林组发生率为 4.3%，安慰剂组为 16.9%）、失眠（舍曲林组为 4.3%，安慰剂组为 15.7%）。

一项研究评估了舍曲林与活性药物（帕罗西汀）治疗惊恐障碍的疗效（Bandelow 等，2004 年）。伴有或不伴有广场恐怖的惊恐障碍门诊患者（DSM-IV 和 ICD-10 诊断标准）被随机分配接受双盲 12 周可变剂量舍曲林（剂量滴定至 50～150 mg/d，$n=112$）或帕罗西汀（剂量滴定至 40～60 mg/d，$n=113$）。研究结束后，患者在 3 周的时间内将剂量逐渐减量至停药。结果显示，舍曲林和帕罗西汀组 PASS 总分及各项指标的改善相同。治疗结束时舍曲林组 82%的患者和帕罗西汀组 78%的患者经治疗有效。因不良反应停药的患者比例，帕罗西汀组略高于舍曲林组（18% *vs.* 12%，无统计学显著差异）。研究结束后的减药期间，舍曲林组无惊恐发作患者比例增高了 4%，帕罗西汀组降低了 11%（$P<0.05$），因此，两种药物对惊恐障碍均有效，帕罗西汀治疗的减药速度应较慢。

（四）文拉法辛

最早一项文拉法辛双盲、安慰剂对照 8 周研究（Pollack 等，1996 年）观察了 25 例惊恐障碍患者，13 例接受文拉法辛治疗，12 例接受安慰剂治疗，发现安慰剂组患者脱落率高于文拉法辛组，文拉法辛组患者的总体改善显著优于安慰剂组。随后的大样本、双盲、安慰剂对照研究评估了文拉法辛缓释剂治疗惊恐障碍的疗效（Bradwejn 等，2005 年），361 例成人惊恐障碍患者，被随机分配接受可变剂量的文拉法辛缓释剂（75～225 mg/d）或安慰剂治疗 10 周。结果发现，文拉法辛缓释剂组在治疗结束时无惊恐发作患者比例明显高于安慰剂组，并且有更高的痊愈率，患者的预期性焦虑和恐怖及回避，均明显优于安慰剂组，耐受性良好。

一项对活性药物帕罗西汀的双盲、安慰剂对照研究评价了文拉法辛治疗惊恐障碍的疗效（Pollack 等，2007 年）。664 例非抑郁的成年惊恐障碍患者（符合 DSM-IV 诊断标准，伴有或不伴有广场恐怖）被随机分配接受文拉法辛缓释剂（75 mg/d 或 150 mg/d）或帕罗西汀 40 mg/d 或安慰剂治疗 12 周。疗效用惊恐发作次数和 PAAS 评估，主要疗效指标为全部惊恐发作症状消失的患者比例，次要疗效指标为惊恐障碍严重度量表（PDSS）、临床疗效总评量表–病情严重程度（CGI-SI）和临床疗效总评量表–疗效总评（CGI-GI）。有效定义为 CGI-GI 评定为显著改善和非常显著改善，缓解（或痊愈）定义为 CGI-SI 评定为无病或边缘状态，PAAS 评定为无惊恐发作症状。同时评价了抑郁、焦虑、恐怖回避、预期性焦虑、功能和生活质量。意向性分析（ITT）和末次观察截转分析（LOCF）显示，文拉法辛缓释剂和帕罗西汀在大多数评定指标方面的疗效显著优于安慰剂，两个活性药物组疗效没有显著差异。治疗结束后，活性药物组无惊恐发作患者比例为 54%～61%，安慰剂组为 35%。活性药物组约 75%的患者对治疗有效，约 45%的患者为痊愈；安慰剂组有效率为 55%，痊愈率为 25%。两个活性药物组不良反应相似，均较轻微。

一项研究观察了文拉法辛缓释剂预防惊恐障碍复发的长期研究（Ferguson 等，2007 年）。291 例年龄≥18 岁的门诊惊恐障碍（符合 DSM-Ⅳ诊断标准）患者接受可变剂量的文拉法辛缓释剂（75~225 mg/d）治疗 12 周，治疗有效的患者（$n=169$，文拉法辛组 89 例，平均剂量 165~171 mg/d；安慰剂组 80 例）被随机分配接受文拉法辛缓释剂或者安慰剂治疗 26 周，有效定义为开放治疗期的过去 2 周每周惊恐发作不到 1 次，双盲治疗期 4 周内发作少于 2 次。结果显示，文拉法辛缓释剂可以明显降低患者的复发率，复发时间推迟，与安慰剂组相比，有统计学显著差异（$P<0.001$）。所有的次要评价指标，包括生活质量、残疾等，活性药物组均显著改善，疗效优于安慰剂组（$P\leqslant 0.005$）。

有几种有效的药物可用于治疗惊恐障碍。然而，许多患者的结果并不令人满意，这表明扩大抗惊恐障碍药物的范围和提高对当前推荐治疗的反应质量是有用的。Caldirola 等在 2018 年对药理学研究（从Ⅲ期开始）进行了系统评价，以检查过去 5 年中是否取得了进展，该综述仅包括 4 项研究。D-环丝氨酸作为 CBT 的增强剂似乎不再有前途。关于优化推荐药物的一些初步发现值得考虑，联合 SSRIs 可能比单独使用 CBT 治疗惊恐发作更有效。当存在广场恐怖症时联合治疗更可取，氯硝西泮在减少惊恐复发方面比帕罗西汀更有效。专家意见：鉴于缺乏新的治疗方法，将个性化治疗方法扩展到现有药物似乎是改善惊恐障碍药物治疗结果的最可行策略。最近的技术包括收集实时数据的可穿戴设备、“大数据”平台和机器学习技术的应用，可能有助于使结果预测更加可靠。

大量的惊恐障碍患者在停止有效的药物治疗后出现复发，导致对个人的不利影响和相当大的社会成本。这表明有必要优化药物治疗，以降低复发风险。Caldirola 等 2020 年发表了系统综述，该综述研究了过去 20 年来发表的涉及推荐药物的随机、双盲、安慰剂对照的复发预防研究。作者的目的是评估最近的研究是否取得进展，该综述只纳入了 7 项研究，研究结果有限。对于以前对相同剂量的相同药物表现出令人满意反应的患者，以恒定剂量进行为期 1 年的维持药物治疗具有防止复发的保护作用。维持治疗的持续时间不影响复发风险。没有关于使用低剂量或复发的预测因素的数据。专家意见：惊恐障碍的复发预防受到的关注有限，目前缺乏结论性的意见。重新思考惊恐障碍的药理学研究可能是有成效的。在大规模、多中心的长期自然环境研究中收集广泛的临床和个体特征/生物标志物，并实施最新的技术创新（如电子病历/“大数据”平台、可穿戴设备和机器学习技术）可能有助于确定可靠的预测模型。

由于常规药物治疗对惊恐障碍的缓解率为 20%~50%，需要替代的精神药理学策略。Masdrakis 等 2021 年发表了结构综述，首先，他们回顾了抗精神病药物和非苯二氮䓬类抗惊厥药物对有或无合并症的惊恐障碍患者的使用数据；其次，回顾了有关使用相同药物治疗另一种精神障碍期间减少惊恐症状的数据；再次，检查抗惊厥或抗精神病药物引起的新发惊恐症状的报道。结果显示，在难治性惊恐障碍的增效治疗中，一系列抗惊厥药物（如卡马西平、加巴喷汀、拉莫三嗪、左乙拉西坦、奥卡马西平、丙戊酸盐、普瑞巴林）和抗精神病药物（如阿立哌唑、奥氮平、利培酮）显示出积极效果。总体来说，大多数药物的耐受性普遍良好。样本量不足、缺乏对照组，以及大多数回顾性的开放性研究和短期性质等特点，影响了关于抗精神病药物和抗惊厥药物的短期和长期疗效，以及潜在的长期不良反应。结论：在传统方法治疗惊恐障碍不成功时，一些非典型抗精神病药物和抗惊厥药物可能对某些惊恐障碍患者有治疗作用，但目前支持证据的质量有限。

（五）心理治疗的临床研究证据

Bandelow 等曾系统复习了 2001 年以前的文献，对有关焦虑障碍的心理治疗、药物治疗，以及联合治疗的对照研究进行荟萃分析，共有 16 项惊恐障碍对照研究、6 项社交焦虑障碍对照研究和2项广泛性焦虑障碍对照研究符合入组分析标准。结果显示，药物、CBT，以及药物和心理治疗联合均能有效治疗焦虑障碍，其中联合治疗的效果优于任何单一治疗组。

Furukawa 等系统复习了2005年以前有关心理治疗与抗抑郁药物治疗（联合或不联合）惊恐障碍（伴有或不伴有广场恐怖）的对照研究文献，共有23项随机、双盲对照试验符合分析标准入组（样本病例为1709例），21项研究为行为治疗或CBT。结果显示，在急性期治疗阶段，联合治疗组疗效优于单一抗抑郁药物治疗组（相对效应值为1.24，95%*CI* 1.02~1.52）和单一心理治疗组（相对效应值为1.17，95%*CI* 1.05~1.31）；不过，联合治疗组的脱落率（因为药物不良反应）较心理治疗组高。在长期治疗阶段，只要患者坚持服药，则联合治疗较单一药物维持治疗（相对效应值为1.61，95%*CI* 1.23~2.11）和单一心理治疗（相对效应值为0.96，95%*CI* 0.79~1.16）的疗效更持久。作者的结论：药物与心理治疗联合使用或单一心理治疗（主要为CBT）可作为惊恐障碍的一线治疗选择。

参 考 文 献

[1] BALLENGER J C, WHEADON D E, STEINER M, et al. Double-blind, fixed-dose, placebo-controlled study of paroxetine in the treatment of panic disorder[J]. Am J Psychiatry, 1998, 155(1):36-42.

[2] LECRUBIER Y, BAKKER A, DUNBAR G, et al. A comparison of paroxetine, clomipramine and placebo in the treatment of panic disorder. Collaborative Paroxetine Panic Study Investigators[J]. Acta Psychiatr Scand, 1997, 95(2):145-152.

[3] BAKKER A, VAN-DYCK R, SPINHOVEN P, et al. Paroxetine, clomipramine, and cognitive therapy in the treatment of panic disorder[J]. J Clin

Psychiatry,1999,60(12):831-838.

[4] SHEEHAN D V,BURNHAM D B,IYENGAR M K,et al. Efficacy and tolerability of controlled-release paroxetine in the treatment of panic disorder[J]. J Clin Psychiatry,2005,66(1):34-40.

[5] LECRUBIER Y,JUDGE R. Long-term evaluation of paroxetine,clomipramine and placebo in panic disorder. Collaborative paroxetine panic study investigators[J]. Acta Psychiatr Scand,1997,95(2):153-160.

[6] TONI C,PERUGI G,FRARE F,et al. A prospective naturalistic study of 326 panic-agoraphobic patients treated with antidepressants [J]. Pharmacopsychiatry,2000,33(4):121-131.

[7] PERNA G,BERTANI A,CALDIROLA D,et al. A comparison of citalopram and paroxetine in the treatment of panic disorder: a randomized, single-blind study[J]. Pharmacopsychiatry,2001,34(3):85-90.

[8] WADE A G,LEPOLA U,KOPONEN H J,et al. The effect of citalopram in panic disorder[J]. Br J Psychiatry,1997,170:549-553.

[9] RAMPELLO L, ALVANO A, RAFFAELE R, et al. New possibilities of treatment for panic attacks in elderly patients: escitalopram versus citalopram[J]. J Clin Psychopharmacol,2006,26(1):67-70.

[10] STAHL S M, GERGEL I, LI D. Escitalopram in the treatment of panic disorder: a randomized, double-blind, placebo-controlled trial[J]. J Clin Psychiatry,2003,64(11):1322-1327.

[11] MICHELSON D,LYDIARD R B,POLLACK M H,et al. Outcome assessment and clinical improvement in panic disorder: evidence from a randomized controlled trial of fluoxetine and placebo. The fluoxetine panic disorder study group[J]. Am J Psychiatry,1998,155(11):1570-1577.

[12] TILLER J W,BOUWER C,BEHNKE K. Moclobemide and fluoxetine for panic disorder. International Panic Disorder Study Group[J]. Eur Arch Psychiatry Clin Neurosci,1999,249(Suppl 1):7-10.

[13] MICHELSON D,POLLACK M,LYDIARD R B,et al. Continuing treatment of panic disorder after acute response: randomised, placebo-controlled trial with fluoxetine. The Fluoxetine Panic Disorder Study Group[J]. Br J Psychiatry,1999,174:213-218.

[14] BAKISH D,HOOPER C L,FILTEAU M J,et al. A double-blind placebo-controlled trial comparing fluvoxamine and imipramine in the treatment of panic disorder with or without agoraphobia[J]. Psychopharmacol Bull, 1996,32(1):135-141.

[15] ASNIS G M,HAMEEDI F A,GODDARD A W,et al. Fluvoxamine in the treatment of panic disorder: a multi-center, double-blind, placebo-controlled study in outpatients[J]. Psychiatry Res,2001,103(1):1-14.

[16] SHARP D M, POWER K G, SIMPSON R J, et al. Global measures of outcome in a controlled comparison of pharmacological and psychological treatment of panic disorder and agoraphobia in primary care[J]. Br J Gen Pract,1997,47(416):150-155.

[17] POHL R B,WOLKOW R M,CLARY C M. Sertraline in the treatment of panic disorder: a double-blind multicenter trial[J]. Am J Psychiatry, 1998,155(9):1189-1195.

[18] POLLACK M H,OTTO M W,WORTHINGTON J J,et al. Sertraline in the treatment of panic disorder:a flexible-dose multicenter trial[J]. Arch Gen Psychiatry,1998,55(11):1010-1016.

[19] LONDBORG P D, WOLKOW R, SMITH W T, et al. Sertraline in the treatment of panic disorder. A multi-site,double-blind,placebo-controlled, fixed-dose investigation[J]. Br J Psychiatry,1998,173:54-60

[20] RAPAPORT M H;WOLKOW R,RUBIN A,et al. Sertraline treatment of panic disorder: results of a long-term study[J]. Acta Psychiatr Scand, 2001,104(4):289-298.

[21] BANDELOW B,BEHNKE K,LENOIR S,et al. Sertraline versus paroxetine in the treatment of panic disorder: an acute, double-blind noninferiority comparison[J]. J Clin Psychiatry,2004,65(3):405-413.

[22] POLLACK M H,LEPOLA U,KOPONEN H,et al. A double-blind study of the efficacy of venlafaxine extended-release,paroxetine,and placebo in the treatment of panic disorder[J]. Depress Anxiety,2007,24(1):1-14.

[23] POLLACK M H,WORTHINGTON J J,OTTO M W,et al. Venlafaxine for panic disorder:results from a double-blind,placebo-controlled study[J]. Psychopharmacol Bull,1996,32(4):667-670.

[24] BRADWEJN J, AHOKAS A, STEIN D J, et al. Venlafaxine extended-release capsules in panic disorder: flexible-dose, double-blind, placebo-controlled study[J]. Br J Psychiatry, 2005, 187: 352-359.

[25] FERGUSON J M, KHAN A, MANGANO R, et al. Relapse prevention of panic disorder in adult outpatient responders to treatment with venlafaxine extended release[J]. J Clin Psychiatry, 2007, 68(1): 58-68.

[26] RIBEIRO L, BUSNELLO J V, KAUER-SANT'ANNA M, et al. Mirtazapine versus fluoxetine in the treatment of panic disorder[J]. Braz J Med Biol Res, 2001, 34(10): 1303-1307.

[27] BERTANI A, PERNA G, MIGLIARESE G, et al. Comparison of the treatment with paroxetine and reboxetine in panic disorder: a randomized, single-blind study[J]. Pharmacopsychiatry, 2004, 37(5): 206-210.

[28] SEPEDE G, DE-BERARDIS D, GAMBI F, et al. Olanzapine augmentation in treatment-resistant panic disorder: a 12-week, fixed-dose, open-label trial[J]. J Clin Psychopharmacol, 2006, 26(1): 45-49.

[29] POLLACK M H, SIMON N M, WORTHINGTON J J, et al. Combined paroxetine and clonazepam treatment strategies compared to paroxetine monotherapy for panic disorder[J]. J Psychopharmacol, 2003, 17(3): 276-282.

[30] BUSCH F N. Psychodynamic treatment of panic disorder[J]. Primary Psychiatry, 2006, 13(5): 61-66.

[31] BANDELOW B, SEIDLER-BRANDLER U, BECKER A, et al. Meta-analysis of randomized controlled comparisons of psychopharmacological and psychological treatments for anxiety disorders[J]. World J Biol Psychiatry, 2007, 8(3): 175-187.

[32] CARLBRING P, BOHMAN S, BRUNT S, et al. Remote treatment of panic disorder: a randomized trial of internet-based cognitive behavior therapy supplemented with telephone calls[J]. Am J Psychiatry, 2006, 163(12): 2119-2125.

[33] DEACON B, ABRAMOWITZ J. A pilot study of two-day cognitive-behavioral therapy for panic disorder[J]. Behav Res Ther, 2006, 44(6): 807-817.

[34] FAVA G A, RAFANELLI C, GRANDI S, et al. Long-term outcome of panic disorder with agoraphobia treated by exposure[J]. Psychol Med, 2001, 31(5):891-898.

[35] GALASSI F, QUERCIOLI S, CHARISMAS D, et al. Cognitive-behavioral group treatment for panic disorder with agoraphobia[J]. J Clin Psychol, 2007, 63(4):409-416.

[36] HOFMANN S G, MEURET A E, ROSENFIELD D, et al. Preliminary evidence for cognitive mediation during cognitive-behavioral therapy of panic disorder[J]. J Consult Clin Psychol, 2007, 75(3):374-379.

[37] KIROPOULOS L A, KLEIN B, AUSTIN D W, et al. Is internet-based CBT for panic disorder and agoraphobia as effective as face-to-face CBT? [J]. J Anxiety Disord, 2008, 22(8):1273-1284.

[38] MILROD B, LEON A C, BUSCH F, et al. A randomized controlled clinical trial of psychoanalytic psychotherapy for panic disorder [J]. Amj Psychiatry, 2007, 164(2):265-272.

[39] MILROD B, BUSCH F, LEON A C, et al. Open trial of psychodynamic psychotherapy for panic disorder: a pilot study [J]. Am J Psychiatry, 2000, 157(11):1878-1880.

[40] LIPSITZ J D, GUR M, MILLER N L, et al. An open pilot study of interpersonal psychotherapy for panic disorder(IPT-PD)[J]. J Nerv Ment Dis, 2006, 194(6):440-445.

[41] LANDON T M, BARLOW D H. Cognitive-behavioral treatment for panic disorder: current status[J]. J Psychiatr Pract, 2004, 10(4):211-226.

[42] ROBERGE P, MARCHAND A, REINHARZ D, et al. Cognitive-behavioral treatment for panic disorder with agoraphobia: a randomized, controlled trial and cost-effectiveness analysis [J]. Behav Modif, 2008, 32(3):333-351.

[43] TITOV N. Status of computerized cognitive behavioural therapy for adults [J]. Aust N Z J Psychiatry, 2007, 41(2):95-114.

[44] STUART G L, TREAT T A, WADE W A. Effectiveness of an empirically based treatment for panic disorder delivered in a service clinic setting: 1-year follow-up[J]. J Consult Clin Psychol, 2000, 68(3):506-512.

[45] VAN APELDOORN F J, VAN HOUT W J, MERSCH P P, et al. Is a combined therapy more effective than either CBT or SSRI alone? Results of a multicenter trial on panic disorder with or without agoraphobia[J]. Acta Psychiatr Scand, 2008, 117(4): 260-270.

[46] CALDIROLA D, ALCIATI A, RIVA A, et al. Are there advances in pharmacotherapy for panic disorder? A systematic review of the past five years[J]. Expert Opin Pharmacother, 2018, 19(12): 1357-1368.

[47] MASDRAKIS V G, BALDWIN D S. Anticonvulsant and antipsychotic medications in the pharmacotherapy of panic disorder: a structured review [J]. Ther Adv Psychopharmacol, 2021, 11: 1-24.

[48] JAKUBOVSKI E, JOHNSON J A, NASIR M, et al. Systematic review and meta-analysis: dose-response curve of SSRIs and SNRIs in anxiety disorders[J]. Depress Anxiety, 2019, 36(3): 198-212.

[49] CALDIROLA D, ALCIATI A, DACCÒ S, et al. Relapse prevention in panic disorder with pharmacotherapy: where are we now? [J]. Expert Opin Pharmacother, 2020, 21(14): 1699-1711.

[50] KAMPMAN M, VAN BALKOM A J L M, BROEKMAN T, et al. Stepped-care versus treatment as usual in panic disorder: a randomized controlled trial[J]. PLoS One, 2020, 15(8): e0237061.

二、广泛性焦虑障碍的临床研究证据

（一）文拉法辛

一项治疗抑郁症门诊患者的研究（Feighner 等，1998 年），用 SNRIs 类药物文拉法辛每天 1 次给药可以有效缓解焦虑症状，结果证明了文拉法辛治疗广泛性焦虑障碍患者的疗效。文拉法辛在短期和长期治疗广泛性焦虑障碍的研究中表现出优越疗效，该结果来自 5 项随机安慰剂对照试验研究结果，其中 2 项的活性对照为地西泮或丁螺环酮。一项荟萃分析综合了 5 项安慰剂对照研究，受试者为符合 DSM-Ⅳ广泛性焦虑诊断标准的 1839

例患者。结果显示，文拉法辛短期治疗有很好的疗效。这些研究中，文拉法辛的疗效优势（效应值，即与安慰剂比较在研究结束时 HAMA 评分均分差异）为（1.60~4.20），平均效应值为 2.78。对数据进一步分析年龄对疗效的影响，发现在年轻和年老群体的患者中（Katz 等，2002 年）文拉法辛的疗效都优于安慰剂。

第一项对照研究中包括了 564 例患者，通过对意向性分析（IIT）人群进行分析，没有发现活性药物（75 mg/d 的文拉法辛或 15 mg/d 的地西泮）比安慰剂更有优势。在进一步分析时，剔除了那些不能区分地西泮与安慰剂疗效差异的研究中心后，在 HAMA 总分减分和其他疗效指标上，文拉法辛和地西泮均显著优于安慰剂（Hackett 等，2000 年）。

第二项对照研究中包括了 405 例患者，结果显示，在主要疗效指标方面，文拉法辛缓释胶囊优于安慰剂和丁螺环酮（30 mg/d），但都没有达到统计学意义。文拉法辛在研究结束时 HAMA 精神性焦虑项目评分，以及在第 2 周、4 周、6 周及 8 周时 HAMA 焦虑情绪项目评分均明显优于安慰剂（$P<0.05$）。文拉法辛与丁螺环酮相比，在第 3 周、第 4 周和第 8 周的 CGI 评分均有显著的改善（Davidson 等，1999 年）。

两项随机安慰剂对照研究证明了文拉法辛的剂量-疗效关系。第一项研究持续了 8 周，每天 75 mg、150 mg 和 225 mg 的文拉法辛，疗效均优于安慰剂（$P<0.05$），最显著的疗效出现在最高剂量组。第二项研究持续了 24 周，与安慰剂治疗患者相比，每天 75 mg 和 150 mg 的文拉法辛各项结局指标均显著改善（$P<0.01$），每天 37.5 mg 的文拉法辛只是在某些访谈时几项指标优于安慰剂。两项研究中，高剂量组疗效均优于低剂量组（Allgulander 等，2001 年）。

另一项安慰剂对照、多中心、随机、双盲研究评价了可变剂量文拉法辛缓释剂治疗广泛性焦虑障碍门诊患者的疗效及安全性，272 例门诊患者被随机分配接受 12 周的可变剂量文拉法辛缓释剂（75～225 mg/d）或安慰剂治疗。第 4～12 周末，文拉法辛缓释剂的疗效显著优于安慰剂，疗效用 Liebowitz 社交焦虑量表（LSAS）总分变化来表示。CGI-SI 和 CGI-GI 的评分表明，文拉法辛缓释剂在 4～12 周都比安慰剂有明显的疗效。在第 4～12 周，与安慰剂组相比，文拉法辛缓释剂组更高比例的患者 CGI-GI 达到 1 或 2，提示文拉法辛缓释剂组有效患者比例更高。用 LSAS 的恐惧/焦虑和回避分量表及社交恐怖量表评估，结果显示，在第 4～12 周及6～12 周文拉法辛缓释剂都比安慰剂更有效。Sheehan 残疾量表（SDS）显示，文拉法辛缓释剂组在第4～12 周的社会功能、第 12 周的工作能力均有显著的改善。文拉法辛缓释剂短期治疗广泛性焦虑障碍是一种安全、耐受性良好的治疗方法。

另外有两项安慰剂对照研究评估了用文拉法辛缓释剂治疗儿童青少年广泛性焦虑障碍的疗效和安全性（Rynn 等，2007 年）。两项研究分别在 2000 年和 2001 年的 59 个中心进行，符合 DSM-Ⅳ广泛性焦虑障碍诊断标准的 6～17 岁广泛性焦虑障碍患者接受为期 8 周的可变剂量文拉法辛缓释剂（$n=157$）或安慰剂（$n=163$）治疗。主要疗效指标是学龄期儿童心境障碍和精神分裂症访谈修订版（modified version of the Schedule for Affective Disorders and Schizophrenia for School-Age Children）中 9 个描述性项目的总分变化；次要疗效指标是这 9 个描述性因子评分、儿童焦虑评定量表、HAMA、儿童焦虑与心境障碍筛查问卷，以及 CGI-SI 和 CGI-GI 量表总分改变。结果显示，文拉法辛缓释剂组在主要和次要疗效指标方面均表现出显著疗效。文拉法辛的总体安全性良好，常见不良反应是乏力、食欲减退、头痛和嗜睡。作者得出结论，文拉法辛缓释剂是治疗儿童广泛性焦虑障碍的一种有效、耐受性良好的治疗药物。

（二）度洛西汀

度洛西汀是另外一种 SNRIs 类药物，在美国已经被 FDA 批准适用于治疗广泛性焦虑障碍。一项多中心、随机、双盲、可变剂量、安慰剂和活性对照研究（文拉法辛缓释剂 75~225 mg/d）评估了 60~120 mg/d 度洛西汀治疗广泛性焦虑障碍患者的疗效和耐受性（Hartford 等，2007 年），疗程 10 周，受试者为符合 DSM-IV 诊断标准的广泛性焦虑障碍患者，主要疗效指标为 HAMA 总分与基线比较的减分率。共入组 487 例患者，随机接受度洛西汀（$n=162$）、文拉法辛缓释剂（$n=164$）或安慰剂（$n=161$）治疗。治疗结束时，与安慰剂组相比，度洛西汀组（$P=0.007$）和文拉法辛缓释剂组（$P<0.001$）的 HAMA 总分有显著改善，3 组的总脱落率无统计学差异，但是因不良反应造成的脱落率，度洛西汀组（14.2%，$P<0.001$）和文拉法辛缓释剂组（11.1%，$P=0.001$）显著高于安慰剂组（1.9%）。研究后期有 2 周的减药阶段，与安慰剂组相比较，文拉法辛缓释剂组突然撤药引起的不良反应发生率明显要高（15.8% *vs.* 26.9%，$P=0.04$），但在度洛西汀组（19.4%，$P=0.448$）与安慰剂组没有显著差异。度洛西汀 60~120 mg/d 和文拉法辛缓释剂 75~225 mg/d 对广泛性焦虑障碍患者都是有效的治疗方案。

另外一项研究对度洛西汀治疗广泛性焦虑障碍的 3 项独立研究进行的汇总分析，评估了度洛西汀对广泛性焦虑障碍患者社会功能的改善作用（Endicott 等，2007 年）。3 项研究均是随机、双盲、安慰剂对照的多中心研究，受试者为符合 DSM-Ⅳ广泛性焦虑障碍诊断标准的成年门诊患者。一项研究是比较 9 周固定剂量的 60 mg/d 或 120 mg/d 度洛西汀（例数分别是 $n=168$ 和 $n=170$,）与安慰剂（$n=175$）的疗效。另外 2 项研究比较了 10 周可变剂量的 60~120 mg/d 度洛西汀（研究 2，$n=168$；研究 3，$n=162$）与安慰剂（研究 2，$n=159$；研究 3，$n=161$）的疗效。3 项研究的功能评估指标是 SDS，其他评估指标有生活满意度和生活质量问卷，以及欧洲五维生活质量量表。3 项研究在 2004 年 6 月至 2005 年 11 月进行。结果显示，与安慰剂治疗的患者相比，度洛西汀组患者的 SDS 总体功能评分（研究 1，$P \leqslant 0.001$；研究 2 和 3，$P \leqslant 0.01$），SDS 工作、社会生活及家庭责任的评分（$P \leqslant 0.05$ 到 $P<0.001$）均有显著改善。治疗时，度洛西汀组的 SDS 总体功能评分与安慰剂组相比，有显著改善（$P \leqslant 0.05$ 至 $P<0.001$）。并且度洛西汀组患者在其他功能指标方面，包括生活质量和健康方面都显著优于安慰剂组（$P \leqslant 0.05$ 到 $P<0.001$）。

（三）丁螺环酮

丁螺环酮治疗广泛性焦虑障碍的疗效已经在几个多中心、双盲、安慰剂对照研究中得到确定。已发表的研究将丁螺环酮与其他抗焦虑药物或安慰剂进行了比较。丁螺环酮已经与地西泮、氯氮卓、阿普唑伦、劳拉西泮和奥沙西泮进行过比较。临床试验中丁螺环酮的剂量为 7.5~42.3 mg/d。

现有的大多数研究均采用《精神疾病诊断和统计手册》（第 3 版）（DSM-Ⅲ）广泛性焦虑障碍的诊断标准，该标准只要求有为期 1 个月的焦虑症状。有 3 个研究采用了第 3 版修订版（DSM-Ⅲ-R）或第 4 版（DSM-Ⅳ）的诊断标准，将焦虑症状的持续时间延长至 6 个月以上。因此，目前关于丁螺环酮治疗慢性焦虑症状的疗效资料很少。在这 13 项经同行评议、安慰剂对照的研究中，有 6 项研究显示，治疗 4~6 周后，丁螺环酮的疗效并不优于安慰剂。在 10 项经同行评议、安慰剂对照的研究中，将丁螺环酮与标准苯二氮䓬类药物进行了比较，其中 6 项研究显示，丁螺环酮在统计学意义上优于安慰剂，疗效与地西泮、阿普唑伦或劳拉西泮相当。但是，在这 10 项研究中，有 2

项研究显示地西泮与丁螺环酮的疗效并不优于安慰剂，有 2 项研究显示丁螺环酮的疗效并不优于安慰剂。丁螺环酮的治疗反应通常在 2~3 周比较明显，而对苯二氮䓬类药物的反应则出现较快（如 1~2 周）。在治疗焦虑的躯体症状方面，苯二氮䓬类药物的疗效也略优于非苯二氮䓬类药物，但是在精神性焦虑方面，丁螺环酮与苯二氮䓬类药物的疗效之间没有显著差异。丁螺环酮治疗发怒和敌对症状的疗效可能优于苯二氮䓬类药物。最后，有些研究者提出，以前用苯二氮䓬类药物治疗可以降低丁螺环酮的疗效。然而，目前的资料显示，只有近期（即 4 周内）用苯二氮䓬类药物治疗，才有可能减轻丁螺环酮的抗焦虑作用。

有一项研究比较了丁螺环酮或氯氮卓长期（6 个月）治疗广泛性焦虑障碍的疗效。结果显示，在治疗第 2 周以后，丁螺环酮治疗焦虑的疗效与氯氮卓相同。另外，与氯氮卓相反，突然停用丁螺环酮治疗不会出现戒断症状。在 40 个月的随访中，曾服用氯氮卓治疗 6 个月的患者中有 30%重新开始经常使用抗焦虑药物，大多数患者使用的是苯二氮䓬类药物；服用丁螺环酮治疗的患者均未出现这种情况。作者的结论是，丁螺环酮长期治疗对于广泛性焦虑障碍的疗效可能比苯二氮䓬类药物持久。

对于丁螺环酮治疗老年患者焦虑症状的疗效和耐受性也进行了评价。在一项为期 4 周的安慰剂对照研究中，以 40 例既有焦虑又有抑郁症状的老年患者作为受试者，研究丁螺环酮 15~30 mg/d 治疗焦虑症状的效果。服用丁螺环酮组患者的 HAMA、HAMD 和 CGI 评分明显低于服用安慰剂组。当老年患者使用的丁螺环酮剂量与治疗年轻患者的剂量相似时，患者通常能够很好地耐受；事实上，以丁螺环酮治疗的患者大多数（75%）报道未出现不良反应。

（四）SSRIs

1. 帕罗西汀　4 项随机、双盲、安慰剂对照研究评估了帕罗西汀短期治疗广泛性焦虑障碍者的疗效。第一项研究观察了帕罗西汀治疗符合 DSM-Ⅳ广泛性焦虑障碍诊断标准的 81 例患者 8 周的疗效，对照药物为丙米嗪和地西泮，结果显示，与丙米嗪与地西泮相比，帕罗西汀的疗效显著优于地西泮，与丙米嗪相似。从第 4 周开始，帕罗西汀与地西泮的治疗就表现出统计学意义的显著疗效，与丙米嗪的疗效差异在治疗结束时表现出来。

第二项研究是在美国完成的是为期 8 周的固定剂量研究，包括 566 例患者。在 HAMA 总分和 HAMA 的项目 1（焦虑情绪）和项目 2（紧张）的评分减分方面，帕罗西汀组（20 mg/d 或 40 mg/d）疗效显著优于安慰剂组（$P<0.001$）。HAMA 评分减分没有表现出剂量-疗效相关性，但是接受帕罗西汀 20 mg/d 和 40 mg/d 治疗患者的总有效率分别为 68%和 81%，安慰剂组患者为 52%（$P<0.001$）。研究结束时，用一个与健康有关的生活质量问卷（EuroQoL-5D）和视觉模拟量表评估患者的生活质量，发现帕罗西汀组的各剂量组自基线后症状均有明显改善，显著优于安慰剂组，提示帕罗西汀可显著提高生活质量。

第三项随机对照研究是为期 8 周的可变剂量研究，该研究在美国人群中进行，入组了 326 例广泛性焦虑障碍患者。帕罗西汀（20～50 mg/d）可以明显降低 HAMA 总分，以及 HAMA 的第 1 条和第 2 条条目评分，疗效均明显优于安慰剂组，并且有很好的耐受性（Pollack 等，2001 年）。

第四项研究设计相似，入组了欧洲 372 例广泛性焦虑障碍患者，结果证明了 HAMA 总分和 HAMA 条目 1 和条目 2 评分有相似的降低。帕罗西汀的疗效不仅是减轻症状，还显著改善了患者的生活质量。一项小样本非对照研究（$n-29$）结果显示，帕罗西汀治疗后，患者在适应不良人格特质、伤害性逃避和追求新奇刺激方面有明显降低（$P=0.006$）（Allgulander 等，1998 年）。帕罗西汀的安慰剂对照研究也同样显示出随着广泛性焦虑症状的缓解，用 SDS 评分所反映的疾病所致的残疾也会得到改善，包括与症状相关的社会、职业和家庭生活的损害（Sheehan 等，1996 年）。

3 项研究结束时，帕罗西汀组和安慰剂组在 SDS 总分上有显著的统计学差异（可变剂量研究 1：差异=1.8，$P=0.037$；研究 2：差异=2.4，$P=0.001$；20 mg/d 剂量组：差异=3.1，$P<0.001$；40 mg/d 剂量组：差异=3.6，$P<0.001$）（Baldwin 等，2002 年）。

长期疗效

一项为期 32 周的研究，通过评价停药后的复发可能性评价了帕罗西汀长期治疗广泛性焦虑障碍、预防复发的疗效和长期治疗的耐受性（Stocchi 等，2003 年）。符合 DSM-IV 诊断标准的广泛性焦虑障碍患者，CGI-SI 评分≥4（$n=652$），先接受 8 周的帕罗西汀（20~50 mg/d）治疗，8 周末 CGI-SI 评分降低 2 分或≤3 分的患者被随机分配到帕罗西汀组（$n=278$）或安慰剂组（$n=288$）双盲治疗 24 周。主要疗效指标是双盲治疗期间复发患者比例（复发定义为 CGI-SI 评分至少增加 2 分到≤4 分或由于无效引起的停药）。结果显示，在 24 周的双盲治疗期，帕罗西汀组患者复发率明显低于安慰剂组（10.9% *vs.* 39.9%，$P<0.001$）。安慰剂组复发患者数几乎是帕罗西汀组的 5 倍（估计的风险比=0.213，95%*CI* 0.100~0.300]，$P<0.001$）。帕罗西汀在包括功能状态的所有次要疗效指标方面均显著改善。帕罗西汀组缓解的患者数是安慰剂组的 2 倍。帕罗西汀的耐受性良好，没有报道未预期的不良反应。因此得出结论，帕罗西汀可以安全有效地短期或长期治疗符合 DSM-IV 诊断标准的广泛性焦虑障碍患者，持续治疗可以明显降低广泛性焦虑障碍复发的

风险。

2. 舍曲林　一项双盲、可变剂量研究比较了舍曲林和帕罗西汀前瞻性治疗广泛性焦虑障碍的疗效和耐受性（Ball 等，2005 年）。55 例符合 DSM-Ⅳ诊断标准的广泛性焦虑障碍患者被随机分配接受 8 周帕罗西汀或舍曲林治疗。主要疗效指标是 HAMA 总分的平均改变和 CGI 评分改变，次要疗效指标为印第安纳大学广泛性焦虑评定量表（Indiana University generalized anxiety measurement scale）和患者主诉的焦虑症状及生活质量结局。结果发现，意向性治疗人群包括 53 例患者，43 例完成了全部 8 周的治疗。帕罗西汀组和舍曲林组在 HAMA 总分有同样显著的减分（帕罗西汀组 = 57% ± 28%，舍曲林组 = 56% ± 28%）。两组在疗效上没有显著差异，耐受性相似。舍曲林和帕罗西汀在治疗广泛性焦虑障碍方面表现出相似的疗效和耐受性。

在一项大样本、多中心、安慰剂、双盲对照的研究中（Allgulander 等，2004 年），符合 DSM-Ⅳ诊断标准的 182 例广泛性焦虑障碍患者给予舍曲林 50 ~ 150 mg/d 治疗 12 周，并与 188 例给予安慰剂治疗的广泛性焦虑障碍患者进行比较，采用 HAMA 和 CGI 进行疗效评定。结果发现，治疗 4 周后两组疗效就出现显著差异，舍曲林组在 HAMA 的总分及精神性焦虑因子和躯体性焦虑因子等降分均较安慰剂组更显著，两组治疗随访中的脱落率分别为 8% 和 10%。

在另一项舍曲林治疗广泛性焦虑障碍的大样本、多中心、安慰剂、双盲对照的临床研究中（Brawman-Mintzer 等，2006 年），326 例符合 DSM-Ⅳ诊断标准的门诊广泛性焦虑障碍患者分别给予舍曲林（50 ~ 200 mg/d）和安慰剂治疗 10 周，同样用 HAMA 和 CGI 进行评估，评分降低 50% 或以上为有效。结果显示，舍曲林组的疗效显著高于安慰剂组（59.2% *vs*. 48.2%）。

3. 艾司西酞普兰　艾司西酞普兰上市较晚，许多临床研究证实可以有效治疗抑郁障碍、惊恐障碍和社交焦虑障碍伴随的焦虑症状。几项研究证明了其治疗广泛性焦虑障碍的疗效，并且被美国 FDA 批准用于治疗广泛性焦虑障碍。第一项双盲、安慰剂对照、可变剂量研究，评价了艾司西酞普兰治疗广泛性焦虑障碍的疗效和耐受性（Davidson 等，2004 年）。经过第 1 周安慰剂治疗导入期后，符合 DSM-Ⅳ 广泛性焦虑障碍诊断标准、18 岁及以上、HAMA 量表基线评分≥18 分的门诊患者，被随机分配接受艾司西酞普兰（开始 4 周 10 mg/d，然后 10~20 mg/d 可变剂量）或安慰剂的双盲 8 周治疗。主要疗效指标是第 8 周末 HAMA 总分自基线后的平均变化。研究结束时，艾司西酞普兰组（$n=158$）与安慰剂组（$n=157$）相比，在所有预先确定的疗效指标方面，都显示出了统计学显著差异和有临床意义的改善。在第 1 周末及随后每次访视中，艾司西酞普兰组的 HAMA 总分和 HAMA 精神性焦虑条目评分都较安慰剂组有更显著的改善。8 周末 HAMA 评分自基线后的平均变化，末次观察结转法（LOCF）分析，艾司西酞普兰组减分 11.3 分，安慰剂组减分 7.4 分（$P<0.001$）。完成研究者治疗 8 周末的有效率，艾司西酞普兰组为 68%，安慰剂组为 41%；艾司西酞普兰组的耐受性良好，不良反应较少，与安慰剂组没有统计学显著差异（8.9% *vs*. 5.1%，$P=0.27$）。10~20 mg/d 的艾司西酞普兰治疗广泛性焦虑障碍有效、安全、耐受性良好。

对 3 项设计相似的、随机、双盲安慰剂对照艾司西酞普兰治疗广泛性焦虑障碍的研究进行了汇总分析（Goodman 等，2005 年），受试者为年龄 18~80 岁、符合 DSM-Ⅳ广泛性焦虑障碍诊断标准，被随机分配接受艾司西酞普兰或安慰剂的 8 周双盲治疗。前 4 周，艾司西酞普兰的剂量固定为 10 mg/d，随后根据疗效允许调整剂量到 20 mg/d。主要疗效指标为 HAMA 总分自基线后的平均变化。结果发现，进入分析的 850 例患者被随机分配接受艾司西酞普兰治疗，每一项独立研究中，HAMA 总分减分率，艾司西酞普兰组均显著优于安慰剂组（$P<0.05$）。

从治疗的第1周或第2周开始，并且持续到治疗的8周末，艾司西酞普兰组所有的主要和次要疗效指标均有显著改善（$P<0.05$）。接受10 mg/d艾司西酞普兰治疗的患者与安慰剂治疗者相比，HAMA总分减分显著改善，耐药性良好。

一项双盲对照研究评价了艾司西酞普兰与帕罗西汀长期治疗广泛性焦虑障碍及预防复发的疗效与耐受性（Bielski等，2005年）。受试者为符合DSM-Ⅳ诊断标准的广泛性焦虑障碍患者，先随机分配接受24周的双盲可变剂量艾司西酞普兰（10~20 mg/d）或帕罗西汀（20~50 mg/d）治疗，然后是2周双盲剂量递减期。主要疗效指标为HAMA总分减分。结果显示，艾司西酞普兰组（$n=60$）和帕罗西汀组（$n=61$）基线HAMA总分分别是23.7分和23.4分，经过24周治疗后，艾司西酞普兰组和帕罗西汀组的HAMA总分减分分别是15.3分和13.3分（$P=0.13$）。由于不良反应所引起的撤药，艾司西酞普兰组明显少于帕罗西汀组（6.6% *vs.* 22.6%，$P=0.02$）。帕罗西汀组比艾司西酞普兰组的不良反应发生率要高（88.7% *vs.* 77.0%），其中失眠（25.8%*vs.* 14.8%）、便秘（14.5%*vs.* 1.6%）、射精障碍（30.0%*vs.* 14.8%）、性快感缺失（26.2%*vs.* 5.9%），以及性欲降低（22.6% *vs.* 4.9%）；腹泻和上呼吸道感染的发生率，艾司西酞普兰组高于帕罗西汀组（分别是21.3%*vs.* 8.1%和14.8%*vs.* 4.8%）。

另一项评价艾司西酞普兰预防广泛性焦虑障碍复发疗效的研究（Allgulander等，2006年）共观察了491例患者，符合广泛性焦虑障碍诊断，并且HAMA基线评分≥20分的患者，先接受12周的开放、固定剂量艾司西酞普兰治疗（20 mg/d）。375例患者经治疗有效（定义为HAMA总分≤10分），被随机分配接受20 mg/d艾司西酞普兰（$n=187$）或安慰剂（$n=188$）的双盲对照治疗24~76周，直到患者病情复发或因其他原因停药才结束观察。复发被定义为HAMA总分增加≥15分，或由调查者判断为疗效不足。结果显示，与安慰剂组相比，艾司西酞普兰组患者复发前的正常时间明显要长（$P<0.001$）。安慰剂组患者复发风险是艾司西酞普兰组患者的4.04倍，艾司西酞普兰组复发率明显低于安慰剂组（19% *vs.* 56%，$P<0.001$）。艾司西酞普兰的耐受性良好，艾司西酞普兰治疗患者7%由于不良反应而停药，安慰剂组为8%。艾司西酞普兰在减药过程中很少出现停药症状，主要的停药症状为头晕（10%~12%）、紧张（2%~6%）和失眠（2%~6%）。

（五）苯二氮䓬类药物

关于苯二氮䓬类药物治疗广泛性焦虑障碍患者的一项系统综述结果提示，苯二氮䓬类药物治疗广泛性焦虑障碍可以快速起效（Gould等，1997年），并且疗效与认知行为治疗（CBT）相似。但是Baldwin和Polkinghorn等专家对于苯二氮䓬类药物是否是治疗广泛性焦虑障碍的理想药物一直存有争议（Lader等，1999年），该类药物对共病的抑郁症状缺乏疗效。不良反应包括过度镇静、记忆力受损和精神运动性损伤，以及伴随的交通事故风险的增加。其他问题包括耐受性风险的增加、药物滥用或依赖，以及停药时令人痛苦的戒断症状。因此，许多专家建议苯二氮䓬类药物应当小剂量、短期使用（最多4周）。

（六）其他

1. 曲唑酮 曲唑酮治疗广泛性焦虑障碍的可能性已经进行过多项研究，美国有近30篇文献通过开放性研究比较了曲唑酮与丁螺环酮、阿米替林、多塞平、氯米帕明、帕罗西汀或者曲唑酮治疗广泛性焦虑障碍的疗效。一项安慰剂对照、双盲研究中，将230例诊断为广泛性焦虑障碍、不伴有抑郁障碍或惊恐障碍的患者随机分组，采用丙米嗪（平均剂量143 mg/d）、曲唑酮（平均剂量225 mg/d）或地西泮（平均剂量26 mg/d）治疗。

患者均符合 DSM-Ⅲ广泛性焦虑障碍的诊断标准，HAMD≥18 分，若有抑郁障碍或惊恐障碍的诊断则剔除。患者在家庭医生、私人诊所或精神疾病学术机构等处进行为期 8 周的治疗。结果发现治疗效果呈双相。以地西泮治疗的患者症状在治疗最开始的 2 周出现明显改善，地西泮对焦虑的躯体症状疗效最好。在第 3~8 周，以丙米嗪和曲唑酮治疗的患者症状出现显著改善，曲唑酮的疗效与地西泮相同，而丙米嗪的疗效略优于地西泮。抗抑郁药物治疗效果较好的症状是紧张、恐惧和担忧等精神症状。在已完成研究的受试者中，病情达到中度或明显改善的患者比例为丙米嗪治疗组 73%、曲唑酮治疗组 69%、地西泮治疗组 66%。显然，本研究表明，曲唑酮和丙米嗪在广泛性焦虑障碍的治疗中起重要作用。

另一项研究比较了曲唑酮和丁螺环酮治疗 60 例广泛性焦虑障碍的疗效，患者随机接受曲唑酮（50~150 mg/d，分 2 次口服）或丁螺环酮（5~30 mg，分 2 次口服）治疗。结果显示，曲唑酮组总有效率为 83%，丁螺环酮组总有效率为 70%（$P>0.05$）。另一项研究比较了曲唑酮与阿米替林治疗 60 例广泛性焦虑障碍的疗效。用 HAMA、不良反应量表（treatment emergent sgmptom scale，TESS）评定。结果显示两组有效率无显著差异。曲唑酮的主要不良反应为镇静，阿米替林对心脏的影响较曲唑酮明显。一些开放性研究进一步证实曲唑酮治疗焦虑障碍疗效肯定。

2. 三环类抗抑郁药　一项研究评估了三环类抗抑郁药丙米嗪治疗符合 DSM-Ⅲ广泛性焦虑障碍诊断标准的患者的疗效。这是一项为期 8 周的双盲、安慰剂对照研究，230 例基线时 HAMA 评分高于 18 分的患者被随机分配接受丙米嗪、地西泮、曲唑酮或安慰剂治疗 4 个月。治疗最开始的 2 周，地西泮组患者的焦虑症状有显著改善，但是从第 3 周到研究结束时丙米嗪表现出显著的抗焦虑作用。但是由于三环类抗抑郁药如丙米嗪的抗组

胺 H_1受体、α_1肾上腺素受体及毒蕈碱 M 受体作用，患者会出现相应的不良反应，因此，限制了这类药物在广泛性焦虑障碍患者中的长期使用。

3. 阿戈美拉汀 有关阿戈美拉汀治疗广泛性焦虑障碍的研究，2019 年 Slee 等关于抗焦虑药物治疗急性期广泛性焦虑症障碍的网状荟萃分析结果显示，阿戈美拉汀相比于安慰剂具有显著的疗效，耐受性更优于安慰剂。Stein 等 2008 年、2014 年和 2017 年的 3 项随机对照研究和 Stain 等 2021 年一项荟萃分析评价了阿戈美拉汀25～50 mg/d短期（12 周）治疗广泛性焦虑障碍，结果显示出阿戈美拉汀具有显著的抗焦虑效果（包括精神性焦虑和躯体性焦虑症状），并可改善患者社会功能（使用 SDS 评估）。通过对几项安慰剂对照的随机对照研究进行汇总分析，阿戈美拉汀剂量 25～50 mg/d，疗程 12 周，用 HAMA 评估焦虑症状，用 SDS 评估患者的社会功能，总计纳入 669 例受试者（340 例接受了阿戈美拉汀治疗，329 例接受了安慰剂治疗）。结果显示，阿戈美拉汀可有效改善焦虑症状，HAMA 总分在治疗 12 周末两组的减分值有显著差异（6.30 *vs*. 2.51，$P=0.012$），从 HAMA 总分减分率观察到同样的效果，阿戈美拉汀组 HAMA 减分率为 67.1%，安慰剂组为 32.5%；阿戈美拉汀组痊愈率为 38.8%，安慰剂组为 17.3%。79.1%接受阿戈美拉汀治疗的患者功能改善，安慰剂组为 43.2%。Stain 等在 2012 年的一项为期 6 个月的预防广泛性焦虑障碍复发的随机对照研究中，与安慰剂相比，阿戈美拉汀可显著降低广泛性焦虑障碍的复发风险（19.5% *vs*. 30.5%，$P=0.046$）。

4. 伏硫西汀 伏硫西汀是一个多模型的新一代抗抑郁药物，有关伏硫西汀治疗焦虑障碍的研究还不多。Rothschild 等2012 年进行了伏硫西汀 5 mg/d（145 例）随机、双盲安慰剂（145 例）对照治疗广泛性焦虑障碍共 8 周的研究，以及 Mahableshwarkar 等 2014 年对 457 例按 1∶1∶1 比例随机、双盲、固定剂量伏硫西汀（2.5 mg/d 和 10.0 mg/d）治疗广泛性焦虑障碍 8 周的研究。两个研究结果显示，与安慰剂组比较，伏硫西汀组没有显著改善广泛性焦虑障碍的症状。最近 Christensen 等 2019 年报道的 301 例伏硫西汀（5 mg/d）与安慰剂治疗 8 周的随机对照研究显示，伏硫西汀组对工作人群的 HAMA 总分改善显著优于安慰剂组，在有效、临床治愈、SDS 评分和健康状况调查简表（SF-36）改善方面也优于安慰剂。同时，687 例广泛性焦虑障碍患者在取得临床治愈后随机进入固定剂量伏硫西汀（5 mg/d 或10 mg/d）或安慰剂维持治疗 24 周，随访复发情况，结果显示安慰剂组复发率显著高于伏硫西汀组。故研究者认为，伏硫西汀治疗对于改善广泛性焦虑障碍工作人群的生活质量、功能、症状方面优于一般广泛性焦虑障碍人群。Shahdeng 在 2018 年的小样本伏硫西汀（5 mg/d、10 mg/d或 20 mg/d）治疗惊恐发作的 10 周开放研究结果显示，伏硫西汀可显著改善惊恐发作 。Yee 等 2018 年的关于伏硫西汀治疗焦虑障碍的荟萃分析显示，伏硫西汀可用于焦虑障碍的治疗，但需要长期安慰剂对照观察研究。Qin 等 2019 年的荟萃分析认为，伏硫西汀不同剂量与安慰剂比较在改善焦虑症状的反应率方面没有显著差异。在 Baldwin 等 2016 年发表的荟萃分析中，1497 例使用伏硫西汀不同剂量（5 mg/d、10 mg/d、20 mg/d）与 860 例使用安慰剂对照治疗抑郁症伴焦虑症状的研究结果显示，伏硫西汀有效降低抑郁症伴高焦虑水平（HAMA 评分>20 分）的抑郁症状和焦虑症状，且不同剂量的伏硫西汀改善 HAMA 的精神性焦虑显著优于安慰剂。Liebowitz 等 2017 年进行了 40 例门诊小样本 1∶1 伏硫西汀与安慰剂治疗抑郁症共病社交焦虑障碍患者 12 周双盲对照研究结果显示，伏硫西汀在蒙哥马利抑郁量表（Montgomery asberg depression rating scale，MADRS）和 LSAS 中的改善显著优于安慰剂组。

5. 中成药九味镇心颗粒　这是我国自主创新开发的治疗焦

虑障碍的中成药，由人参、酸枣仁、茯苓、五味子、延胡索、远志、地黄、天冬和肉桂九味中药组成。袁付丽等在 2020 年的研究表明，九味镇心颗粒中存在大量人参皂苷、生物碱类成分，这些物质大多来源于人参、五味子、延胡索。九味镇心颗粒中 89 种化学成分中有 29 种来源于君药（人参、酸枣仁），47 种来源于臣药（茯苓、五味子、延胡索、远志），12 种来源于佐药（地黄、天冬），1 种来源于使药（肉桂）。国内外学者已对人参、五味子等中药的药效物质基础进行了大量研究，认为这些物质可能是九味镇心颗粒发挥抗焦虑、镇静安神、抗抑郁作用的药效物质基础。

况伟宏等 2004 年在《中国循证医学杂志》上最早报道了 5 家医院多中心九味镇心颗粒（n=114 例，每次 1 袋，每天 3 次）与丁螺环酮（n=113 例，每次 5 mg，每天 3 次）治疗广泛性焦虑障碍 4 周的随机、双盲、双模拟临床对照研究。结果发现，根据 HAMA 评估，九味镇心颗粒组有效率为 87.72%，丁螺环酮组为 87.61%。不良反应发生率九味镇心颗粒组为 16.67%，主要为口干、头晕、恶心、呕吐、便秘等；丁螺环酮组为 30.97%。结论：九味镇心颗粒治疗广泛性焦虑障碍的疗效确切，不良反应较少，适宜在临床上应用。

其后，王永军等 2013 年在《中国心理卫生杂志》再次发表了多中心九味镇心颗粒治疗广泛性焦虑障碍的随机、双盲、双模拟临床对照研究，共纳入 448 例患者，按 3∶1 的比例随机分成九味镇心颗粒组（337 例）与盐酸丁螺环酮组（111 例），治疗 4 周。九味镇心颗粒组（每次 1 袋，每天 3 次）与盐酸丁螺环酮组（每次 5 mg，每天 3 次）有效率差异无统计学意义（62.3% *vs*. 66.7%，$P>0.05$）。九味镇心颗粒组 HAMA 减分分数与盐酸丁螺环酮组相当（$P>0.05$）。九味镇心颗粒组和盐酸丁螺环酮组的不良事件发生率分别为 23.8%和 30.6%（$P>0.05$），结论同前，九味镇心颗粒是治疗广泛性焦虑障碍的一种安全有效的药物。

王雪等2022年在*Front Psychiatry*上发表了多中心随机对照九味镇心颗粒单独治疗和联合阿普唑仑治疗广泛性焦虑障碍4周的疗效与安全性的研究。结果显示，九味镇心颗粒治疗广泛性焦虑障碍安全有效（77.5% *vs.* 79.1%）。赵茜等2022年发表了多中心九味镇心颗粒治疗广泛性焦虑障碍8周的疗效与安全性，结果显示，九味镇心颗粒治疗广泛性焦虑障碍的疗效与帕罗西汀相当，但不良反应发生率低于帕罗西汀。

范晓东等2017年报道，通过计算机检索维普中文数据库、万方医学网、中国知网（CNKI）、Embase、PubMed及EBSCO中九味镇心颗粒治疗广泛性焦虑障碍的临床随机对照研究，检索时限从建库至2016年10月。2名研究者根据纳入与排除标准提取数据后进行文献质量评价。采用Cochrane协作网推荐的Rev Man5.0软件对各效应指标进行荟萃分析。结果显示，共纳入12篇临床随机对照研究，总计1407例患者。荟萃分析结果显示，九味镇心颗粒与坦度螺酮、帕罗西汀、丁螺环酮显效率差异无统计学意义（$P>0.05$）。作者结论：与传统西药相比，九味镇心颗粒治疗广泛性焦虑症疗效上并无显著差异，不良反应也未增加。以上循证证据显示，九味镇心颗粒是治疗广泛性焦虑障碍的首选中成药。

（七）心理治疗的临床研究证据

Linder等报道了柏林CBT治疗广泛性焦虑障碍研究项目的观察结果，评价了CBT和空白对照对广泛性焦虑障碍的疗效。共72例符合DSM-IV诊断标准的门诊广泛性焦虑障碍患者入组，36例被随机分入CBT-A组（接受25次CBT治疗），另36例则为对照组（仅门诊接触），对照组在结束与CBT-A组观察后转入CBT-B组（也接受25次CBT）。结果显示，治疗观察结束时HAMA减分率，对照组为6.4%（平均减分1.5分）、CBT-A组为35.4%（平均减分9.5分）、CBT-B组为47.3%（平均减分10.3分）；焦虑特质自评量表减分率对照组为2.7%、CBT-A组为14.6%、CBT-B组为11.6%。CGI评分显示仍存在中等严重程度疾病状态的患者比例，对照组为65.6%、CBT-A组为33.4%、CBT-B组为15.7%。随访8个月，临床疗效基本保持稳定。作者结论：CBT是治疗广泛性焦虑障碍的有效方法，且疗效高于抗抑郁药物。

Hunot等系统复习了2006年以前的相关对照研究文献，比较了CBT、精神动力学治疗，以及支持治疗与常规/等待治疗组对广泛性焦虑障碍的疗效，共有25项研究（样本病例1305例）符合荟萃分析标准入组。结果显示，有13项CBT治疗广泛性焦虑障碍较对照组有效（相对效应值为0.63，95%*CI* 0.55~0.73），主要能减轻焦虑、担忧和抑郁症状；有6项CBT与支持治疗的对照研究显示两者疗效相仿（相对效应值为0.86，95%*CI* 0.70~1.06）。作者结论：CBT能有效减轻广泛性焦虑障碍患者的焦虑症状，但目前的资料尚难以充分证明其疗效优于其他的心理治疗方法。

参 考 文 献

[1] ALLGULANDER C, CLONINGER C R, PRZYBECK T R, et al. Changes on the temperament and character inventory after paroxetine treatment in volunteers with generalized anxiety disorder[J]. Psychopharmacology Bull, 1998, 34(2): 165-166.

[2] ALLGULANDER C, HACKETT D, SALINAS E. Venlafaxine extended release(ER) in the treatment of generalized anxiety disorder: twenty-four-week placebo-controlled dose-ranging study[J]. Br J Psychiatry, 2001, 179(1): 15-22.

[3] ALLGULANDER C, DAHL A A, AUSTIN C, et al. Efficacy of sertraline in a 12-week trial for generalized anxiety disordre [J]. Am J Psychiatry, 2004, 161(9): 1642-1649.

[4] ALLGULANDER C, FLOREA I, HUUSOM A K T. Prevention of relapse in generalized anxiety disorder by escitalopram treatment [J]. Int J Neuropsychophamacology, 2006, 9(5): 495-505.

[5] BALDWIN D, BOBES J, STEIN D J, et al. Paroxetine in social phobia/social anxiety disorder. Randomized, double-blind, placebo-controlled study [J]. Br J Psychiatry, 1999, 175: 120-126.

[6] BALL S G, KUHN A, WALL D, et al. Selective serotonin reuptake inhibitor treatment for generalized anxiety disorder: a double-blind, prospective comparison between paroxetine and sertraline [J]. J Clin Psychiatry, 2005, 66(1): 94-99.

[7] BALLENGER J C, DAVIDSON J R T, LECRUBIER Y, et al. Consensus statement on generalized anxiety disorder from the International Consensus Group on Depression and Anxiety [J]. J Clin Psychiatry, 2001, 62 (Suppl 11): 53-58.

[8] BELLEW K M, MCCAFFRETY J P, LYENGAR M, et al. Short-term efficacy of paroxetine in generalized anxiety disorder: a double-blind, placebo-controlled trial [J]. Presented at the 153rd Annual Meeting of the American Psychiatric Association, 2006, 253: 13-18.

[9] BELLEW K M, MCCAFFRETY J P, ZANINELLI R. Paroxetine improves quality of life in patients with generalized anxiety disorder [J]. Int J Neuropsychopharmacol, 2000, 3: 226-227.

[10] BOHM C, PLACCHI M, STALLONE F, et al. A double-blind comparison of buspirone, clobazepam, and placebo in patients with anxiety treated in a general practice setting [J]. J Clin Pasychopharmacol, 1990, 10: 38S-42S.

[11] BRAWMAN-MINTZER O, KNAPP R G, RYNN M, et al. Sertraline treatment for generalized anxiety disorder: a randomized, double-blins, placebo-controlled study [J]. J Clin Psychiatry, 2006, 67(6): 874-881.

[12] CASACCHIA M, BOLINO F, ECARI U. Etizolam in the treatment of generalized anxiety disorder: a double-blind study versus placebo [J]. Curr

Med Res Opin, 1990, 12(4): 215-223.

[13] COHN J B, BOWDEN C L, FISHER J G, et al. Double-blind comparison of buspirone and clorazepate in anxious outpatients[J]. Am J Med, 1986, 80(3B): 10-16.

[14] COHN J B, RICKELS K. A pooled, double-blind comparison of buspirone, diazepam and placebo in women with chronic anxiety[J]. Curr Med Res Opin, 1989, 11(5): 304-320.

[15] CUTLER N R, SRAMEK J J, KEPPEL-HESSELINK J M, et al. A double-blind, placebo-controlled study comparing the efficacy and safety of ipsapirone versus lorazepam in patients with generalized anxiety disorder: a prospective multicenter trial[J]. J Clin Psychopharmacol, 1993, 13(6): 429-437.

[16] DAVIDSON J, BOSE A, SU G. Escitalopram in the treatment of generalized anxiety disorder[J]. Int J Neuropsychopharmacol, 2002, 5: 214.

[17] DAVIDSON J R T. Pharmacotherapy of generalized anxiety disorder[J]. J Clin Psychiatry, 2001, 62: 46-50.

[18] DAVIDSON J R T, DUPONT R L, HEDGES D, et al. Efficacy, safety, and tolerability of venlafaxine extended release and buspirone in outpatients with generalized anxiety disorder[J]. J Clin Psychiatry, 1999, 60(8): 528-535.

[19] DAVIDSON J R, BOSE A, KOROTZER A, et al. Escitalopram in the treatment of generalized anxiety disorder: Double-blind, placebo controlled, flexible-dose study[J]. Depress Anxiety, 2004, 19(4): 234-240.

[20] DEMARTINIS N, RYNN M, RICKELS K, et al. Prior benzodiazepine use and buspirone response in the treatment of generalized anxiety disorder[J]. J Clin Psychiatry, 2000, 61(2): 91-94.

[21] DIMITRIOU E C, PARASHOS A J, GIOUZEPAS J S. Buspirone versus alprazolam. A double-blind comparison study of their efficacy, adverse effects and withdrawalsymptoms[J]. Drug Invest, 1992, 4(4): 316-321.

[22] ENKELMAN R. Alprazolam versus buspirone in the treatment of outpatients with generalized anxiety disorder[J]. Psychopharmacology,

1991,105(3):428-432.

[23] ENDICOTT J,RUSSELL J M,RASKIN J,et al. Duloxetine treatment for role functioning improvement in generalized anxiety disorder: three independent studies[J].J Clin Psychiatry,2007,68(4):518-524.

[24] FEIGHNER J P,ENTSUAH A R AND MCPHERSON M K. Efficacy of once-daily venlafaxine extended release(XR) for symptoms of anxiety in depressed outpatients[J]. JAD,1998,47(1-3):55-62.

[25] GELENBERG A J,LYDIARD R B,RUDOLPH R L,et al. Efficacy of venlafaxine extended-release capsules in non-depressed outpatients with generalized anxiety disorder[J].JAMA,2000,283(23):3082-3088.

[26] GOLDBERG H L,FINNERTY R J. The comparative efficacy of buspirone and diazepam in the treatment of anxiety[J].Am J Psychiatry,1979,136(9):1184-1187.

[27] GOODMAN W K,BOSE A,WANG Q,et al. Treatment of generalized anxiety disorder with escitalopram: Pooled results from double-blind, placebo-controlled trials [J]. J Affect Disorders, 2005, 87 (2 - 3): 161-167

[28] GOULD R A,OTTO M W,ROLLACK M H,et al. Cognitive behavioral and pharmacological treatment of generalized anxiety disorder: a preliminary meta-analysis[J]. Behavior Therapy,1997,28(2):285-305.

[29] GRANVILLE-GROSSMAN K L,TURNER P. The effect of propranolol on anxiety[J].Lancet,1996,1(7441):788-790.

[30] HACKETT D,MEONI P,WHITE C,et al. Efficacy of short and longterm venlafaxine ER treatment on somatic and psychic symptoms of GAD[J]. Eur Neuropsychopharmacol,2000,10(10):337.

[31] HARTFORD J,KORNSTEIN S,LIEBOWITZ M,et al. Duloxetine as an SNRI treatmen for generalized anxiety disorder:results from a placebo and active-controlled trial[J]. Int Clin Psychophamacology,2007,22(3): 167-174.

[32] HOEHN-SARIC R,MCLEOD D R,ZIMMERLI W D. Differential effects of alprazolam and imipramine in generalized anxiety disorder:somatic versus psychic symptoms[J]. J Clin Psychiatry,1998,49(8):293-301.

[33] KAHN R J, MCNAIR D M, LIPMAN R S, et al. Imipramine and chlordiazepoxide in depressive and anxiety disorders. Ⅱ. Efficacy in anxious outpatients[J]. Arch Gen Psychiatry, 1986, 43(1): 79-85.

[34] KATHOL R, NOYES R J, SLYMEN D J, et al. Propranolol in chronic anxiety disorders: a controlled study[J]. Arch Gen Psychiatry, 1980, 37(12): 1361-1365.

[35] KATZ I R, REYNOLDS C F, ALEXOPOULOS G S, et al. Venlafaxie ER as a treatment for generalized anxiety disorder in older adults: pooled analysis of five randomized placebo-controlled clinical trials[J]. J Am Geriatr Soc, 2002, 50(1): 18-25.

[36] KRAGH-SORENSEN P, HOLM P, FYNBOE C, et al. Bromazepam in generalized anxiety. Randomized, multi-practice comparisons with both chlorprothixene and placebo[J]. Psychopharmacology (Berl), 1990, 100(3): 383-386.

[37] LAAKMANN G, SCHULE C, LORKOWSKI G, et al. Buspirone and lorazepam in the treatment of generalized anxiety disorder outpatients[J]. Psychopharmacology (Berl), 1998, 136(4): 357-366.

[38] LADER M, SCOTTO J C. A multicenter double-blind comparison of hydroxyzine, buspirone and placebo in patients with generalized anxiety disorder[J]. Psychopharmacology (Berl), 1998, 139(4): 402-406.

[39] LYDIARD R B, BALLENGER J C, RICKELS K. A evaluation of the safety and efficacy of abecarnil, alprazolam, and placebo in outpatients with generalized anxiety disorder[J]. J Clin Psychiatry, 1997, 58(Suppl 11): 11-18.

[40] MCCAFFERTY J, et al. Paroxetine is effective in the treatment of generalized anxiety disorder: results from a randomized placebo-controlled flexible-dose study[J]. Eur Neuropsychopharmacol, 2000, 10(Suppl 3): 348.

[41] MEIBANCH R C, DUNNER D, WILSON L G, et al. Comparative efficacy of propranolol, chlordiazepoxide and placebo in the treatment of anxiety: a double blind trial[J]. J Clin Psychiatry, 1987, 48: 355-358.

[42] MURPHY S M, OWEN R, TYRER P. Comparative assessment of efficacy

and withdrawal symptoms after 6 and 12 weeks' treatment with diazepam or buspirone[J]. Br J Psychiatry,1989,154:529-534.

[43] PECKNOLD J C, MATAS M, HOWARTH B G, et al. Evaluation of buspirone as an antianxiety agent:buspirone and diazepam versus placebo [J]. Am J Psychiatryry,1989,34(8):766-771.

[44] PETURSSON H,LADER M H. Withdrawal from long-term benzodiazepine treatment[J].BMJ,1981,283(6292):643-645.

[45] POLLACK M H,ZANINELLI R,GODDARD A,et al. Paroxetine in the treatment of generalized axiety disorder: results of a placebo-controlled, flexible dosage trial[J]. J Clin Psychiatry,2001,62(5):350-357.

[46] RICKELS K,DEMARTINIS N,AUFDEMBRINKE B. Antidepressants for the treatment of generalized anxiety disorder. A placebo-controlled comparison of imipramine, trazodone, and diazepam [J]. Arch Gen Psychiatry,2000,50(11):884-895.

[47] RICKELS K,POLLACK M H,SHEEHAN D V,et al. Efficacy of extended-release venlafaxine in non-depressed outpatients with generalized anxiety disorder[J]. Am J Psychiatry,2000,157(6):968-974.

[48] RICKELS K,SCHWEIZER E,CSANALOSI I,et al. Long-term treatment of anxiety and risk of withdrawal:prospective comparison of clorazepate and buspirone[J]. Arch Gen Psychiatry,1998,45(5):444-450.

[49] RICKELS K,WISEMAN K,NORSTAD N,et al. Buspirone and diazepam in anxiety:a controlled study[J]. J Clin Psychiatry,1982,43(12 Pt 2): 81-86.

[50] RYNN M A,RIDDLE M A,YEUNG P P,et al. Efficacy and safety of extended-release venlafaxine in the treatmet of generalized anxiety disorder in children and adolescents;two placebo-controlled trials[J]. Am J Psychiatry,2007,164(2):290-300

[51] SCHEIBE G.Four-year follow-up in 40 outpatients with anxiety disorders: buspirone versus lorazepam[J]. Eur J Psychiat,1996,10(1):25-34.

[52] STOCCHI F,NORDERA G,JOKINEN R H. Efficacy and tolerability of paroxetine for the long-term treatment of generalized anxiety disorder[J]. J Clin Psychiatry,2003,64(3):250-258.

[53] STRAND M, HETTA J, ROSEN A, et al. A double-blind, controlled trail in primary care patients with generalized anxiety: a comparison between buspirone and oxazepam[J]. J Clin Psychiatry, 1990, 51(Suppl): 40-45.

[54] TYRER P J, LADER M H. Effects of β-adrenergic blockade with sotalol in chronic anxiety[J]. Clin Pharmacol Ther, 1973, 14(3): 418-426.

[55] TYRER P J, LADER M H. Response to propranolol and diazepam in somatic and psychic anxiety[J]. Br Med J, 1974, 2(5909): 14-16.

[56] TYRER P J, LADER M H. Physiological responses to propranolol and diazepam in chronic anxiety[J]. British J Clin Pharmacol, 1974, 1(5): 387-390.

[57] SLEE A, NAZARETH I, BONDARONEK P, et al. Pharmacological treatments for generalised anxiety disorder: a systematic review and network meta-analysis[J]. Lancet, 2019, 393(10173): 768-777.

[58] STEIN D J, AHOKAS A A, DE BODINAT C. Efficacy of agomelatine in generalized anxiety disorder: a randomized, double-blind, placebo-controlled study[J]. J Clin Psychopharmacol, 2008, 28(5): 561-566.

[59] STEIN D J, AHOKAS A, MÁRQUEZ M S, et al. Agomelatine in generalized anxiety disorder: an active comparator and placebo-controlled study [J]. J Clin Psychiatry, 2014, 75(4): 362-368.

[60] STEIN D J, AHOKAS A, JAREMA M, et al. Efficacy and safety of agomelatine (10 or 25 mg/day) in non-depressed out-patients with generalized anxiety disorder: a 12-week, double-blind, placebo-controlled study[J]. Eur Neuropsychopharmacol, 2017, 27(5): 526-537.

[61] STEIN D J, KHOO J P, PICAREL-BLANCHOT F. et al. Efficacy of agomelatine 25-50 mg for the treatment of anxious symptoms and functional impairment in generalized anxiety disorder: a meta-analysis of three placebo-controlled studies[J]. Adv Ther, 2021, 38(3): 1567-1583.

[62] STEIN D J, AHOKAS A, ALBARRAN C, et al. Agomelatine Prevents relapse in generalized anxiety disorder: a 6-month randomized, double-blind, placebo-controlled discontinuation study [J]. The Journal of Clinical Psychiatry, 2012, 73(7): 1002-1008.

[63] ROTHSCHILD A J, MAHABLESHWARKAR A R, JACOBSEN P, et al.

Vortioxetine(Lu AA21004)5 mg in generalized anxiety disorder: results of an 8-week randomized, double-blind, placebo-controlled clinical trial in the United States [J]. Eur Neuropsychopharmacol, 2012, 22 (12): 858-866.

[64] MAHABLESHWARKAR A R, JACOBSEN P L, SERENKO M, et al. A randomized, double-blind, fixed-dose study comparing the efficacy and tolerability of vortioxetine 2.5 and 10 mg in acute treatment of adults with generalized anxiety disorder[J]. Hum Psychopharmacol, 2014, 29(1): 64-72.

[65] CHRISTENSEN M C, LOFT H, FLOREA I, et al. Efficacy of vortioxetine in working patients with generalized anxiety disorder[J]. CNS Spectr, 2019, 24(2): 249-257.

[66] SHAH A, NORTHCUTT J. An open-label, flexible dose adaptive study evaluating the efficacy of vortioxetine in subjects with panic disorder[J]. Ann Gen Psychiatry, 2018, 17: 19.

[67] YEE A, NG C G, SENG L H. Vortioxetine treatment for anxiety disorder: a meta-analysis study[J]. Curr Drug Targets, 2018, 19(12): 1412-1423.

[68] QIN B, HUANG G, YANG Q, et al. Vortioxetine treatment for generalised anxiety disorder: a meta-analysis of anxiety, quality of life and safety outcomes[J]. BMJ Open, 2019, 9(11): e033161.

[69] BALDWIN D S, FLOREA I, JACOBSEN P L, et al. A meta-analysis of the efficacy of vortioxetine in patients with major depressive disorder(MDD) and high levels of anxiety symptoms[J]. J Affect Disord, 2016, 206: 140-150.

[70] LIEBOWITZ M R, CARERI J, BLATT K, et al. Vortioxetine versus placebo in major depressive disorder comorbid with social anxiety disorder[J]. Depress Anxiety, 2017, 34(12): 1164-1172.

[71] WANG X, CHEN P, SHI S, et al. Effectiveness and safety of Jiuwei Zhenxin granules for treating generalized anxiety disorder: a randomized controlled trial[J]. Front Psychiatry, 2022, 13: 898683.

[72] 袁付丽，刘传鑫，王强，等. UPLC-Q-TOF/MSE 结合 UNIFI 信息学平台快速检测与鉴别九味镇心颗粒中的化学成分 [J]. 药物评价研

究，2020，43（10）：1997-2008.
[73] 况伟宏，李进，李静，等. 九味虑平颗粒治疗广泛性焦虑障碍的随机双盲双模拟临床对照研究［J］. 中国循证医学杂志，2004，（8）：523-527.
[74] 王永军，陈大方，王传跃. 九味镇心颗粒治疗广泛性焦虑障碍多中心随机双盲对照试验［J］. 中国心理卫生杂志，2013，27（2）：126-131.
[75] 赵茜，黄娟，吕楠，等. 九味镇心颗粒治疗广泛性焦虑障碍的效果和安全性［J］. 中国医药，2022，17（7）：1070-1073.
[76] 范小冬，谢星星，张春燕，等. 九味镇心颗粒治疗广泛性焦虑症疗效与安全性的系统评价［J］. 成都中医药大学学报，2017，40（2）：123-127.

三、社交焦虑障碍的临床研究证据

（一）SSRIs

1. 帕罗西汀 帕罗西汀是第一个被批准用于治疗社交焦虑障碍的药物。有 4 项安慰剂对照的帕罗西汀研究。

第一项关键性研究比较了帕罗西汀 50 mg/d 与安慰剂双盲治疗 11 周，随后是 1 周的安慰剂对照减药期（Stein 等，1998 年），基线入组了 183 例符合诊断标准的社交焦虑障碍患者。结果显示，与安慰剂组相比，帕罗西汀组（20～50 mg/d）引起 LSAS 评分显著改善（LSAS 减分值，帕罗西汀组为 30.5，安慰剂组为 14.5，$P<0.001$）。治疗 2 周即出现统计学上的显著性改善，而且在为期 12 周的研究期间，这种显著性改善一直存在，改善程度逐渐增加。帕罗西汀组的有效率为 55.0%，安慰剂组为 23.9%。帕罗西汀治疗符合社交焦虑障碍的治疗目的，可以减少恐惧性回避行为，减轻预期性焦虑害怕和残疾，还能够显著提高患者的生活和工作能力。

第二项研究为多中心可变剂量研究，在欧洲和南非国家进行，入组了290例患者，随机分配经过1周的安慰剂导入期治疗后，再继续接受12周双盲试验比较帕罗西汀20~50 mg/d或安慰剂治疗，帕罗西汀组的有效率为65.7%，安慰剂组为32.4%（Baldwin等，1999年）。LSAS总分的平均改变，帕罗西汀组为29.4分，安慰剂组为15.6分，从治疗4周末开始帕罗西汀组疗效显著优于安慰剂组。

第三项研究在瑞典进行，由Allgulander在1999年完成，92例患者被随机分配接受帕罗西汀（$n=44$）或安慰剂（$n=48$）治疗3个月，患者的起始剂量为帕罗西汀20 mg/d，每周增加剂量幅度为10 mg/d，结果与Baldwin等在1999年的研究结果相似，治疗4周末，两组在疗效上就表现出显著差异，并且随着继续治疗，疗效差异会不断增加，治疗结束时，帕罗西汀组70%治疗有效的患者，而安慰剂组8%治疗有效的患者CGI评分为“显著改善”或“非常显著改善”。

第四项研究（Liebowitz等，2002年），384例符合DSM-IV社交焦虑障碍诊断标准的患者被随机分配接受固定剂量的帕罗西汀20 mg/d（$n=97$）、40 mg/d（$n=95$）、60 mg/d（$n=97$）或安慰剂（$n=95$）治疗，经过1周安慰剂导入期后按照1∶1∶1∶1的比例分配各治疗组持续治疗12周。结果显示，接受20 mg/d帕罗西汀治疗的患者，与安慰剂组相比，LSAS总分显著改善（$P<0.001$），而根据CGI-GI评分，帕罗西汀40 mg/d组显著优于安慰剂组（$P=0.012$），接受帕罗西汀（20 mg/d和60 mg/d）治疗的患者，SDS所反映的社会功能项有显著改善，明显优于安慰剂组（$P<0.019$）。汇总分析3项多中心、双盲、安慰剂对照研究后建议，帕罗西汀治疗社交焦虑障碍的起始剂量是20 mg/d，必要时可增加剂量。

帕罗西汀控释剂目前也被批准用于治疗社交焦虑障碍。在一项帕罗西汀控释剂治疗门诊社交焦虑障碍患者的随机、双盲、安慰剂对照、可变剂量研究中（Lepola 等，2004 年），符合 DSM-Ⅳ诊断标准的患者先接受 1 周的安慰剂单盲导入期后，被随机分配接受帕罗西汀控释剂（可变剂量 12.5～37.5 mg/d，n=186）或安慰剂（n=184）治疗 12 周。主要疗效指标为 LSAS 总分减分和根据 CGI-GI 量表定义的有效患者比例。结果显示，帕罗西汀控释剂组的缓解率（定义是与基线相比，研究结束时 LSAS 总分减分>70%）显著高于安慰剂组（P<0.001）。治疗 12 周末 LSAS 总分差异 = −13.33 分，（95%CI−18.25～−8.41，P<0.001）。用 CGI-GI 定义的有效患者比例帕罗西汀控释剂组为 57.0%，安慰剂组为 30.4%（OR=3.12，95% CI 2.01～4.83，P<0.001）。帕罗西汀控释剂组恢复社会功能（定义是工作或心理社会功能没有受损）的患者数是安慰剂组患者数的2 倍。因为不良反应脱落的患者比例两组相似。

一项多中心、随机、双盲、安慰剂对照研究评估了帕罗西汀治疗儿童青少年社交焦虑障碍患者的疗效及安全性（Wagner 等，2004 年）。总计 322 例儿童（8～11 岁）和青少年（12～17 岁）社交焦虑障碍患者，以 1∶1 的比例被随机分配接受帕罗西汀（10～50 mg/d）或安慰剂治疗 16 周。意向性分析人群 319 例（帕罗西汀组，n=163；安慰剂组，n=156）。研究结束时，帕罗西汀组有效率（CGI-GI 改善评分为 1 分或 2 分）［77.6%（125/161）］显著优于安慰剂组［38.3%（59/154）］（P<0.001）。帕罗西汀组“显著改善”（CGI-GI 评分为 1）率为 47.8%（77/161），安慰剂组为 14.9%（23/154）。帕罗西汀组发生率高于 5%或是安慰剂组 2 倍的不良反应有失眠（14.1% *vs*. 5.8%）、食欲减退（8.0% *vs*. 3.2%）、恶心（6.7% *vs*. 1.9%），因不良反应脱落的比例较低［帕罗西汀组为 5.5%（9/163），安慰剂组为 1.3%（2/156）］。

社交焦虑障碍是一个慢性疾病状态，因此预防复发是一项重要问题。有几项研究评估了帕罗西汀预防复发的疗效。一项为期 12 周的开放性研究之后继而进入为期 24 周的随机、双盲、安慰剂对照的维持治疗研究，这项研究的目的主要是评估帕罗西汀维持治疗预防复发的疗效。研究发现，帕罗西汀维持治疗组的复发率显著低于安慰剂治疗组的复发率（14% *vs.* 39%，$P<0.001$）。研究结束时，帕罗西汀组 CGI-GI 评为“进步明显”或“进步非常明显”的患者比例显著高于安慰剂组（78% *vs.* 51%，$P<0.001$）。包括 LSAS 在内的各种评估量表均显示帕罗西汀组的疗效显著优于安慰剂组。

2. 舍曲林　舍曲林是美国第二个被批准用于治疗社交焦虑障碍的药物。初期的一项关于舍曲林治疗广泛性社交焦虑障碍的双盲、安慰剂对照研究（Liebowitz 等，2003 年）评价了 50～200 mg/d 舍曲林治疗 211 例社交焦虑障碍患者 12 周的疗效，主要疗效指标为 LSAS 总分减分情况及 CGI-GI 定义的有效率（有效定义为 CGI-GI≤2 分）。意向性分析人群包括舍曲林治疗的 204 例患者和安慰剂治疗的 196 例患者。研究结束时（12 周），舍曲林（50～200 mg/d）组的有效率为 55.6%，而安慰剂组的有效率为 29.0%，两组之间的差异具有显著性意义（$P<0.01$）。舍曲林组平均的 LSAS 总分减分 31.0，安慰剂组为 21.7（$P=0.001$）。舍曲林可以被很好地耐受，7.6%的患者因不良反应中断治疗，安慰剂组中断治疗率为 2.9%。研究显示，舍曲林具有广泛的治疗作用谱，与安慰剂相比，舍曲林可显著改善预期性焦虑害怕、恐惧性回避行为和躯体症状（$P<0.01$）。

在第二项研究（一项来自欧洲的为期 24 周的随机双盲研究）中，研究对象均符合 DSM-Ⅳ社交焦虑障碍的诊断标准，结果显示，根据临床大体印象-社交恐怖量表减分率，舍曲林（50～150 mg/d）组的改善程度显著高于安慰剂组（$P<0.001$）。

在第三项研究（一项随机双盲研究）中，符合 DSM-Ⅳ广泛性社交焦虑障碍诊断标准的患者被随机分配到舍曲林（50～200

mg/d）组和安慰剂组，研究周期是 12 周。根据主要的疗效指标（LSAS 和 CGI-GI 评分），与基线时相比，舍曲林组 LSAS 总分减分程度显著高于安慰剂组（$P=0.001$），CGI-GI 有效的比例也显著高于安慰剂组（$P<0.001$）。

预防复发研究

一项研究评估了舍曲林（50～200 mg/d）和安慰剂双盲治疗 20 周后有效的广泛性社交焦虑障碍患者，继续接受舍曲林治疗预防复发的疗效（第二阶段的研究）。在第二阶段研究中，舍曲林治疗有效的患者被随机双盲分配到舍曲林组或逐渐停用舍曲林换为安慰剂组继续维持治疗 24 周；安慰剂治疗有效的患者则继续留在安慰剂组。24 周研究结束时，舍曲林组的复发率为 4%，而换为安慰剂维持治疗的患者复发率为 36%（$P=0.01$）。此研究中特别有趣的发现是，安慰剂治疗有效的患者最终出现复发的比例（27%）几乎与从舍曲林换为安慰剂治疗的患者复发的比例相当。这一研究结果提示安慰剂的疗效并不能像 SSRIs 的疗效一样持久。

3. 艾司西酞普兰 最近，多中心研究结果证实了艾司西酞普兰对社交焦虑障碍的疗效。在多个国家开展的一项多中心随机、双盲、安慰剂对照研究（Lader 等，2004 年），比较了艾司西酞普兰 5 mg/d（$n=167$）、10 mg/d（$n=167$）或 20 mg/d（$n=170$）3 个剂量，安慰剂（$n=166$）和帕罗西汀（20 mg/d，$n=169$）治疗社交焦虑障碍患者 12 周和 24 周的疗效。主要疗效指标为 LSAS 总分减分情况及 CGI-GI 定义的有效率（有效定义为 CGI-GI≤2 分）。在治疗 12 周时，艾司西酞普兰 3 个剂量组和帕罗西汀组的有效率都显著高于安慰剂组（$P<0.05$）。LSAS 总分在随后的治疗中，有进一步改善，3 个剂量组的艾司西酞普兰组及帕罗西汀组 24 周末均显著优于安慰剂组。SDS 评估活性药物治疗组患者的功能有显著改善。艾司西酞普兰可以有很好的耐受性。

在多个国家开展的另一项多中心、随机、安慰剂对照研究中，社交焦虑障碍患者被随机分配到艾司西酞普兰（10～20 mg/d）组或安慰剂组治疗 12 周。在 12 周末，从 LSAS 量表总分减分来看，艾司西酞普兰组的疗效显著优于安慰剂组（$P=0.05$），表明艾司西酞普兰组的有效率显著高于安慰剂组（54% *vs*. 39%，$P<0.01$）。

预防复发研究

一项为期 24 周的随即双盲安慰剂对照研究旨在评估艾司西酞普兰预防复发的疗效。研究对象为艾司西酞普兰开放性治疗 12 周有效的广泛性社交焦虑障碍患者。研究中将那些对艾司西酞普兰（10～20 mg/d）开放性治疗 12 周有效，CGI-GI 评分为 1 分或 2 分的患者随机双盲分派到艾司西酞普兰组（10 mg/d 或 20 mg/d）或安慰剂组，继续治疗 24 周。研究中复发的定义为 LSAS 总分≥10 分或者因无效退出研究。结果发现，在复发率和复发时间上，艾司西酞普兰组都显著优于安慰剂组（$P<0.001$）。安慰剂组复发风险是艾司西酞普兰组复发风险的 2.8 倍（$P<0.001$），两个剂量的艾司西酞普兰都显著降低患者的复发率（分别为 22%和 50%）。

4. 其他 SSRIs

（1）氟西汀：两项关于氟西汀治疗社交焦虑障碍的安慰剂对照研究均得到阴性结果（Kobak 等，Clark 等）。另外，一项由两个中心参与的治疗社交焦虑障碍的大样本研究（研究对象均符合 DSM-Ⅳ广泛性社交焦虑障碍诊断标准），比较了氟西汀和 CBT 及安慰剂治疗的效果。结果显示，无论是氟西汀还是 CBT，其疗效均优于安慰剂治疗（Davidson 等）。在一项为期 14 周的研究中，患者被随机分配到氟西汀单一治疗组、CBT 单一治疗组、CBT 合并氟西汀治疗组、CBT 合并安慰剂组或安慰剂单一治疗组。根据 CGI-GI 评分，虽然所有治疗药物的疗效都显著优于安慰剂（$P<0.04$），但氟西汀合并 CBT 并没有显示出优

于氟西汀单一治疗或 CBT 单一治疗的疗效。CGI-GI 有效（定义为评分 1 分或 2 分）率分别是：氟西汀单一治疗组 50.9%、CBT 单一治疗组 51.7%、CBT 合并氟西汀治疗组 54.2%、CBT 合并安慰剂组 50.8%和安慰剂单一治疗组 31.7%。

（2）氟伏沙明：在一项为期 12 周、多中心、随机、双盲、安慰剂对照研究中，Stein 等发现氟伏沙明（平均剂量为 202 mg/d）组有效率（42.9%）显著高于安慰剂组的有效率（22.7%）。有效的定义是 CGI-GI 评分为“进步明显”或“进步非常明显”的比例。在另一项为期 12 周的双盲安慰剂对照研究中，Van Vliet 等发现与安慰剂相比，氟伏沙明能够显著减轻社交焦虑障碍患者的社交焦虑程度，而且这种差异具有统计学意义。然而，氟伏沙明组和安慰剂组相比，在恐惧性回避行为水平上的差异并没有达到统计学意义。尽管氟伏沙明速释剂的商标品牌已经退出美国市场，但是至今也没有上市新的剂型品牌即氟伏沙明控释剂品牌，所以仍然在使用氟伏沙明速释剂的通用名。

（二）SNRIs

文拉法辛

多项研究结果都证实了文拉法辛能够改善社交焦虑障碍患者的症状。第一项关于文拉法辛缓释剂（75～225 mg/d）治疗成人社交焦虑障碍患者的多中心、随机、双盲、安慰剂对照研究（Allgulander 等，2004 年），评估可变剂量文拉法辛缓释剂治疗社交焦虑障碍的疗效及耐受性，434 例社交焦虑障碍患者被随机分配接受文拉法辛缓释剂 75～225 mg/d 或帕罗西汀 20～50 mg/d 或安慰剂治疗 12 周。主要疗效指标为 LSAS 总分减分情况及 CGI-GI 定义的有效率（有效定义为 CGI-GI≤2 分）。治疗 12 周（研究终点）时，文拉法辛组的各项主要疗效指标和次要疗效指标均显著优于安慰剂组（$P<0.05$），与帕罗西汀组比较，

没有统计学差异。文拉法辛组、帕罗西汀组及安慰剂组 12 周末的有效率分别是 69%、66% 和 36%（$P<0.05$）。

第二项安慰剂对照研究（Liebowitz 等，2005 年）在美国 26 个中心完成，研究设计与第一个研究相似，接受治疗的 440 例患者，413 例进入了意向性分析人群，318 例（72.3%）完成研究。平均每天文拉法辛缓释剂的剂量为 201.7 mg（SD38.1 mg），帕罗西汀为 46.0 mg（SD7.9 mg）。从治疗第 1 周开始，到治疗的 12 周末，文拉法辛缓释剂组患者的 LSAS 和社交恐怖问卷评分减分显著优于安慰剂组，帕罗西汀组从治疗的 3 周末至 12 周末，显著优于安慰剂组（全部 $P<0.05$）。治疗 12 周末，文拉法辛缓释剂和帕罗西汀组有效率分别为 58.6% 和 62.5%，显著优于安慰剂组的 36.1%（$P<0.001$）。

文拉法辛在低剂量时是一个选择性 5-HT 再摄取抑制剂，而高剂量时又显示出对去甲肾上腺素转运体有重要的占有力。为此，一项多中心、随机、双盲、安慰剂对照研究比较了文拉法辛缓释剂固定的低剂量（75 mg/d）和可变的高剂量（150~225 mg/d）与安慰剂治疗门诊广泛性社交焦虑障碍患者的疗效。从 CGI-GI 评分来看，文拉法辛缓释剂 2 个剂量组的有效率均显著高于安慰剂组（$P<0.001$），没有证实较高剂量的文拉法辛具有更好的疗效。

（三）苯二氮䓬类药物

1. 急性期治疗研究　如果患者对 SSRIs 或 SNRIs 治疗无效，已经有一些研究数据证明苯二氮䓬类药物是一种可靠的治疗选择。一项双盲安慰剂对照研究评估了氯硝西泮（0.25~3.00 mg/d）治疗社交焦虑障碍的疗效。结果发现，在研究结束（10 周）时，氯硝西泮组的疗效显著优于安慰剂组，从 CGI-GI 评分来看，氯硝西泮组的有效率显著高于安慰剂组（70% *vs.* 20%，$P<0.0001$）。但是氯硝西泮组患者性快感缺失（23% *vs.* 3%，

$P=0.001$）、行走不稳（29% *vs.* 0，$P=0.001$）、眩晕（29% *vs.* 0，$P=0.01$）和视物模糊（12% *vs.* 0，$P=0.03$）等不良反应发生率都显著高于安慰剂组。医师普遍认识到SSRIs和其他抗抑郁药物可能会引起性功能方面的不良反应，但是却忽略了一个事实，即氯硝西泮和其他苯二氮䓬类药物也可能有性功能方面的不良反应。

Versiani等开展了一项为期12周的双盲研究，研究中社交焦虑障碍患者被随机分配到溴西泮组或安慰剂组。在治疗8周和12周时，与安慰剂组相比，溴西泮组显示出优越的疗效优势，而且具有统计学显著差异。溴西泮组和安慰剂组的有效率分别是83%和20%，这一结果提示，溴西泮可能是社交焦虑障碍的一种治疗选择。也有阿普唑仑治疗社交焦虑障碍的研究，研究发现在治疗12周时，阿普唑仑治疗的患者中只有38%的患者达到相当的疗效。

苯二氮䓬类药物治疗社交焦虑障碍的优势在于起效快、耐受性好、可以快速调整剂量，而且对焦虑症状有较好的疗效。但是苯二氮䓬类药物治疗社交焦虑障碍存在一些潜在的不足之处，包括过度镇静、停药困难、滥用的倾向性，以及对共病抑郁状态的疗效差。

2. 长期预防复发研究 停用氯硝西泮会引起社交焦虑障碍复发。一项研究评估了氯硝西泮开放性治疗社交焦虑障碍患者6个月预防复发的疗效。急性期氯硝西泮治疗有效的患者在被随机分配到氯硝西泮维持治疗组或通过缓慢固定剂量递减至停用的方式从氯硝西泮逐渐换为安慰剂继续治疗5个月。在氯硝西泮维持治疗组，没有1例患者出现复发，而换为安慰剂维持治疗组20%的患者出现复发。通常情况下，安慰剂组患者的症状都会出现恶化。据此作者做出的结论是氯硝西泮维持治疗确实能预防复发，逐渐将少剂量可能将撤药难度降低到最小。

（四）社交焦虑障碍的其他治疗药物

1. MAOIs 和 RIMAs　MAOIs 类药物苯乙肼对社交焦虑障碍也有效。苯乙肼与 CBT 的疗效基本相当，在某些症状上的疗效甚至好于 CBT。然而，MAOIs 不再被认为是社交焦虑障碍的一线治疗药物，主要是因为 MAOIs 治疗的患者需要遵循低酪胺饮食的原则，以防止出现高血压危象，除此之外，MAOIs 治疗的患者也可能出现治疗相关的不良反应及治疗风险，而且一般来说耐受性较差。RIMAs 较少引起高血压的不良反应。尽管如此，由于这类药物的疗效较弱，目前在美国已经不再使用。

有一些社交焦虑障碍患者对 SSRIs 或 RIMAs 无效或部分有效。这种情况下，并不清楚究竟是哪些患者会有效。文献证据表明，社交焦虑障碍患者病情越严重，对 SSRIs 或 RIMAs 的疗效越差。伴有酒精过度使用史或社交焦虑障碍阳性家族史的患者倾向于疗效不佳。伴有被动-依赖型人格障碍或收缩期血压较高和心率较快的患者对 SSRIs 或 RIMAs 的疗效也不佳。这些预测因素来自于一些开放性研究或入组标准较松的研究，因为典型的随机对照研究都会排除这些类型的患者。

2. $\alpha_2\delta$ 钙通道阻滞剂　$\alpha_2\delta$ 钙通道阻滞剂加巴喷丁和普加巴林也是难治性社交焦虑障碍患者的治疗选择。在一项随机、双盲、安慰剂对照研究中，评估可变剂量的加巴喷丁（900～3600 mg/d）治疗门诊社交焦虑障碍患者（$n=82$）的疗效。在所有主要的疗效指标，包括 LSAS，简明社交恐怖量表（BSPS），社交恐怖症状清单和 Marks-Mathew 恐惧调查表方面，加巴喷丁组都显示出优于安慰剂组的疗效（$P=0.002$～0.008）。高剂量的普加巴林对社交焦虑障碍也有效。在一项多中心的双盲安慰剂对照研究中，根据 CGI-GI 评分，普加巴林 600 mg/d 组、150 mg/d 组和安慰剂组的有效率分别为 43%（与安慰剂组相比，$P=0.03$）、21%和 22%。3 组 LSAS 有效率较低（分别为 28%、

14%和 13%），与安慰剂组相比，普加巴林 2 个剂量组都没有显示出显著的疗效优势。即便是普加巴林 600 mg/d 具有一定的疗效，但是这个剂量组中 42%的患者出现嗜睡，40%的患者出现眩晕，21%的患者出现异常思维，21%的患者出现头痛，19%的患者出现疲劳，平均体重增加 1.7 kg。目前，还难以充分评估这些不良反应对患者的影响。

3. 其他治疗药物 基于一些小样本研究的结果发现，似乎有多种对社交焦虑障碍可能有效的其他药物。阳性研究结果显示，非典型抗精神病药物奥氮平和抗癫痫药物左乙拉西坦对社交焦虑障碍有效。例如，最近的一项安慰剂对照试验研究旨在评估左乙拉西坦（最大剂量是 3000 mg/d）对社交焦虑障碍患者的疗效，结果显示，从 BSPS 评分减分来看，左乙拉西坦组的有效率高于安慰剂组，两组之间的差异具有统计学显著性意义，这个小样本量的研究中左乙拉西坦的疗效是中等的。虽然左乙拉西坦的有效率较低，但是左乙拉西坦组的疗效优于安慰剂组。因此，这个剂量的左乙拉西坦对社交焦虑障碍的疗效最弱。

（五）联合治疗

对于那些 SSRIs 或苯二氮䓬类药物单一治疗部分有效或无效的患者来说，联合使用一种 SSRIs 和一种苯二氮䓬类药物能够产生更好的疗效。一项随机、双盲、安慰剂对照研究旨在评估帕罗西汀和氯硝西泮联合治疗社交焦虑障碍患者的疗效。研究中所有患者均使用可变剂量的帕罗西汀（20~40 mg/d），此时为开放性的；然后患者被随机分配到氯硝西泮（1~2 mg/d）组或安慰剂组治疗 10 周。根据 CGI-GI 评分变化，帕罗西汀和氯硝西泮联合治疗组的有效率是 79%，帕罗西汀和安慰剂联合治疗组的有效率是 43%，这一结果提示，这两种具有不同作用机制的药物可能会相互补充，从而产生优于帕罗西汀单一治疗的疗效。然而，在所有治疗指标上，并没有发现显著差异。

De Menezes 等在 2011 年对发表于 PubMed/MEDLINE、PsycINFO 及截至 2009 年 7 月的 27 项对照研究数据库进行的荟萃分析认为，新型抗抑郁药物治疗社交焦虑障碍疗效优于安慰剂，但新型抗抑郁药物之间的疗效无统计学显著差异。有研究进一步比较了不同剂量艾司西酞普兰治疗社交焦虑障碍的疗效差异。Baldwin 等在 2016 年分析了入组标准符合 DSM-IV 社交焦虑障碍诊断标准、≥18 岁且 LSAS≥60 分的社交焦虑障碍治疗研究，随访 12 周，以 LSAS 和 CGI-S 量表为评价工具。研究发现，艾司西酞普兰组（$n = 1061$）疗效优于安慰剂组（$n = 537$）。LSAS 量表评分在不同艾司西酞普兰剂量组的差异，艾司西酞普兰 5 mg/d 组是-9.2 分（95%*CI* -14.4～-4.0，$P<0.01$）、10 mg/d 组是-4.6 分（95%*CI* -8.1～-1.0，$P<0.01$）、20 mg/d 组是-10.1 分（95%*CI* -13.7～-6.5，$P<0.01$）、10～20 mg/d 组是-7.3 分（95%*CI* -12.3～-2.2，$P<0.01$）。以 CGI-S 为评价标准，相应的值分别是-0.55 分（95%*CI* -0.79～-0.31，$P<0.01$）（艾司西酞普兰5 mg/d）、-0.26 分（95%*CI* -0.42～-0.10，$P<0.01$）（艾司西酞普兰 10 mg/d）、-0.48 分（95%*CI* -0.64～-0.31，$P<0.01$）（艾司西酞普兰 20 mg/d）和-0.29 分（95%*CI* -0.51～-0.07，$P<0.05$）（艾司西酞普兰 10～20 mg/d）。由于不良反应中断治疗的比例，艾司西酞普兰组为 7.2%，安慰剂组为 4.3%，两者有统计学差异（$P<0.05$）。本研究发现，所有剂量的艾司西酞普兰组对社交焦虑障碍的疗效均优于安慰剂组。

针对新型抗癫痫药，Stein 等在 2010 年考查了新型抗癫痫药右乙拉西坦治疗社交焦虑障碍的疗效，采用多中心、双盲、安慰剂对照、两臂平行对照研究设计。社交焦虑障碍患者要求 LSAS 分数≥60 分，且 HAMD17 项评分不大于 17 分，分为右乙拉西坦组（$n=111$）（250 mg/d 起始，可变剂量，剂量最大可至 3000 mg/d）和安慰剂组（$n=106$）。本研究未发现右乙拉西坦治疗社交焦虑障碍疗效优于安慰剂。Feltner 等在 2011 年则探讨了普瑞巴林治疗社交焦虑障碍的疗效和安全性。符合 DSM-Ⅳ诊断标准的社交焦虑障碍组患者 329 例，被随机分配到固定剂量普瑞巴林组（300 mg/d、450 mg/d 和 600 mg/d）或安慰剂组，观察 11 周。研究发现，LSAS 量表评分减分，600 mg/d 组疗效更优（−29.8 *vs.* −19.7，$P = 0.0099$）；300 mg/d 组减分为 −20.2，450 mg/d 组减分为 −25.5，均优于安慰剂组。普瑞巴林 600 mg/d 组在治疗的第 1 周就有显著性疗效。常见不良反应是嗜睡和头晕。作者认为，普瑞巴林 600 mg/d 治疗社交焦虑障碍疗效更好。

（六）心理治疗的临床研究证据

Fedoroff 等曾在 2001 年对社交焦虑障碍的心理治疗与药物治疗做过系统综述，共检索到 108 项对照研究，包括苯二氮䓬类（BDZ）、SSRIs、MAOIs、暴露、认知转变、暴露+认知转变、社交技巧训练、放松训练，以及安慰剂或等待治疗组等。结果显示：①绝大多数研究支持药物（BDZ 和 SSRIs）治疗社交焦虑障碍的疗效优于安慰剂，BDZ 与 SSRIs 的疗效相仿、失访率亦相似，但患者从药物治疗中得到的获益几乎没有，而且药物的长期疗效难以肯定；②心理治疗可减轻患者的焦虑症状，并且患者可从中得到中等程度的获益，尤其在长期治疗阶段。据此，作者认为，BDZ 和 SSRIs 对社交焦虑障碍在短期治疗阶段是有效的，但需进一步做有关长期治疗的评估，以及考虑 CBT 在患者撤/停药过程中的治疗作用。

鉴于早期的荟萃分析资料中包括了非随机对照数据，因此，Acarturk 等近年来重新对 2007 年以前的文献进行了系统复习，确定有 29 篇随机对照研究是有关社交焦虑障碍心理治疗的疗效评估，样本病例数为 1628 例。结果显示，心理治疗对社交焦虑症状的改善效应值为 0.70，对认知的改善为 0.80，对抑郁和一般焦虑症状的改善为 0.70 。进一步分析发现，等待治疗组患者的疗效比安慰剂或常规处理组的疗效要好；采用 DSM-Ⅳ有关社交焦虑障碍入组标准的研究效果差于采用其他入组标准的研究。作者结论：心理治疗对于成人社交焦虑障碍是行之有效的，但对于较严重病例疗效较差；常规处理或用安慰剂治疗社交焦虑障碍效果最差。

Chen 等采用集体 CBT 治疗 57 例日本社交焦虑障碍患者，结果显示，12%的患者未完成治疗方案，但在完成治疗方案的患者中，症状减轻 20%~33%，效应范围为 0.41~1.19，提示集体 CBT 对日本的社交焦虑障碍也是有效的，至少与西方国家的报道结果类似。

Foa 曾就集体与个别 CBT 治疗社交焦虑障碍的相关文献进行了复习，结果显示，个别治疗的疗效优于集体治疗；另外，作者发现有相当一部分患者会同时共病抑郁障碍，因此，需要在治疗过程中兼顾对共病问题的处理。这也从另一方面说明个别治疗优于集体治疗，因为 CBT 的个别治疗更有利于共病抑郁障碍患者。

Hambrick 等就 CBT 有效治疗社交焦虑障碍的具体技术和方法进行了文献复习，提出暴露、认知转变、放松训练和社交技巧训练等是行之有效的，而且整合这些技术，以及与药物联合治疗可进一步提高治疗社交焦虑障碍的疗效。

参 考 文 献

[1] ACARTURK C P, CUIJPERS A, VAN STRATEN A, et al. Psychological treatment of social anxiety disorder: a meta-analysis[J]. Psychol Med, 2009, 39(2): 241-254.

[2] ALLGULANDER C. Paroxetine in social anxiety disorder: a randomized

placebo-controlled study [J]. Acta Psychiatr Scand, 1999, 100 (3): 193-198.

[3] ALTAMURA A C, PIOLI R, VITTO M, et al. Velafaxine in social phobia: a study in selective serotonin reuptake inhibitor nonresponders[J].Int Clin Psychopharmacol, 1999, 14(4): 239-245.

[4] BALDWIN D, BOBES J, STEIN D J, et al. Paroxetine in social phobia/social anxiety disorder. Randomized, double-blind, placebo-controlled study[J].Br J Psychiatry, 1999, 175(2): 120-126.

[5] BALLENGER J C, DAVIDSON J R T, LECRUBIER Y, et al. Consensus statement on social anxiety disorder from the International Consensus Group on Depression and Anxiety[J].J Clin Psychiatry, 1998, 59(Suppl 17): 54-60.

[6] BLACK B, UHDE T W, TANCER M E. Fluoxetine for the treatment of social phobia (letter) [J]. J Clin Psychopharmacol, 1992, 12 (4): 293-295.

[7] BOUWER C, STEIN D J. Use of the selective serotonin reuptake inhibitor citalopram in the treatment of generalized social phobia [J]. J Affect Disord, 1998, 49(1): 79-82.

[8] CHEN Y P, EHLERS A, CLARK D M, et al. Patients with generalized social phobia direct their attention away from faces[J]. Behav Res Ther, 2002, 40(6): 677-687.

[9] CLARK D M, EHLERS A, MCMANUS F. Cognitive therapy versus fluoxetine in generalized social phobia: a randomized placebo-controlled trial[J]. J Consult Clin Psychology, 2003, 71(6): 1058-1067.

[10] CONNOR K M, DAVIDSON J R, POTTS N L, et al. Discontinuation of clonazepam in the treatment of social phobia[J]. J Clin Psychopharmacol, 1998, 18(5): 373-378.

[11] DAVIDSON J R T, POTTS N, RICHICHI E, et al. Treatment of social phobia with clonazepam and placebo[J].J Clin Psychopharmacol, 1993, 13(6): 423-428.

[12] FAIRBANKS J M, PINE D S, TANCER N K, et al. Open fluoxetine treatment of mixed anxiety disorders in children and adolescents [J]. J

Child Adolesc Psychopharmacol,1997,7(1):17-29.

[13] FEDOROFF IC,TAYLOR S. Psychological and pharmacological treatments of social phobia: a meta-analysis[J]. J Clin Psychopharmacol,2001,21(3):311-324.

[14] GELERNTER C S,UHDE T W,CIMBOLIC P,et al. Cognitive-behavioral and pharmacological treatment of social phobia. A controlled study[J]. Arch Gen Psychiatry,1991,48(10):938-945.

[15] GOLDSTEIN S. Treatment of social phobia with clonidine[J]. Biol Psychiatry,1987,22(3):369-372.

[16] GORMAN J M,LIEBOWITZ M R,FYER A J,et al. Treatment of social phobia with acenolol[J]. J Clin Psychopharmacol,1985,5:669-677.

[17] HAMBRICK J P, WEEK J W, HARV G C, et al. Cognitive behavioral therapy for social anxiety disorder: supporting evidence and future directions[J]. CNS Spectr,2003,8(5):373-381.

[18] HEIMBERG R G, LIEBOWITZ M R, HOPE D A, et al. Cognitive behavioral group therapy versus phenelzine therapy for social phobia: 12 week outcome[J]. Arch Gen Psychiatry,1998,55(12):1133-1141.

[19] HIMLE J A,ABELSON J L,HAGHIGHTGOU H,et al. Effect of alcohol on social phobic anxiety[J].Am J Psychiatry,1999,156(8):1237-1243.

[20] JEFFERSON J W. Benzodiazepines and anticonvulsants for social phobia (Social anxity disorder)[J]. J ClinPsychiatry, 2001, 62(Suppl 1): 50-53.

[21] KATZELNICK D, JEFFERSON J, et al. Sertealine in social phobia: a double-blind, placebo-controlled cross-over pilot study[J]. Am J Psychiatry,1995,152:1368-1371.

[22] KELSEY J E. Venlafaxine in social phobia[J].Psychopharmacol Bull, 1995,31:767-771.

[23] KOBAK K A,GREIST J H,JEFFERSON J W,et al. Fluoxetine in social phobia: a double-blind, placebo-controlled pilot study[J]. J Clin Psychopharmacol,2002,22(3):257-262.

[24] LADER M,STENDER K,BÜRGER V,et al,Fixed doses of escitalopram and paroxetine for the treatment of social anxiety disorder(SAD)[J]. Eur

Neuropsychopharm,2003,13(Suppl 4):S364.

[25] LEPOLA U, KOPONEN H, LEINONEN E, et al. Citalopram in the treatment of social phobia:a report of three cases[J].Pharmacopsychiaty, 1994,27(5):186-188.

[26] LEPOLA U, KOPONEN H, LEINONEN E, et al. Controlledrelease paroxetine in the treatment of patients with social anxiety disorder[J]. J Clin Psychiatry,2004,65(2):222-229.

[27] LIEBOWITZ M R, CAMPEAS R, LEVIN A, et al. Pharmacotherapy of social phobia:a condition distinct from panic attacks[J].Psychosomatics, 1987,28(6):305-308.

[28] LIEBOWITZ M R, SCHNEIER F, CAMPEAS R, et al. Phenelzine versus atenolol in social phobia:a placebo-controlled comparison[J]. Arch Gen Psychiatry,1992,49(4):290-300.

[29] LIEBOWITZ M R, STEIN M B, TANCER M, et al. A randomized, double-blind, fixed-dose comparison of paroxetine and placebo in treatment of generalized social anxiety disorder[J]. J Clin Psychiatry,2002,63(1):66-74.

[30] LIEBOWITZ M R, DEMARTINIS N A, WEIHS K, et al. Efficacy of sertraline in severe generalized social anxiety disorder:results of a double-blind, placebo-controlled study[J]. J Clin Psychiatry, 2003, 64(7):785-792

[31] MICHAEL R, LIEBOWITZ M D, ALAN L, et al. Venlafaxine extended release vs placebo and paroxetine in social anxiety disorder[J]. Arch Gen Psychiatry,2005,62(2):190-198.

[32] MANCINI C, VANAMERINGEN M. Paroxetine in social phobia[J]. J ClinPsychiatry,1996,57(11):519-22.

[33] MUNJACK D J, BRUNS J, BALTAZAR P L, et al. A pilot study of buspirone in the treatment of social phobia[J].J Anxiety Disord,1991,5(1):87-98.

[34] PANDE A C, DAVIDSON J R T, JEFFERSON J W, et al. Treatment of social phobia with gabapentin: a placebo-controlled study[J]. J Clin Psychopharmacol,1999,19(4):341-348.

[35] PERUGI G, NASSINI S, LENZI M, et al. Treatment of social phobia with fluoxetine[J]. Anxiety, 1995, 1(6): 282-286.

[36] SCHNEIER F R, CHIN S J, HOLLANDER E, et al. Fluoxetine in social phobia [J]. J Clin Psychopharmacol, 1992, 12(1): 62-64.

[37] STEIN M B, CHARTIER M J, HAZEN A L, et al. Paroxetine in the treatment of generalized social phobia: open -lable treatment and double-blind placebo-controlled discontinuation [J]. J Clin Psychopharmacol, 1996, 16(3): 218-222.

[38] STEIN M B, FYER A J, DAVIDSON J R T, et al. Fluvoxamine treatment of social phobia (social anxiety disorder): a double-blind, placebo-controlled study[J]. Am J Psychiatry, 1999, 156(5): 756-760.

[39] STEIN M B, LIEBOWITZ M R, LYDIARD R B, et al. Paroxetine treatment of generalized social phobia (social anxiety disorder): a randomized controlled trial[J]. JAMA, 1998, 280(8): 708-713.

[40] STEIN M., BUSHNELL W, GERGEL I, et al. A brain single photon-emission computed tomography (SPECT) studt of generalized social phobia [J]. Biol Psychiatry, 1995, 39(9): 825-828.

[41] STERNBACH H. Fluoxetine treatment of social phobia [J]. J Clin Psychopharmacol, 1990, 10(3): 230-231.

[42] SUTHERLAND S M, TUPLER L A, COLKET J T, et al. A 2-year follow-up of social phobia. Status after a brief medication trial[J]. J Nerv Ment Dis, 1996, 184(12): 731-738.

[43] VAN AMERINGEN M, MANCINI C, STREINER D L. Fluoxetine efficacy in social phobia[J]. J Clin Psychiatry, 1993, 54(1): 27-32.

[44] VAN VLIET I M, DEN BOER J A, WESTENBERG H G M. Psychopharmacological treatment of social phobia: a double-blind placebo controlled study with fluvoxamine [J]. Psychopharmacology, 1994, 115 (1-2): 128-134

[45] VERSIANI M. A review of 19 double-blind placebo-controlled studies in social anxiety disorder (social phobia) [J]. World J Biol Psychiatry, 2000, 1(1): 27-33.

[46] VERSIANI M, NARDI A E, FIGUEIRA I, et al. Double-blind placebo

controlled trial with bromazepam in social phobia[J].Jornal Brasileiro de Psiquiatria,1997,46:167-171.

[47] VILLARREAL G,JOHNSON M R,RUBEY R B,et al. Treatment of social phobia with the dopamine agonist pergolide[J].Depress Anxiety,2000,11(1):45-47.

[48] VAN VLIET I M,DEN BOER J A,WESTENBERG H G. Psychopharmscological treatment of social phobia: a double-blind placebo controlled study of fluvoxamine[J].Psychopharmacology,1994,115(1-2):128-34.

[49] VAN VLIET I M,DEN BOER J A D,WESTENBERG H G M,et al. Clinical effects of buspirone in social phobia: a double-blind placebo controlled study[J].J Clin Psychiatry,1997,58(4):164-168.

[50] WAGNER K D,BERARD R,STEIN M B,et al. A multicenter,randomized,double-blind,placebo-controlled trial of paroxetine in children and adolescents with social anxiety disorder[J]. Arch Gen Psychaitry,2004,61(11):1153-1162.

[51] BALDWIN D S,ASAKURA S,KOYAMA T,et al. Efficacy of escitalopram in the treatment of social anxiety disorder:a meta-analysis versus placebo[J]. Eur Neuropsychopharmacol,2016,26(6):1062-1069.

[52] DE MENEZES G B,COUTINHO E S,FONTENELLE L F,et al.Second-generation antidepressants in social anxiety disorder: meta-analysis of controlled clinical trials[J]. Psychopharmacology. 2011,215(1):1-11.

[53] FELTNER D E,LIU-DUMAW M,SCHWEIZER E,et al. Efficacy of pregabalin in generalized social anxiety disorder: results of a double-blind,placebo-controlled,fixed-dose study[J]. Int Clin Psychopharmacol,2011,26(4):213-220.

[54] STEIN M B,RAVINDRAN L N,SIMON N M,et al. Levetiracetam in generalized social anxiety disorder:a double-blind,randomized controlled trial[J]. J Clin Psychiatry,2010,71(5):627-631.

学习培训及学分申请办法

一、《国家级继续医学教育项目教材》经原卫生部（现为国家卫生健康委员会）科教司、全国继续医学教育委员会批准，由全国继续医学教育委员会、中华医学会联合主办，中华医学电子音像出版社编辑出版，面向全国医学领域不同学科、不同专业的临床医生，专门用于继续医学教育培训。

二、学员学习教材后，在规定时间（自出版日期起1年）内可向本教材编委会申请继续医学教育Ⅱ类学分证书，具体办法如下：

方法一：PC激活

1. 访问“中华医学教育在线”网站cmeonline.cma-cmc.com.cn，注册、登录。

2. 点击首页右侧“图书答题”按钮，或个人中心“线下图书”按钮。

3. 刮开本书封底防伪标涂层，输入序号激活图书。

4. 在个人中心“我的课程”栏目下，找到本书，按步骤进行考核，成绩必须合格才能申请证书。

5. 在“我的课程”－“已经完成”，或“申请证书”栏目下，申请证书。

方法二：手机激活

1. 微信扫描二维码关注“中华医学教育在线”官方微信并注册。

2. 点开个人中心“图书激活”，刮开本书封底防伪标涂层，输入序号激活图书。

3. 在个人中心“我的课程”栏目下，找到本书，按步骤进行考核，成绩必须合格才能申请证书。

4. 登录PC端网站，在“我的课程”－“已经完成”，或“申请证书”栏目下，申请证书。

三、证书查询

在PC端首页右上方帮助中心“查询证书”中输入姓名和课程名称进行查询。

《国家级继续医学教育项目教材》编委会